药食同源
与治未病

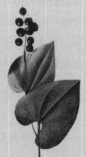

主审　王兆宪　王学斌　周忠光

主编　杨波　于纯淼　修国辉

全国百佳图书出版单位

中国中医药出版社

·北京·

图书在版编目（CIP）数据

药食同源与治未病 / 杨波，于纯淼，修国辉主编 . —北京：
中国中医药出版社，2021.8（2023.12重印）
ISBN 978 – 7 – 5132 – 7076 – 2

Ⅰ . ①药…　Ⅱ . ①杨… ②于… ③修…　Ⅲ . ①食物疗法
Ⅳ . ① R247.1

中国版本图书馆 CIP 数据核字（2021）第 138100 号

中国中医药出版社出版

北京经济技术开发区科创十三街 31 号院二区 8 号楼
邮政编码　100176
传真　010-64405721
廊坊市佳艺印务有限公司印刷
各地新华书店经销

开本 710×1000　1/16　印张 24.25　字数 372 千字
2021 年 8 月第 1 版　2023 年 12 月第 2 次印刷
书号　ISBN 978 – 7 – 5132 – 7076 – 2

定价　98.00 元
网址　www.cptcm.com

服 务 热 线　010-64405510
购 书 热 线　010-89535836
维 权 打 假　010-64405753

微信服务号　zgzyycbs
微商城网址　https://kdt.im/LIdUGr
官 方 微 博　http://e.weibo.com/cptcm
天猫旗舰店网址　https://zgzyycbs.tmall.com

如有印装质量问题请与本社出版部联系（010-64405510）

《药食同源与治未病》
编　委　会

内容提要

本书前两章主要论述药食同源的发展历史、概念及相关理论，以及中医治未病基本理论及治未病的方法。第三章对 2002 年原卫生部发布的 87 种既是食品又是药品的物品，2014 年国家卫生和计划生育委员会发布的 15 种新增按照传统既是食品又是中药材物质，2019 年新增的 9 种开展试点工作的食源性物品，共计 111 种药食同源物品，按根及根茎、果实种子、花、叶、全草、其他进行归类，以性味归经、功效、应用、主要成分、药理研究、临床应用、用法用量、使用注意为体例进行了归纳整理。第四章对中医体质学说进行了简要介绍，针对 9 种体质，介绍其概念、形成原因、形成机制、体质特征、易患疾病等方面内容。结合不同体质，从"辨体施膳"的角度出发，提出膳食调理建议，并整理出有一定历史渊源，原料以药食同源物品为主且制作简单易行的推荐药膳方，以期为"体质食养"提供初步参考。

前　言

　　黑龙江省是我国农业大省，也是道地关药的重要产区之一，当地的中医药文化源远流长，具有深厚的人文底蕴。近年来，全省各地深入贯彻省委、省政府大力发展中医药产业的部署要求，加快打造全省中医药千亿元产业，坚持把发展中药材产业作为种植结构调整、促进农民增收、壮大县域经济、推进农业高质量发展的重要增长极，统筹打好政策扶持、绿色发展、科技支撑、指导服务组合拳，全省中药材产业发展势头良好，成效显著。

　　药食同源理论与中医中药同生共长，一脉相承，同是中华民族的国粹和瑰宝，更是五千年中华文明的原创和积淀。它以追求自然、健康前移为理念基础，在几千年中华民族繁衍生息过程中得到实践验证。传统的"药食同源"思想是食物保健思想的反映，包含着中医药学的食养、食疗和药膳等内容。药食同源物品本质为可食用中药材，因兼具药食两用性，历来以食疗、食补和药膳等形式应用于医疗保健。防病于未然，治病于初始阶段，是中医治未病理论的精髓。"不治已病，治未病"自古有之，深入民心，是中华民族的首创，也是人类最早最先进的治病养生保健思想。在国家实施"健康中国"战略的背景下，中医治未病思想对预防保健工作具有重要意义和实践价值。

　　本书围绕全民健康这个目标和趋势，以自我保健为中心的养生方法，结合自身体质辨识，应用药食同源物品进行调理，达到治未病的目的，符合当前大健康理念，契合人们对健康的不懈追求。希望本书能够帮助读者了解"药食同源"与治未病的关系，认识药食同源物品在"辨体施膳"中的重要性,在生活中能够根据自身状态,运用"体质食养"原理,及早纠正偏颇体质,防病治病,让人们获得更好的健康效益。

本书的问世得益于黑龙江中医药大学专家团队的积极参与和辛勤付出,以及众多中医药专家、教授的关心和指导,也得到各级农业农村部门的大力支持,在此一并表示真诚的谢意!

本书难免有不尽完善之处,谨望广大读者给予批评指正!

《药食同源与治未病》编委会

2021 年 5 月

药食同源与治未病

目　　录

药食同源与治未病

药食同源与治未病

第一章　药食同源概论

　　我国药食同源理论的历史源远流长。《黄帝内经太素》记载："用之充饥则谓之食，以其疗病则谓之药。"药食同源物品本质为可食用中药材，因兼具药食两用性，历来以食疗、食补和药膳等形式应用于医疗保健。如今，在国家实施"健康中国"战略背景下，根植于传统中医药文化的药食同源理论受到了前所未有的关注，与其相关的研究论述亦越来越多。

　　药食同源理论是现代人们对于药食关系及其应用的总结，其确切的出处及时间尚不明确。通过对现有各类数据库中收载的文献查询可知，"药食同源"的概念首现于 1984 年发表的"略谈肿瘤病人的饮食疗法"，但在 20 世纪 30 年代即有"医食同源"的说法，而在药食同源概念提出后，两者常同时出现。有学者认为医食同源即为药食同源，或因古代医和药的界限不明显，主要医疗手段为药物，且医家多会认药采药，更善合药。发展到现代，医学与药学已逐渐分化成两个学科，医食同源与药食同源也表现出差异。从研究对象及范围来看，医食同源侧重于学科之间的关系，指的是医学和饮食营养学在实践及理论上的同源性，包含了药食同源，范畴较大；在药食同源概念中，药物是医学的载体，食物是饮食营养学的研究对象，该词强调的是药物和食物的关系，范围较小。药食同源可视为从医食同源中分离出来，研究具体药食关系的支流。

第一节　药食同源理论的核心内容

中国传统的"药食同源"思想是食物保健思想的反映，包含着中医药学的食养、食疗和药膳等内容。"药食同源"文化世代相传，人们运用"食养"强健体魄，运用"食疗"抵御衰老，运用"药膳"延年益寿。

一、食养

食养，又称"饮食养生"。"食养"一词最早出现在《素问·五常政大论》，其云："病有久新，方有大小，有毒无毒，固宜常制矣。大毒治病，十去其六；常毒治病，十去其七；小毒治病，十去其八；无毒治病，十去其九。谷肉果菜，食养尽之，无使过之，伤其正也。"简言之，用药治病不能太过，在疾病治疗到快要痊愈的"向愈"阶段就应该停止，改用"食养"进行调养和康复。因此，食养是依据个人体质，科学严谨地选择适宜的食物，从而起到养生保健的作用。食养是传统中医"中病即止""驱邪不伤正"思想的体现，也是"扶正"思想的体现。《素问·刺法论》说："正气存内，邪不可干。"《素问·评热病论》又说："邪之所凑，其气必虚。"在正常情况下，对于体质虚弱者，扶助正气能够增强体质，提高抗邪能力；对于体质壮实者，则可进一步提高健康水平。在疾病情况下，扶助正气还有助于机体抗御和祛除病邪，促使机体早日康复。扶助正气在饮食保健上是通过食养来实现的。

二、食疗

食疗则是以中医学辨证论治和整体观念为基础，将食物作为药物，运用方剂学原理施治，利用食物来影响机体各方面的功能。"食疗"一词起源于《备急千金要方·卷二十六·食治》，"食治"是我国现存最早的食疗专篇，也是孙思邈对食疗学的集中论述。在其论述中，孙思邈广纳扁鹊、《黄帝内经》、张仲景等前人的理论成果，并在此基础上确立了

药食同源与治未病

"食先于药，食药并济"的饮食治疗原则，他认为："夫为医者，当须先洞晓病源，知其所犯，以食治之；食疗不愈，然后命药。"治疗疾病，首先应该考虑日常饮食物的疗效，饮食疗法无效时，再施以药物治疗。近代医家张锡纯在《医学衷中参西录》中曾指出：食物"病人服之，不但疗病，并可充饥。"充分说明食疗的地位已经具有"治"的趋势，更适合病人的使用。

三、药膳

虽然在甲骨文与金文中就早有了"药"字与"膳"字，但将其合起来用，组成"药膳"一词，则最早见于《后汉书·列女传》，其中就记载有"母恻隐自然，亲调'药膳'，恩情笃密"这样的语句，但此"药膳"与当代社会所理解并运用在饮食理念中的药膳概念相差甚远。此外《宋史·张观传》则有"早起奉药膳"的记载，因此证明了至少在一千多年前，我国就出现了药膳一词。药膳是将药物与食物结合的产物，是食养、食疗的拓展物，是"药食同源"理论最璀璨的成果，药借食力，食借药威，二者相得益彰。药膳提高了食疗、食养的作用效果，扩大了作用范围，更丰富了养疗种类。

一般认为食养、食疗、药膳含义相同。但综合分析，食养是应用食物于健康人群以达养生之目的；食疗是应用食物于患者，以达到治疗疾病的方法；药膳是食物与药物结合使用，应用于健康人群或患者，以达到养生或治疗目的。三者虽然源于中医理论，但食养应用范围更大，目的是用食物以养生，即保健、长寿、强壮身体，应用对象为健康人群，包含了所有膳食应用的体系，同时更关注日常膳食选择和结构均衡。食疗药膳使用的目的是用食物疗病，包括了对患者食物的特殊限定，应用对象为患者和病后康复人群。

（于纯森）

第二节　药食同源理论的历史演变

人类和社会的发展是有规律可循的。人类生活在自然界中，自然界存在着人类赖以生存的必要条件。随着人类对自然界认识的不断深入，知识和技术的不断积累，首先人类活动深刻影响着生物圈，而生物圈的一系列改变，又可以直接或间接地影响到人类的智慧与技术发展；再者，从社会发展来看，人类数百万年间，从直立行走、石器使用到火的使用，从狩猎时代经历了畜牧和农耕时代、氏族社会、奴隶社会、封建社会一直发展到现代社会。社会的进步促进了生产力的发展，促进了人类对大自然的认识与改造。人类在原始社会，生产力低下，过着茹毛饮血的生活，对食物和药物的认识和区别自然存在着一种模糊的状态。到了氏族社会与奴隶社会，随着生产力的发展和不断实践，这种区别变得愈来愈清晰。我们的祖先也正是在长期与饥饿、疾病、猛兽偷袭及自然灾害抗争的生活实践中，不断更新食物品种，发现和积累食物的充饥、营养与治疗作用并将之代代相传。

一、上古时期

为了繁衍、生存，人类需要食物以维持身体正常需求。上古时代，先民们过着"茹毛饮血，饥则取之，饱则弃之"的原始生活，生活环境极为恶劣，各种自然灾害时刻威胁着人类的健康和生存，"时多疾病毒伤之害"。而后，火的发现和使用使得人类由生食进入到熟食阶段，营养状况及健康情况得到了改善。陆贾《新语·道基第一》描述："民以食肉饮血衣皮毛。至于神农，以为行虫走兽难以养民，乃求可食之物，尝百草之实，察酸苦之味，教民食五谷。"可见神农使远古时期的中华民族由茹毛饮血的狩猎时代进入食草为主的农耕时代。《淮南子·修务训》也有记载："神农乃始教民播种五谷，相土地之宜，燥湿肥饶高下，尝百草之滋味，水泉之甘苦，令民知所避就，当此之时，一日而遇七十毒。此其尝

药食同源与治未病

百草为别民可食者，而非定医药也。"由此可见，神农时期药与食是不分的，还没有明确的界限，无毒者可就，有毒者当避。

二、夏商周时期

夏朝时，人类的生活水平还处于非常低的层次，即使帝王尧的饮食也以"糁粱之食"（粗粮）、"藜藿之羹"（野菜）为主。而在夏朝时期，人们还学会通过稻、菽、粟等作物来酿制酒浆，如后世《吕氏春秋》中就有"仪狄作酒"的记载。相传仪狄曾作酒献给夏禹品尝以健体。

商朝，伊尹善调五味，教民五味调和，创中华割烹之术，开后世饮食之河，在中国食养文化史上占有重要地位，被中国烹饪界尊为"烹调之圣""烹饪始祖"和"厨圣"。伊尹烹制的"紫苏鱼片"，可能是我国最早应用中药紫苏来制作的药膳。皇甫谧的《针灸甲乙经》中载："伊尹以亚圣之才，撰用神农本草，以为汤液。"汤液的炮制与食物的烹饪过程相似，用药物煎汤、去其渣，取药汁而成汤液，文、武火之间将人们所需的成分从食物中移入汤液。殷商时期彭祖研制了"雉羹"（见《楚辞·天问》），被后世公认为最早的复合汤羹（是由豆叶、碎米粉、鸡肉、茭白配餐，进行煮熬成汤羹的食物）。

周朝分为西周、东周、春秋与战国时期。西周在前朝基础上，建立了国家级的医疗体系，朝廷设"三公""九卿"制，并且设专职的膳夫和食医，这为"药食同源"理论的发展奠定了基础。《周礼·天官》中对官职进行精细的划分，医生被分为四等，分别是食医、疾医、疡医、兽医，其中食医地位最高，居于疾医之上。"食医，掌和王之六食、六饮、六膳、百羞、百酱、八珍之齐"。疾医主张用"五味、五谷、五药养其病"。"疾医"，孙诒让在《周礼正义》注曰："若今之内科医也。"可见作为五味、五谷的食物和药物一样发挥着治疗作用。这一时期食药的界限是模糊的。周朝"食医"分工的出现促进了"食治""药膳"的出现和发展。当时已将食治提升到很高的地位，并逐渐成为专业，食疗养生是当时的首选治疗方案。长沙马王堆出土的医药书籍众多，相传成书均为战国以前，其中与"药食同源"理论相关的帛书有《却谷食气》《导引图》《养生方》《杂疗方》等。书中所载养生方法多数可"以食治之"，或"以食养之"。《黄帝内经》是春秋战国时期的最重要的医学著作，也是我国最早的医学典籍，它不仅奠定了我国医学的理论基础，还奠定了"药食同源"理论的发展基础。其虽未设专篇以论食疗，但散在各个篇章里的食疗理论已经较为具体和全面，对于药、食的配伍，对五脏的影响及作用等多方面均有论述，不仅包括饮食有节、五味与人体的关系、饮食宜忌、饮食调养等理论，而且记录了相当数量的食疗方剂，其中提出的"药以祛之，食以随之""饮食自倍，肠胃乃伤""人以五谷为本"等观点，至今仍是食疗养生的准则。

"药食同源"理论在夏商周时期一步步走向成熟，从仅以充饥为目的的饮食到以保健养生为目的的饮食；从单用食物以滋养的"食养"到药食结合的"药膳"；从仅从后世著作中提及只言片语到自主传承下来的养生经典，无不反映"药食同源"理论的重要与珍贵。

三、秦汉时期

此时期由于时局动荡，社会发展缓慢，药食同源理论的发展虽没有重大进步，但思想上的百花齐放，为药食同源理论的发展奠定了坚实的基础。东汉末期的《神农本草经》是我国现存最早的药学专著，其中详载 365 种药，并按药物功效分成上、中、下三品，其中有相当一部分具有药食两用的特点，是人们生产生活中常见的食物，如生姜、莲子、大枣等。同时期的张仲景不但被后人尊为医圣，而且堪称饮食疗法的先驱，所著《伤寒杂病论》自宋代分为《伤寒论》和《金匮要略方论》而流传于世。纵观全书，张仲景虽未刻意论述饮食疗法在伤寒杂病治疗中的重要意义，然而运用食物保健强身、助药治病的方法在书中却随处可见，归纳其要点分别为：奠定理论、巧用糜粥、食药同用、姜枣并行、以酒助药、讲究用水、专论食禁、广用食物、以食救急、忌宜饮食，可见张仲景的食疗意识在其行医生涯中早已根深蒂固。此书是继《神农本草经》和《素问》之后，阐述食物气味、属性、归经、功能与阴阳五行、脏腑经络的统一及其利弊等最为全面的一部古籍。张仲景在书中不仅继承了前两部著作的理论，而且结合个人临床经验，寓药于食，以食疗疾，被后世推崇为饮食疗法的奠基人。书中所列方剂被后人称之为"经方"，目前有许多相关的现代药理研究及临床应用研究报道，其中不乏食疗例证。

四、晋朝时期

晋朝时期人们非常重视"食养"之道，如宫廷兴食一种以大枣、胡桃仁为馅的药膳酵面蒸饼。此时期代表论著有东晋时期葛洪所著《肘后备急方》，书中虽没有明确提及"药食同源"理论，但它和大多数医籍一样都离不开"防微杜渐""未病先防"的养生思想，均为"药食同源"理论的深入人心做了铺垫。该书涉及大量有关药膳食疗的方剂，使得药物、食物与治疗疾病有机结合，帮助患者对药物不再望而生畏，其所介绍的有关风寒、风热、水肿、风湿痹证、脾胃虚弱等方面的食疗方剂均为后人对药膳的研究奠定了基础。《肘后备急方》所用药食同源药物有 43 种，其中甘草、豆豉、杏仁、生姜、茯苓等药物应用范围最为广泛，药食同源药物在治疗疾病"中伤寒时气"使用品种数最多。另外，此时期雷敩的《雷公炮炙论》、虞悰的《食珍录》、陶弘景的《本草经集注》《陶隐居集》《集金丹黄白方》、刘休的《食方》、崔浩的《食经》、贾思勰的《齐民要术》等著作均涉及养生的理论，其中南北朝时期陶弘景所著的《本草经集注》是继《神农本草经》之后本草史上的又一里程碑。《本草经集注》共载药 730 种，陶弘景在整理注释经传抄错简的《神农本草经》的基础上，结合汉魏以来名医的用药经验，对药物的特点进行更为详尽的论述，具体到五脏补益与治疗。杨上善的《黄帝内经太素》是食疗史上较为重要的一本著作，它首次对药和食的辩证关系进行论述，提出"空腹食之为食物，患者食之为药物"，并以粳米为例进行说明："脾病宜食粳米，即其药也；用充饥虚，即为食也。"充分反映出"药食同源"的思想。隋朝太医巢元方所著《诸病源候论》中详细阐述了"养生方导引法"和"养生方"，继承和发扬了《黄帝内经》的"药食同源"思想，把食疗、食治的措施落实到日常生活中。

五、唐宋时期

唐朝为我国封建社会的顶点，在经济、文化、外交、政治等方面的成就均达到了巅峰，是我国历史上的盛世之一，也是当时世界的强国之一。而到了宋朝，虽然政治、经济、外交有所下滑，但文化却到了另一个高度，是一个文化的盛世，特别是医药保健论著更是如雨后春笋一般出现。在唐早期有苏敬等编撰的《新修本草》，陈藏器所著的《本草拾遗》，孙思邈的《备急千金要方》《千金翼方》为重量级巨著。

《备急千金要方》在食疗、食养、药膳等方面做出了巨大贡献，其中的第26卷《备急千金要方·食治》中记载了诸多食疗方剂，是我国医学古籍中最早的饮食疗法专篇。它的内容标志着中医食疗从理论到应用趋于系统和完善，为临床中运用饮食疗法防病治病提供了有益的指导，对中医营养食疗学的形成和发展起到了重要的作用。孙思邈是"以食疗疾"学说的倡导者，他强调"安身之本，必资于食"，指出"夫为医者，当须先洞晓病源，知其所犯，以食治之；食疗不愈，然后命药"，并提出了"五脏所和法""五脏不可食忌法""五脏所宜食法""五味动病法""五味所配法""五脏病五味对治法"等一系列饮食调养理论，针对四时气候的变化调整五味所宜。孙思邈度百岁乃去，正是他灵活运用这些方面的理论及与其自身实践相结合的效果。

孟诜的《食疗本草》是我国古代"药食同源"理论的集大成之作，它内容广泛，所载常用食药对其功能主治、食法、禁忌甚至保健作用等都有详细描述。书中记载的药食两用物品已达260种，而且不少为唐代初期本草典籍失载之物，如荞麦、绿豆、菠菜、白苣、胡荽、鲈鱼、鳜鱼、石首鱼等。书中提出饮食服药应因人、因时、因地而制宜，即所谓的"三因制宜"，对后世食疗学的发展产生了深远的影响，为"药食同源"理论的发展做出了巨大的贡献，因此孟诜也被誉为食疗学的鼻祖。

陈仕良的《食性本草》、郑樵所著《食鉴》、陈直所著的首部老年养生书《养老奉亲书》、娄居中所著的《食治通说》、蒲虔贯的《保生要录》都对药膳食疗起到传承与引领作用。其中《保生要录》的作者蒲虔贯根据五味能入五脏，五脏同时旺于四时，以及五行相生相克理论，首次提出了四时的饮食五味要求："四时无多食所旺并所制之味，皆能伤所旺之脏也。宜食相生之味助其旺气。"对于饮食的寒热，他也提出了自己的观点："凡食太热则伤骨，太冷则伤筋。虽热不得灼唇，虽冷不可冻齿。"认为"旺盛不伤，旺气增益，饮食合度，寒温得宜，则诸疾不生，遐龄自永矣"，这在食膳发展史上有着重要的意义。而宋徽宗下旨编写的《圣济总录》中记载了285个食疗保健方，适用于29种病证，其尤为突出的是在药膳的制作方法和类型方面有创新，不仅有饼、羹、粥，还有面、散、酒、汁、饮、煎等的烹制方法的记载。王焘的《外台秘要》、王怀隐的《太平圣惠方》及《诸病源候论》、孟铖的《东京梦华录》也通过自己的方式在诠释着"药食同源"。

该时期已经出现了一定量的药膳方，但制作还较为简单，依旧以食养、食疗为主。但不能否认，本时期的著作对"药食同源"理论的发展有着不可替代的意义。

六、元明清时期

元朝是以蒙古民族为主要统治者的朝代，他们在辽、西夏、金等基础上融入了蒙医，大量蒙医思想的进入加速了中医学理论的创新。与此同时，药膳文化也在其中大放光彩，如元朝饮膳太医忽思慧所著《饮膳正要》，作为现存最早的营养学专书，虽在中医药理论上有所不足，但总结了古人养生的经验及烹饪的技术，提出食养、食疗须以"春食麦""夏食绿""秋食麻""冬食栗"四时为宜的理论，并根据元朝皇帝食疗的需求精心设计了"生地黄鸡""木瓜汤""良姜粥""山药面""渴忒饼儿""葛根羹""姜黄腱子""五味子汤"等药膳方剂，系统而全面地介绍了各种食疗菜谱的功效、配方、制作、服食方法，具有极高的实用价值，可谓是药膳学的百科全书。书中收录各类食物230种，其中还包括许多少数民族的习用食品，如必思答、八担杏等。元代医学家朱震亨著有《丹溪心法》《格致余论》《金匮钩玄》《医学发明》《局方发挥》等，其研发的"参麦团鱼""沙参麦冬炖猪肘""玉竹心子"均属于典型的滋阴药膳方。元代养生家贾铭所著《饮食须知》，是第一部从饮食致病的角度，探讨所收录的每种饮品和食物的味性与食用方法，以及食物间搭配的相反相忌，特别指出它们对人体健康的损益影响及与疾病发生的关系，对人们选择和调配食物的品种，有效地避免因食致病及益寿养生提供了借鉴。

明朝是继唐宋之后又一文化盛世，此时期名医药家们留下大批的著作，如卢和的《食物本草》、宁原的《食鉴本草》及《养生食忌·养生导引法》均有多个版本行于当代。李时珍所著的《本草纲目》可以说是这个时期最为璀璨的明珠，其中包含了诸多养生保健内容。他以中医五行学说为核心，以"五味"发挥五行学说，被认为是集前朝养、疗本草之大成，是前人的"药食同源"理论和实践的总结，并在该基础上衍生出自己独特的理论体系，有力地证实了中医"药食同源"理论。《本草纲目》中记载的食疗内容相当丰富，所载食物397种，每种再细分为果实、肉、根等各可食部位，则共计695味，分散记载于书中各部。李时珍十分推崇药粥，《本草纲目》中载药粥53种，"每日起食粥一大碗，空腹虚，谷气便作，所补不细，又极柔腻，与肠胃相得，最为饮食之妙诀也""粥料最好是粳米，其性甘平，健脾胃、培中气"。这一时期，药食同源理论已基本发展成熟。人们在进一步完善的同时，开始利用药食同源理论创造和改进各种药膳方。明代杰出医学家张介宾著有《类经》《景岳全书》等，其中《景岳全书》中养生的思想为"治形保精"与"滋养阳气"为主，既指明了精在生命活动中的重要性，又指出了节欲保精的必要性。他创制的诸多补精血的方剂，皆重用熟地黄、山茱萸、枸杞、山药等具有补益精血、滋养真阴、培固本元作用的食材，对于年老体虚之人尤其适宜。他创制的"天麻鱼头""人参生脉鸡汤""附片羊肉汤""归芪鸡汤"等都是著名的食疗方，至今仍在使用。明代还有鲍山的《野菜博录》、姚可成的《救荒野谱补遗》、王磐的《野菜谱》、屠本峻的《野菜笺》、周履靖的《茹草编》、孟伯山的《养生要括》、吴椽的《食品集》等著作，这些书对药食同源理论的发展均有指导价值。明成祖朱棣的《救荒本草》《普济方》中养生部分即为整理明以前"药食同源"理论，《救荒本草》共记载野生可食植物414种，其中276种为以往本草典籍未载之物，每种食物下有救饥和治病两种用途，为开辟药食资源做出极大贡献。

清朝是中国最后一个封建朝代，清宫廷御膳多为药膳或营养之品，尤其是慈禧太后更为注重养生和药膳、食疗。清朝中医药与养生的文献史料极多，与"药食同源"理论相关的主要著作有：尤乘的《食治秘方》、沈李龙的《食物本草会纂》、龙柏的《脉药联珠药性食物考》、文晟的《食物常用药物》及《本草饮食谱》、何克谏的《增补食物本草备考》、王孟英的《随息居饮食谱》、章穆的《调疾饮食辨》、袁枚的《随园食单》、费伯雄的《食鉴本草》《本草饮食谱》《食养疗法》、顾仲的《养小录》、李调元父子与李化楠合著的《醒园录》。其中龙柏的《脉药联珠药性食物考》首次以脉区分药物，以脉的浮、沉、迟、数为纲，先言脉理，因脉言症，因症施药，再对药食之性味、归经、主治、功能一一分考，对于临床施膳有重要指导意义。而王孟英的《随息居饮食谱》对每类食材多先解释名称，后阐述其功效、性味、宜忌、单方效方甚至是详细制法，同时比较产地优劣。

元明清时期"药食同源"理论已经成熟，人们可以方便地配伍出经典的药膳方，因而此时期成熟的药膳方大量出现，且品种丰富、剂型繁多，为以后挖掘食疗药膳方提供了广阔的空间。

七、民国时期

民国时期，随着西方先进科学知识的引入，"药食同源"理论进一步发展；与此同时，大多著作融入了西医学及营养学的知识，对药食两用物品的认识更加深入，使食疗理论更加丰富和科学。这一时期的中药科普著作大部分以食疗命名，或许是基于食物同样具有药用价值与治疗作用，但更符合人们"厌药喜食"的习惯，易被读者接受，便于推广。如张若霞的《食物疗病新书》、杨志一与沈仲圭合编的《食物疗病常识》、程国树的《伤寒食养疗法》、丁福保的《食物疗病法》、上官语尘的《食物常识》、朱仁康的《家庭食物疗法》、秦伯未的《饮食指南》、陆观豹的《食用本草》等，均对中医食养、食疗及药膳的传承起到重要作用。

八、中华人民共和国成立至今

中华人民共和国成立后，国家对中医药的发展十分重视，并陆续成立了不同层次的中医药类院校，部分学校还开设了《中医食疗学》《中医药膳学》课程。从事中医药临床、教学和科研工作的专家学者，也相继出版了食疗、食补、药膳方面的著作。如叶橘泉1973年所著《食物中药与便方》，书中对"药食兼用"的食物与中药做了全面详细的功能介绍，并列出适用的食疗配方。叶锦先1976年著《实用食物疗法》，该书赠至各省、市图书馆，对中医药膳食疗的教学起到最为直接作用。改革开放以后，有关"药食同源"的著作相继问世，如翁维健教授1982年出版的《食补与食疗》、彭铭泉教授1985年出版的《中国药膳学》、孟仲法教授1987年出版的《中国食疗学》，谭兴贵教授、谢梦洲教授主编的国家级规划教材《中医药膳学》，使得"药食同源"理论与药膳学科的发展开创了新的局面。

纵观我国药食同源理论的演化史，可发现从食物到药物，再分化出药食两用物品，从汤液醪醴、五谷五菜到药食品种的不断丰富，从本草到食疗本草，从充饥到养生疗疾，人们对"食物－药物－药食同源"的认知过程是一个从抽象到具体、从简单到丰富、从实践到理论的过程。

近年来随着中医学及食品科学的发展，人民生活水平的不断提高，在生活饮食方面也提出了更高的要求。传统的饮食疗法又有了新的发展，在著作方面出现了许多专业工具书，如食养食疗、保健医疗食品类书籍和辞书等，同时大量科普类书籍也相继问世。中医食疗食补也开始进入到专业研究领域，并取得丰硕的科研成果。目前，很多中医药院校及科研机构与中医院合作，开展了食疗的临床工作，研制特医食品。部分中医院设立食疗营养科或食疗门诊，且在中医理论指导下研发的药食同源保健食品也被广泛推广应用。

（于纯森）

第三节　药食同源理论的古今认识

一、古人对药食同源理论的认识

我国历代对"药食同源"及药食界限的认识是一个从模糊到清晰的过程，也是不断实践和进化的结果。从药食同源的起源可以看到古人对食物性能的认识首先是无毒能够食用，可提供基本营养；然后又发现了食物的治疗和保健功能。中医学历史表明，食物与药物同出一源，二者皆属于天然产品。食物与药物的性能相通，具有同一的形、色、气、味、质等特性。古代医家把食物多种多样的特性和作用加以概括，建立了食物的性能概念，并在此基础上建立了中医食疗理论。这一理论是与阴阳、五行、脏腑、经络、病因、病机、治则、治法等中医学基本理论紧密结合在一起的。

（一）食物的"性"

"四气"，指食物所具有的寒、热、温、凉四种性质，又称四性。其中寒凉和温热属于性质不同的两类；而寒与凉、温与热性质基本相同，只是有程度上的差异，温次于热，凉次于寒，它反映了食物对人体阴阳盛衰、寒热变化的作用倾向。食物的四气是根据食用后作用于人体机体的反应而表现出来的特性，人们需根据身体情况选择性凉或性温的食物来进行调整。凡是能减轻、消除温热病证或者引发寒凉性病证的食物属寒凉之性，如螃蟹、豆腐、薏苡仁；凡是减轻、消除寒凉病证或者引起热性病证的食物多为温热之性，如红糖、生姜、大枣。另外还有平性，是指食物的寒热属性不明显，如粳米、豌豆、枸杞子等，但平性仍没有超出四性范围，是相对的平性，不是绝对的平性。所以习惯上将寒、热、温、凉四种性质称为"四气"。在食物中，以平性或接近平性者居多。正因如此，长久食用才不会导致疾病的发生。

秦汉时期的《神农本草经》最早整理了食物的性味，它把食物、药物的性味作为重点叙述，其中所载的 365 种药，今仍为食物者不少。《素问·至真要大论》指出："寒者热之，热者寒之。"虽没有直言四气，但已经表达了药食四气作用的结果，热证当用寒药寒食，寒证当用热药热食。食用绿豆、柿子、西瓜、薄荷、紫菜等性较寒凉的食物可以起到滋阴、清热、降火、凉血的作用；食用如姜、葱、蒜、辣椒、羊肉等性较温热的食物可以起到温经、助阳、活血、通络、散寒的作用。如果反用，不仅无效，反而有害，造成误治及误食。

（二）食物的"味"

"五味"，是指食物所具有的酸、苦、甘、辛、咸五种味道，既来自味觉器官对食物的感受，也含有理性的推测。它不仅仅反映了药食的味道，更重要的是对药食作用的高度概括。五味之外另有气味不明显者，称为淡味。

五味较早的文献记载往往与烹调、饮食有关，如《吕氏春秋》载："调和之事，必以甘、酸、苦、辛、咸，先后多少，其齐甚微，皆有自起，鼎中之变，精妙微纤，口弗能言，志不能喻，若射御之微，阴阳之化，四时之数。故久而不弊，熟而不烂，甘而不哝，酸而不酷，咸而不减，辛而不烈，淡而不薄，肥而不腴。"《素问·脏气法时论》指出："此五者，有辛、酸、甘、苦、咸，各有所利，或散或收，或缓或急，或坚或软，四时五脏，病随五味所宜也。"反之，五味调摄失宜，也会损害健康，造成疾病。

事实上，食药实际尝出的味道远不只五种、七种，后世的五味不完全是味觉反映，有些是根据临床功效的分类确定的，如有补益作用的则认为有甘味，有发表作用的认为有辛味等，因此就出现了所载食物的味与口尝不符的情况。不同的味与治疗作用相互联系，不同味的食物有不同的作用，味相同的食物有相近或共同的作用。五味的功用在食物中是有据可查的，如辛热之辣椒可治风寒感冒，酸涩的梅子止下痢，味苦的苦瓜泻火解毒，味甘的大枣补中益气，味咸的海藻治疗瘿病等。《素问·至真要大论》记载："辛能散能行，酸能收能涩，甘能缓能补，苦能燥能泻，咸能软能下。"这将五味与其作用联系起来。紫苏、生姜等辛味的食物多具有发散解表、行气活血的功效；乌梅、木瓜等酸味的食物多具有固表止汗、敛肺止咳的功效；大枣、饴糖等甘味的食物多具有补中益气、缓急止痛的功效；菊花、陈皮等苦味的食物多具有清泄火热、燥湿坚阴的功效；海带、食盐等咸味的食物多具有泻下通便、消散结块的功效。但是如果五味过量，就会打乱人体平衡，损伤脏器，招致疾病。

每种食物都有不同的"性味"，应把"性"和"味"结合起来，才能准确分析食物的功效。同为甘味，有甘寒、甘凉、甘温之分，如白糖、红糖。同为温性，有辛温、甘温、苦温之分，如葱、姜、蒜。因此，不能将食物的性与味孤立起来，否则食之不当就会引起不良反应。例如，莲子味甘微苦，有健脾、养心、安神作用；苦瓜性寒味苦，可清心火，是热性病患者的理想食品。只有对"五味"有了全面的认识，才能在饮食中吃得更合理、更科学，才能取得理想的功效。唐代药王孙思邈说："精顺五气以为灵也。若食气相恶则伤精也；形受味以成也，若食味不调则损形也。是以圣人先用禁以存性，后制药以防命也。"这是说人的精气顺延着协调的寒热温凉平五气便能产生灵气，如果五气不协调则能伤害人的精气；人的形体由食物的甜、酸、苦、辣、咸生成，若五味不调则形体将受到损伤。所以通达自然之道的人先选择合适的食物调和五气以保存自己的本性，然后在必要时制造丹药以防生命受到伤害。此乃孙思邈所表达的食物性味与人的精气、形体、生命的关系。

（三）食物的"归经"

食物的"归经"理论，是古人对食物选择性作用的认识，也是一种对食物效用的抽象归类方法。归经显示某种食物对人体某些脏腑、经络、部位等的突出作用。归经的"归"包含归属和趋向，"经"则是指以脏腑为中心的经络学说。中医学还认为，食物的归经与"味"有一定的联系。《素问·至真要大论》记载："夫五味入胃，各归其所喜，故酸先入肝，苦先入心，甘先入脾，辛先入肺，咸先入肾，久而增气，物化之常也。"《素问·宣明五气》中记载："五味所入：酸入肝，辛入肺，苦入心，咸入肾，甘入脾，是谓五入。"这些五味的定向、定位概念成为指导归经学说发展的理论依据，得到了后世医家的认可和发展。几乎同时代的《神农本草经》载："大枣……安中养脾，助十二经，平胃气，通九窍。""粟米，味咸微寒，主养肾气，去胃脾中热，益气。陈者，味苦，主胃热、消渴，利小便。"这些食物对脏腑的特殊作用虽然没有被作为专门的理论阐释，但足以说明古代医家已经对药物、食物对机体作用的选择性有了一定的认识。

辛，有发散、行气、行血、润养的作用，主入肺经。肺主气，司呼吸，主宣发肃降，通调水道，敷布津液；肺朝百脉而主治节，外合皮毛，易受外邪侵扰。辛味的发散、行气、行血作用，正符合肺的功能特性，因此辛味食物对于肺脏来说甚有裨益。另外，肺为娇脏，喜柔润而忌刚燥，辛味又能润养，所以对肺脏又有柔润滋养之功。可用辛味发散性食物（如葱、姜、芫荽等）治疗表证、肺气不宣咳嗽症状。

甘，有缓急、和中、补益的作用，主入脾经、胃经。脾为中土，为气机升降的枢纽，饮食入胃后主要通过脾的运化，化生精微，以营养全身。脾与胃互为表里，脾喜燥而恶湿，胃喜润而恶燥，脾主升清而胃主降浊，脾胃为生化之源。脾胃调和，气机条畅，才能发挥正常功能，才能化生气血。甘味食物的缓急、和中、补益作用，有助于脾胃正常生理功能的发挥，可用甘味补虚性食物（如红枣、蜂王浆、山药等）治疗贫血、体弱症状。

酸，有收敛、柔润的作用，主入肝、胆经。肝为刚脏，体阴而用阳，肝主疏泄，主藏血，肝血充足则目睛有神、筋爪荣利。肝脏功能的正常发挥，全赖肝阴（血）的充润。因此，酸味食物的柔润、收敛作用，有裨于肝阴（血）的充盈和内敛。不然的话，肝脏刚气用事，不但损伤阴血之"体"（即"体阴"之体），还会使肝气涣散，产生疾病。所以说，酸味入肝，肝欲酸。在饮食的消化吸收过程中，肝脏还担负着疏泄的作用。肝脏功能正常，疏泄得当，有利于饮食的消化吸收。可用酸味食物（如乌梅、山楂等）治疗肝胆脏腑等方面疾患。

苦，能泄、能燥、能坚，主入心经。心为火脏，主神明、血脉，为生命之主宰。苦味食物的泄热作用有利于心气不为火热所伤，其燥和坚的作用也利于心气内守。所以说，苦入心，心欲苦。可用苦味食物（如苦瓜、绿茶等）治疗心火上炎或移热小肠证。

咸，有软坚、散结、补肾坚阴的作用，主入肾经。肾主藏精，主骨生髓，主生长发育，为水脏。咸味入肾，最主要的作用是滋补肾精、坚阴固肾，这对于肾的固藏、主生长发育、主生殖等功能来说，是十分有利的。当然，肾精的充盈必须依靠水谷精微的滋养，饮食营养物质通过脾胃的运化变为精微而充养肾精。可用咸味食物（如甲鱼、昆布、海藻等）治疗肝肾不足之消耗性疾病（如甲亢、糖尿病等疾患）。

（四）食物的"升降浮沉"

升降浮沉是气机生命现象的总括，概括经络、脏腑、神、气、营卫气血的运动。升降浮沉的确定和四气、五味、气味厚薄、应用部位、质地轻重、功效等多种因素有密切关系。李时珍在《本草纲目·序例·升降浮沉》中载："寒无浮，热无沉。"从反面论证了四气和升降浮沉的关系。《素问·至真要大论》言："辛甘发散为阳，酸苦涌泄为阴，咸味涌泄为阴，淡味渗泄为阳。"凡辛甘淡属阳之品，其性多升浮；凡酸苦咸属阴之物，其性多沉降。李时珍将其概括为："酸咸无升，辛甘无降。"食物的气味性质与其阴阳属性决定食物作用趋向。一般来说，质地轻薄，具有升浮之性的，大多具有温热之性和辛甘淡之味，其属性为阳，如姜、蒜、花椒等具有发散、宣通开窍等功效，如香菜、薄荷能解表而治疗感冒，菊花、绿茶能清利头目而治疗头痛。质地沉实，具有沉降之性的，大多具有寒凉之性和酸苦咸之味，如杏仁、梅子、莲子、冬瓜等，具有清热、平喘、止咳、利尿、敛汗、止泻、补益等功效，如西瓜清热而治热病烦渴、冬瓜利尿而治小便不通、乌梅收敛而止泻痢等。

（五）食物的"补泻"

食物的"补"与"泻"概念，一般是指食物的补虚与泻实两方面作用，这也是食物的两大特性。补性食物一般分别具有补气、助阳、滋阴、养血、生津、填精等功效；泻性食物一般分别具有解表、散热、开窍、辟秽（防疫）、清热、泻火、燥湿、利尿、祛痰、祛风湿、泻下、解毒、行气、散风、活血化瘀、凉血等功效。据统计分析，常用的300多种食物中泻性食物多于补性食物。由此可见，食物的调补不仅为补虚扶正，更大程度是为了泻实祛邪。

（六）调整脏腑功能

人体是以脏腑为核心的有机整体，脏腑功能及其相互关系的协调是人体健康的基础。相反，脏腑功能的异常及相互间关系的失调又是疾病发生的病理基础。所以，调整脏腑功能也是食养和食疗的重要内容。

调整脏腑功能对于正常人来说，在于增强脏腑功能及促进脏腑间相互关系的协调。在疾病情况下，调整脏腑功能则在于纠正脏腑功能的异常及相互关系的失调，它包括调整脏腑自身的功能和调整脏腑间相互关系两个方面。

1. 调整脏腑自身的功能　主要是依据脏腑各自的生理功能特点进行调整，以维持脏腑各自生理功能的正常，或使异常的脏腑恢复正常的生理功能特点。如脾主运化和升清，宜用健运脾胃的食物和升发脾气的食物，以增强脾胃的生理功能；肝主疏泄，调畅全身气机，宜用疏肝理气的食物以调肝；再如胃主通降，以降为和，若胃失通降，则可出现大便秘结等病症，宜用通降胃气的食物以恢复胃的正常生理功能。由于五脏之中肾为先天之本，脾为后天之本，故调整脾肾的功能在调整脏腑功能中占有重要地位。

2. 调整脏腑间的相互关系　调整脏腑间的相互关系也要根据各脏腑生理上相互联系、病理上相互影响的特点进行协调。如在生理上脾的健运有赖于肝主疏泄，在调理脾胃运化功能时，除宜用健运脾胃的食物以外，还宜配合疏肝理气的食物，以增强脾胃的运化功能。相反，在病理情况下，肝失疏泄可致脾失健运，宜用疏肝理气的食物为主，使肝脾之间的病理影响恢复正常。只有这样，食养和食疗才能收到较好的效果。

（七）调理气血

《素问·至真要大论》载："疏其血气，令其条达，而致和平。"气血是构成人体和维持人体生命活动的物质基础，但它在体内必须保持运行通畅才能发挥其生理效应。反之，气血运行失常又构成疾病的病理基础，故食养和食疗都应注重调理气血。

调理气血是建立在扶正（补气、补血）基础之上的，主要有行气、活血和止血。在正常情况下，行气和活血在于保持气血运行的通畅；在疾病情况下，除了应根据气血运行不畅出现气滞和血瘀，分别采用行气和活血的食物外，气血运行失常还可表现为另外一种情况，即出血，则宜用止血的食物。

此外，气血的运行还受到食物寒、热性质的影响，具有寒凝热行的特点，故调畅气血宜用温热性食物，止血宜用寒凉性食物。

二、药食同源理论的现代科学研究探讨

中药材主要来源于植物，因而又有"本草"一名，现代研究可从植物的代谢方面探讨药食同源的现代科学认识。来源于植物类的中药材本质的属性是一个生命体，在生态生物链中，绿色植物作为"生产者"，通过光合作用，把太阳能转化成化学能，提供了生物链中最根本的物质和能量来源。新陈代谢是植物生命活动的基础，1891年，Kossei将植物的新陈代谢分为初生代谢和次生代谢。

初生代谢是植物新陈代谢的核心，是获得能量的代谢，是为生物体的生存、生长、发育和繁殖提供能源和中间产物的代谢。人类从植物中摄取的营养物质主要来源于初生代谢，即初生代谢产物，如糖类、脂类、蛋白质、维生素、纤维素等。

植物次生代谢是相对初生代谢而言的，是以初生代谢产物的中间产物为底物产生次生代谢产物的代谢，是能量分解的代谢。次生代谢过程被认为是植物在长期进化中对生态环境适应的结果，它在处理植物与生态环境的关系中充当着重要的角色。许多植物在受到病原微生物的侵染后，产生并大量积累次生代谢产物，以增强自身的免疫力和抵抗力。植物次生代谢途径是高度分支的途径，这些途径在植物体内或细胞中并不全部开放，而是定位于某一器官、组织、细胞或细胞器中并受到独立的

调控。

次生代谢产物过去长期被认为是在代谢中不再起作用的"废物"，储藏在植物的各种组织中，但是近些年发现其对植物有着重要的作用。植物次生代谢产物是植物对环境的一种适应，是在长期进化过程中植物与生物和非生物因素相互作用的结果。在对环境胁迫的适应，植物与植物之间的相互竞争和协同进化，以及植物对昆虫的危害、草食性动物的采食和病原微生物的侵袭等过程的防御中起着重要作用。次生代谢产物可分为苯丙素类、醌类、黄酮类、单宁类、萜类、甾体及其苷、生物碱七大类，这些亦被称为"天然产物"的多数物质是我们研究天然药物，尤其是研究中药功效的主要物质基础。

食物作为生物的基本需求，除了提供营养和愉悦感两大功能外，近些年食物的第三功能——"调节人体机能"越来越受到人们的重视。植物性原料因其所含具有功效作用的植物次生代谢产物，正越来越多地出现在具有第三功能的食品中。目前许多常见的普通食物所包含的调节人体机能的次生代谢产物逐渐被发现，如葡萄、蓝莓中的花青素和玉米中的叶黄素，以及大豆中的皂苷类成分和食用真菌中的多糖类成分。花青素广泛存在于开花植物（被子植物）中，研究证明花青素是当今人类发现最有效的抗氧化剂，也是最强效的自由基清除剂，花青素的抗氧化性能比维生素 E 高 50 倍，比维生素 C 高 20 倍。玉米中的叶黄素为萜类化合物，具有抗氧化、保护视力、延缓早期动脉硬化、预防糖尿病的作用。多糖类成分是食用真菌如蘑菇、黑木耳的主要次生代谢产物，主要有抗病毒、抗凝血、降血脂、抗肿瘤、免疫调节、延缓衰老等作用。皂苷类成分主要存在于豆科植物中，大豆皂苷是具有重要研究价值和广泛应用价值的皂苷之一，现代研究表明，大豆皂苷具有降低胆固醇、抗血栓、增强免疫调节、抗肿瘤等功效。

这些食物中的"次生代谢产物"在调节生理机能方面和药物所发挥的调节功能类似，但是又有所不同。食物中的次生代谢产物往往含量不高，长期服用无毒副作用，主要起着预防和保健的功能，这类往往被称作"天然食物"的物质在预防疾病和提高抵抗力等保健方面起着重要的作用。从植物次生代谢产物的机能来看，这可能是"食疗"功能产生的科学物质基础。食物和药物在调节人体生理机能方面的同功和无明确的界限也促进了"药食两用"物品的产生。

（于纯森）

第四节　药食同源的内涵与定义

一、药食同源的内涵

药食同源，即食物和药物具有同源性。从古今我国人民对两者的应用及研究来看，两者的同源性主要体现在以下 3 个方面。

（一）来源具有同源性

食物和药物均来源于自然界，人类对于食物的认识要早于药物。在觅食的过程中，人们逐渐认识到某些物质能够果腹，即将其确定为食物；某些物质能损人健康或致人死亡，即为毒物；某些物质能使患病之人好转，即为药物。在我国，食物和药物的发现往往归功于神农氏。《医膳》中解释神农尝百草是"为别民之可食者，而非定医药也"，也说明寻食先于定药，即药食本同源，然先寻食后得药。《神农本草经》将药物分为上品、中品、下品，而"毒性"的有无和大小是判断三品的重要标准，"上药一百二十种为君，主养命以应天，无毒，多服久服不伤人，欲轻身益气、不老延年本上经"，如"谷、大枣、薯蓣、枸杞"就可作为食物。在长期的生产生活中，古人发现很多食物有一定的治疗作用，而一些药材也可用于烹饪调味，药材和食材都来源于自然界，很难明确区分。以植物为主的饮食习惯，加上药物又多从植物而来，我国的药物亦称为"本草"，可视为药食同源的例证。随着人类实践活动发展和认识水平的提高，人们认识到食物和药物的不同特性而将两者分离开来，药与食由同源走向分化，同时衍生了药食两用的分支。

（二）成分具有同源性

从生物和化学的角度来说，组成生命的元素相同，均为碳、氢、氧、氮、硫、磷等，这些基本元素进一步构成蛋白质、脂肪、氨基酸和碳水化合物等初生代谢产物，初生代谢产物通过次生代谢过程产生萜类、黄酮类、酚类和生物碱类等次生代谢产物。就功能而言，初生代谢产物可满足人体对能量的需求，而次生代谢产物多为防治疾病的有效成分。自20世纪60年代日本提出"功能食品"的概念以来，世界各国纷纷投入到食品的功能性成分研究中。膳食纤维、类胡萝卜素、低聚果糖、多酚类物质等被认为是有益健康的功能性成分。因此，食品除营养功能和感官功能外，还衍生了第三功能，即保健功能。

此外，学者们将目光投向食物和药物的共有成分，并重点研究这些共有成分的保健功效及其机制。如葡萄、桑椹和虎杖中的白藜芦醇，具有抗肿瘤、抗心血管疾病、抗炎、抑菌抗病毒、免疫调节和雌激素样作用。再如多糖，广泛存在于食物和药物中，具有修复肠道屏障及调节肠道微生态、抗氧化、降血糖、降血脂、提高免疫力等药理作用；通过抗氧化、抗炎、保护胰岛 β 细胞结构和功能等方式促进胰岛素的分泌；通过调节关键酶活性、促进糖吸收利用和代谢及信号通路等途径调节血糖含量等机制降血糖。因此，食物和药物在成分上的同源性，为二者应用于医疗保健奠定了物质基础。

（三）理论具有同源性

由于药物和食物来源相同，且共同目标是使人健康，客观上要求两者须有共同的理论指导。我国药食同源理论在应用于实践时体现了鲜明的中医药特色，食物和药物的理论同源性，主要体现在整体观念和辩证论治思想指导下的药食运用法则上。

春秋战国至秦汉时期，百家争鸣，哲学思想空前繁荣。随着朴素自然辩证法及唯物主义哲学的发展，医学和饮食营养学亦在其指导下形成了较系统的理论。整体观、平衡观、阴阳五行、性味归经、升降浮沉、三因制宜等理论指导着食物和药物的应用。《寿亲养老新书》记载："水陆之物为饮食者不管千百品，其五气五味冷热补泻之性，亦皆禀于阴阳五行，与药无殊。"人是一个有机整体，"阴平阳秘"意味着身体健康；一旦阴阳失调，则需"祛邪扶正"。食养正气，药攻邪气。药物和食物的性味归经有不同，不同地域、季节和体质的人群饮食与用药法则皆有不同。《素问·六元正纪大论》记载："用热远热，用凉远凉，用温远温，用寒远寒，食宜同法。"说明食物用以养生及药物用以治病的指导原则是一致的。

二、药食同源及药食同源物品的定义

药食同源是我国人民在生产实践中认识药物和食物并对两者关系的概括，具体指药物和食物都来源于自然界，都以初生代谢产物和次生代谢产物为物质基础，在中医药理论指导下应用于实践。值得注意的是，药物和食物中代谢产物类型及比例的差异使得两者的性味及功效有异，进而使得食物侧重于养生，药物多用于治病。

药食同源物品概念的提出，是对药食同源理论更具体、更科学的阐释。在广义上看，药食同源物品是基于药食同源理论的指导，在中医学和食疗学中使用的既可食用又可药用的中药材物质。从《食疗本草》的260 种药食两用物品到《食物本草》的 1679 种，古代医家们对药食两用物品的范围不断扩充。而后，在安全可控原则的指导下，在对药食两用物品成分及长期服用的安全性充分研究的基础上，从古代食物类本草中规范筛选安全性好的 87 种列入《既是食品又是药品的品种名单》，并几经修订完善和补充，逐渐规范了药食两用物品的品种。亦明确了"按照传统既是食品又是中药材物质"（药食同源物 / 药食两用物品）的定义、列入原则、来源、使用部位和限制使用等信息，为药食两用物品的应用提供了科学的指导。药食两用物品是具有传统食用习惯，且列入国家中药材标准（《中华人民共和国药典》及相关中药材标准）中的动物和植物可使用部分（食品原料、香辛料和调味品）。

三、药食之异

药食虽同源，但药食之异促进了两者的分化，借助"物 – 性 – 效"的关系有助于明确食物和药物的差异。

从化学物质上看，虽食物和药物都有初生代谢产物和次生代谢产物，但两种成分的含量、比例有差异。长期以来，人们对两者成分研究的侧重点有所不同。食品中初生代谢产物更多，故多侧重评价其营养成分；而药物中次生代谢产物所占比重更大，故多侧重评价其作用成分。现代营养学认为，食物可提供蛋白质、碳水化合物、脂肪、维生素、矿物元素等人体需要的营养素。中药中主要的药效成分为黄酮类、甾体类、生物碱类、萜类等。如大豆，含有丰富的蛋白质和不饱和脂肪酸，在发酵为豆豉之后，蛋白质、脂肪、钙、镁、钾等含量明显下降，而核黄素、视黄醇等含量明显上升。

从性味归经来看，食物和药物虽均具有四性五味，但其性味的强弱和厚薄不同。《备急千金要方》中有"药性刚烈，犹若御兵"之说。而食物性味则多平和，因此不论是补益、疗疾还是不良反应，都较药物小。有学者对424种药材及212味食材进行分析，发现药材中偏性药味达77.6%，苦味系药材达43.6%，有毒药材占9.4%；而食物中平性者占36.8%，甘味食材占81.6%，所有食材均无毒。而药食两用物品中温性、甘味、归脾胃经的食物比例最高。有学者研究了食物化学成分及性味归经的关系，发现平性食物、归脾肾经的食物蛋白质含量较高。

正因为食物和药物的化学成分及偏性有异，使得两者的主攻方向不同，食物主要用于"安身"，药物主要用于"救疾"。吴钢在《类经证治本草》中说："药优于伐病而不优于养生，食优于养生而不优于伐病。"近代医家张锡纯在《医学衷中参西录》中指出食物"病人服之，不但疗病，并可充饥；不但充饥，更可适口；用之对症，病自渐愈。即不对症，亦无他患"。这一观点很好地阐释了食物充饥、疗疾且安全的特性。

药食同源是人类在生产实践中总结的理论。药食本同源，随着人们生活经验的积累和认识水平的提高，逐渐分化为食物、药物和药食两用物品，具备了不同的特性，并应用于不同方向，形成不同学科，但殊途同归，最终目标都是为了人类健康。在现代，药食两用物品是药食同源理论的集中体现。出于安全的考虑，已将药食两用物品明确限定在"按照传统既是食品又是中药材物质"名单范围内。药食同源并不意味着药食无异，在实际应用时，尤要注意药食的差异。

参考文献

[1] 卢雨晴，张程.中国古代对于"药食同源"的认识 [J].科教文汇（中旬刊），2019（05）：190-192.

[2] 单峰，黄璐琦，郭娟，等.药食同源的历史和发展概况 [J].生命科学，2015，27（08）：1061-1069.

[3] 金生源.对祖国医学"药食同源"的现代理解与展望 [J].浙江中

医药大学学报，2011，35（01）：11-12.

[4] 谢果珍，唐雪阳，梁雪娟，等 . 药食同源的源流内涵及定义 [J]. 中国现代中药，2020，22（09）：1423-1427+1462.

[5] 朱建平，邓文祥，吴彬才，等 . "药食同源"源流探讨 [J]. 湖南中医药大学学报，2015，35（12）：27-30.

[6] 张海波 . 中医食疗之源流探讨 [J]. 浙江中医学院学报，2002（02）：18-19.

[7] 刘勇，肖伟，秦振娴，等 . "药食同源"的诠释及其现实意义 [J]. 中国现代中药，2015，17（12）：1250-1252+1279.

[8] 唐雪阳，谢果珍，周融融，等 . 药食同源的发展与应用概况 [J]. 中国现代中药，2020，22（09）：1428-1433.

[9] 石镇港，姜德建 . 药食同源中药安全性研究进展 [J]. 湖南中医药大学学报，2020，40（06）：772-777.

[10] 张华峰 . 药食同源相关术语问题与对策 [J]. 中国科技术语，2019，21（04）：65-71.

[11] 范保瑞，张悦，刘红玉，等 . 国内药食同源的产生与应用 [J]. 医学研究与教育，2018，35（06）：52-64.

[12] 胡俊媛，段练，董艳，等 . 从"药食同源"谈到"医厨同道"[J]. 中华中医药杂志，2018，33（01）：42-46.

[13] 翟云云 . 吴鞠通药食同源应用规律研究 [D]. 济南：山东中医药大学，2017.

[14] 周淑娟 . 浅谈药食同源在临床饮食调护中的应用 [J]. 影像研究与医学应用，2017，1（06）：198-199.

[15] 阚灵，杨光，李颖，等 .《既是食品又是药品的物品名单》修订概况 [J]. 中国药学杂志，2017，52（07）：521-524.

[16] 赵振军，江祖德，姚志广 . 药食同源与传统中药食品化探究 [J]. 食品安全导刊，2015（06）：77-78.

[17] 肖热风，赖怀恩，肖海霞 . 药食同源理论的研究与应用探讨 [J]. 中国卫生产业，2013，10（12）：177-178.

[18] 金生源 . 对祖国医学"药食同源"的现代理解与展望 [J]. 浙江中医药大学学报，2011，35（01）：11-12.

[19] 王世民，梁晓崴，穆志明，等 . 小议"药食同源"与"神农尝百草"[J]. 山西中医，2011，27（12）：44-45.

[20] 王世晖，王月华，王维峰 . 药食两用中药性味归经总结分析 [J]. 实用医技杂志，2019，26（04）：500-502.

[21] 范文昌，任冬梅，梅全喜 .《肘后备急方》中"药食同源"与药膳食疗之探讨 [J]. 亚太传统医药，2016，12（12）：48-51.

[22] 万晓文，岳秋颖，陈晓凡，等 . 中医药食疗产品定义、范畴在我国适用的探讨 [J]. 江西中医药大学学报，2019，31（3）：91-94.

[23] 辛宝，胡晗，钱文文，等 . 基于传统食养构建中医食疗研究与应用新体系 [J]. 西部中医药，2021，34（01）：83-86.

[24] 贾海骅，罗卫东，赵红霞，等 . 试论《饮食须知》之饮食观 [J]. 中国中医基础医学杂志，2011，17（05）：571+574.

[25] 张焱 .《黄帝内经》药食同源养生理论研究 [A]. 中国中西医结合学会 . 第四届全国中西医结合营养学术会议论文资料汇编 [C]. 中国中西医结合学会，2013：3.

[26] 洪巧瑜，樊长征，卜训生 . 药食同源与健康 [M]. 北京：中国中医药出版社，2016.

[27] 蔡宛如 . 药食同源 [M]. 杭州：浙江科学技术出版社，2019.

[28] 胡瑛君 . 药食同源 [M]. 北京：中医古籍出版社，2019.

[29] 于新，李小华 . 药食同源物品使用手册 – 既是食品又是药品的物品 [M]. 北京：中国轻工业出版社，2012.

[30] 党毅，肖颖 . 中药保健食品研制与开发 [M]. 北京：人民卫生出版社，2002.

（于纯森）

第二章　中医治未病概论

第一节　健康与未病的概念

　　健康，是人类追求的永恒主题，没有健康，人类便失去了生存的价值。现代健康理念是指一种躯体、精神和社会适应完整良好的状态。健康既是今天我们构建和谐社会的重要内容，也是促进经济发展和社会进步的核心任务。随着人们生活水平的提高和健康观念的变化，对医疗保健提出了更高的要求。医学科学研究的重点由治疗疾病转向预防为主。治疗"已病"已不满足人们对健康的需求，因为这只是在疾病发生后不得已的应对措施，是消极医学；而"治未病"，防患于未然，才是积极主动的措施。人类对健康的需求日益增长，对"治未病不治已病"越来越重视。

一、健康的相关概念

（一）健康

　　20 世纪 50 年代以前，人们的传统健康观念是"无病即健康"，以有无疾病作为衡量是否健康的标准。随着医学的发展和认识的深入，人们逐渐认识到，健康还应包括精神上的完好状态。心理、社会、文化因素与人的健康、疾病有密切的关系。

　　单纯生物医学模式的健康观将"健康"（health）定义为人的生命活

动中没有疾病时的状态，被称之为"疾病"模型（A "Disease" model）健康观。随着医学的发展，1948年世界卫生组织（WHO）在其《世界卫生组织宪章》中正式提出了关于健康的概念，即健康不仅仅是没有疾病和虚弱，而是身体上、心理上、社会上的完好状态（Health is a state of complete physi-cal, mental and social well-being and not merely the absence of diseaseor infirmity）。WHO关于健康的这一定义，把人的健康从生物学的意义，扩展到了精神和社会关系（社会相互影响的质量）两个方面的健康状态，把人的身心、家庭和社会生活的健康状态均包括在内。相对于1948年以前人们所认为的"无病即健康"的传统健康观念，有了很大的进步。

1989年WHO对健康做了新的定义，即健康不仅是没有疾病，而且包括躯体健康、心理健康、社会适应良好和道德健康（Health is not only the absence of disease, but also involve physical health, mental health, good social adaptation and ethical health）。这个定义在前述健康概念基础上增加了道德健康，形成了人的生理、心理、道德和人与社会、人与环境相适应的整体观念，是人类对健康的一个较完整、科学的认识。

现代健康的含义是多元的、广泛的，包括生理、心理和社会适应等几个方面，其中社会适应性归根结底取决于生理和心理的素质状况。心理健康是身体健康的精神支柱，身体健康又是心理健康的物质基础。良好的情绪状态可以使生理功能处于最佳状态，反之则会降低或破坏某种功能而引起疾病。身体状况的改变可能带来相应的心理问题，生理上的缺陷、疾病，特别是痼疾，往往会使人产生烦恼、焦躁、忧虑、抑郁等不良情绪，导致各种不正常的心理状态。作为身心统一体的人，身体和心理是紧密依存的两个方面。简而言之，一个健康的人，既要有健康的身体，还应有健康的心理和行为。只有当一个人身体、心理和社会适应都处在一个良好状态时，才是真正的健康。

中医对健康的认识，早在《黄帝内经》中已有较为完善的记载，可以分为宏观和中观两个层面的认识：在宏观层面上，中医强调健康之人必须做到"天人合一"，对自然界、对社会有良好的适应；在中观层面上，强调"中正平和""形与神俱"。换言之，健康是人与自然、社会相协调及自身阴阳和谐的结果，是人合自然、气化流行、形神协调、阴阳平和的功能状态。如《素问·上古天真论》云："夫上古圣人之教下也，皆谓之虚邪贼风，避之有时，恬淡虚无，真气从之，精神内守，病安从来。是以志闲而少欲，心安而不惧，形疲而不倦，气从以顺，各从其欲，皆得所愿。故美其食，任其服，乐其俗，高下不相慕，其民故曰朴。是以嗜欲不能劳其目，淫邪不能惑其心，愚智贤不肖，不惧于物，故合于道。所以能年皆度百岁而动作不衰者，以其德全不危也。"健康的本质是人与自然、心与身、气与血的和谐。

近代对中医健康概念的研究主要有：李灿东等认为"健康是相对于疾病而言的。无论健康或是疾病，都是在内、外因素的作用下，人体阴阳、脏腑、气血的不同状态，即'天人合一''阴阳自和''形与神俱'功能状态的反映"。王琦倡导"自然 - 生物 - 心理 - 社会"四维的养生模式，指出："在这一模式下，要求我们要'顺应自然 - 形体健康 - 心理道德完善 - 适应社会'，只有如此，才能做到真正的健康。"于迎等认为："《内经》中系统全面地从'时'、'空'、社会、心理、躯体因素五方面全面论述了中医对健康的认识，所以中医的健康观实际为包含这五个方面的五维健康观。"王筠等认为："生理、心理健全，与社会适应良好，道德健康，与四时气候相适应才能称之为真正的健康。"宋镇星提出："中医的健康是指机体在'天人合一'下的阴阳动态和谐状态；疾病就是机体在'天人合一'下的阴阳动态失和状态。'和'是人体正常生命活动的基本条件，是生命功能正常的最佳状态，是机体良好健康的总概括，是人体生命活动所追求的最高境界，是中医学的健康模型。"考察这几种观点，不难发现，他们都特别强调了中医的健康观必须包括人与自然的和谐统一，即"天人合一"或"顺应自然"。而与自然相协调，不仅要顺应四时气候变化，还要适应地理环境的特点，得天时、地利之后，方能达到人"和"的状态。

（二）健康状态

健康状态（health state）是指人体在一定时间内形态结构、生理功能、心理状态、适应外界环境能力的综合状态，它能够体现健康的状况和态势。人体的状态大致可分为 4 类：健康状态、亚健康状态、疾病的前驱状态、疾病状态。

"状态"是中医健康认知理论的核心内容，是构建中医健康状态认知的理论模型。中医学认为，人的个体体质、脏腑经络、气血津液的外在表现都能体现健康的状态。人的生、长、壮、老生命过程以周期性的时相展开，并以一定的表征呈现其状态，而机体与所处的自然环境、季节气候的自我适应能力，必然呈现可以观察的状态。中医注重机体生命过程和内外环境统一的整体性，涵盖了结构与功能、时间与空间等多个方面的信息，据此为健康状态的辨识、分类、判定与干预提供了理论依据。人的健康状态既可以用指标来表征，又可以辨识形态与功能的变化。只有正确区分和描述健康状态，才能真正把握健康。中医将身体健康状态分为 4 种，即无病、欲病、已病和病后。

（三）亚健康

亚健康研究是 20 世纪后期国际医学界的医学新视角。最早在 20 世纪 80 年代中期，苏联学者 Berkman 通过相关研究发现，生活中有许多人存在着一种似健康非健康、似病非病的中间状态，并把这种介于健康（第一状态）和疾病（第二状态）的中间状态称为"第三状态"。现代也有人将其称为"病前状态""中间状态""灰色状态""亚健康状态"，以及"临床病期""潜病期"等。此种状态主要表现为疲乏无力、精力不够、肌肉关节酸痛、心悸胸闷、头晕头痛、记忆力下降、学习困难、睡眠异常、情绪低落、烦躁不安、人际关系紧张、社会交往困难等种种躯体或心理不适，通过运用现代仪器或方法检测却未发现阳性指标，或者虽有部分指标的改变，但尚未达到西医学的疾病诊断标准。

中国学者王育学于 20 世纪 90 年代首先提出了"亚健康"名称，比较准确地表达了亚健康的基本概念。他指出："亚健康就是既不健康又没有疾病的状态。它是介于健康与疾病状态之间的一种中间状态，是一种动态过程，又是一个独立的阶段。在多数情况下，健康、亚健康、疾病是一个不间断的连续过程，亚健康居中，其上游部分过程与健康重叠，其下游部分又与疾病相重叠，在重叠部分可能与健康或疾病状态模糊而难以区分。" 2001 年 8 月在青岛召开的"第 8 届健康学术研讨会"上，亚健康的英文名被修正为"Sub-Health（SH）"，此后在社会上被各领域的人们广泛应用。2006 年中华中医药学会发布的《亚健康中医临床指南》中将其定义为："亚健康是指人体处于健康和疾病之间的一种状态。处于亚健康状态者，不能达到健康的标准，表现为一定时间内的活力降低、功能和适应能力减退的症状，但不符合现代医学有关疾病的临床或亚临床诊断标准。"亚健康是一种临界状态，如果不及时纠正，易引发心身疾病。当然，也可通过积极的治疗使机体恢复到健康状态。

亚健康状态的表现多种多样，躯体方面可表现为疲乏无力、肌肉及关节酸痛、头昏头痛、心悸胸闷、睡眠紊乱、食欲不振、脘腹不适、便溏便秘、性功能减退、怕冷怕热、易于感冒、眼部干涩等；心理方面可表现为情绪低落、心烦意乱、焦躁不安、急躁易怒，或恐惧胆怯、记忆力下降、注意力不能集中、精力不足、反应迟钝等；社会交往方面可表现为不能较好地承担相应的社会角色，工作、学习困难，不能正常地处理好人际关系、家庭关系，难以进行正常的社会交往等。

根据亚健康状态的临床表现，可将其分为以下几类：①以疲劳，或睡眠紊乱，或疼痛等躯体症状表现为主；②以郁郁寡欢，或焦躁不安、急躁易怒，或恐慌胆怯，或短期记忆力下降、注意力不能集中等精神心理症状表现为主；③以人际交往频率减退，或人际关系紧张等社会适应能力下降表现为主。

中医学虽然没有"亚健康"的病名，但追本溯源，早在两千多年前我国的中医专著《黄帝内经》就阐述过这样的思想："虚邪贼风，避之有时，恬淡虚无，真气从之，精神内守，病安从来。"且特别强调"不治已病治未病"，其"未病"的概念即包含着"亚健康状态"，并形成了"治未病"的理论，且在实践中积累了丰富的经验。根据中医学理论，亚健康状态的发生是由于先天不足、劳逸失度、起居失常、饮食不当、情志不遂、居处不慎、年老体衰等因素，引起机体阴阳失衡、气血失调、脏腑功能失和所致。中医学的"未病"不等同于西医学的亚健康，但是可以应用中医学"治未病"的理论指导亚健康的中医药干预。

（四）疾病

疾病（disease）是由体内遗传系统存在疾病基因或环境刺激因素等作用下引发或诱发人体正常形态和功能发生偏离，引发代谢、功能、结构、空间、大小的变化，表现为症状、体征和行为的异常。根据国际疾病分类标准编码（ICD-10），现有疾病名称3万余种。目前对疾病概念的认识可分为广义与狭义疾病两类，广义的疾病是与健康相对而言，只要不属于健康范畴，即被认定为"疾病"；狭义的疾病是针对ICD-10而

药食同源与治未病

言，须具备一定的诊断标准和具体病名。

中医学认为，人体的正常生命活动是由阴、阳两个方面保持着对立统一的协调关系的结果，即"阴阳平衡"，这里既包括人的生理，也包括心理，以及对社会和环境的适应力。保持了相对平衡，人体则健康无疾；反之，失去了阴阳平衡就会出现各种疾病。《素问》所谓"阴平阳秘，精神乃治"，也就是说，阴气平和，阳气固密，人的精神才正常，此为人体的健康状态；"阴阳离决，精气乃绝"，即阴阳分离决绝，人的精气就会随之而竭绝，生命活动便告终结；而处在"既不平衡，又未离绝"的"阴阳不调"广阔区间，即为"疾病"状态。

二、未病的相关概念

（一）未病

中医学"未病"一词由来已久，源于《黄帝内经》中"不治已病治未病"。所谓"未病"，即"疾病未成"，原指身体健康，没有疾病。随着中医学的发展，其范围也有所扩充。根据中医历代医著的论述，结合现代关于健康、亚健康和疾病的概念，中医学所指的"未病"概念不断扩展，已经包含无病、欲病、既病防变、愈后防复四种状态。也就是说，"未病"是一个相对概念，"未病"并不全是没有病，"未病"为病而未发，即健康到疾病发生的中间状态，此时机体内已有潜在的病理信息，但尚未有任何临床表现，也就是说病理信息的发展仍处于"潜伏"时期，还没有达到"显化"程度。"未病"还可以理解为已病而未传。根据疾病传变规律及器官相关法则，当身体某一器官已有病，会影响到其他器官并使之生病。如东汉张仲景《金匮要略》中所说"见肝之病，知肝传脾"，则表明此时人体处于既病防变期，肝已病，而脾尚处于未病状态。

（二）未病四态

无病，即人体没有任何疾病时的健康状态，此时应防止体内病因发生或外邪入侵，即未病先防。疾病的发生关系到邪正两个方面，邪气是导致疾病的重要条件，而正气不足是疾病发生的内在原因和根据，外邪通过内因而起作用。正如《素问·四气调神大论》所说："春三月，此谓发陈，天地俱生，万物以荣，夜卧早起，广步于庭，披发缓形，以使志生。生而勿杀，赏而勿罚，予而勿夺，此春气之应，养生之道也。逆之则伤肝，夏为寒变，奉长者少……冬三月，此谓闭藏，水冰地坼，无扰乎阳，早卧晚起，必待日光，使志若伏若匿……是故圣人不治已病治未病，不治已乱治未乱，此之谓也。"此时期应注意身体健康时的养生防护，或传染性疾病的预防。应通过各种调摄保养，增强机体对外界环境的适应能力、抗病能力，减少或避免疾病的发生；同时要通过调摄保养，使机体处于阴阳协调、体用和谐、身心健康的最佳状态。

病而未发，是健康到疾病的中间状态，也就是唐代孙思邈"欲病"之说。《备急千金要方·论诊候第四》中记载："古人善为医者，上医医未病之病，中医医欲病之病，下医医已病之病，若不加心用意，于事混淆，即病着难就矣。"孙思邈所说的"欲病之病"，是指在外表上虽然有不适的症状表现，仅仅是"苦似不如平常"，有身体不适的感觉，机体内已蕴含病理信息或已处于发病的萌芽状态，身体各项指标未见异常，不足以诊断为某种疾病。欲病之病是人体处于未病与已病之间的一种状态。欲病之时五脏没有虚损，六腑尚未衰败，气血运行还未紊乱，神气犹未涣散，病势处于轻浅阶段，及时服药调理每能痊愈。

既病防变，是指在疾病发生以后应早期诊断、早期治疗，以防止疾病的发展与传变。疾病发生后，由于邪正力量的变化，就产生了疾病的变化。疾病可能会出现由浅入深、由轻到重、由单纯到复杂的发展变化。虽然机体的某些脏腑已有病变，或机体有气血紊乱，但其他脏器仍然是健康的。如能在疾病的初期早期诊治，此时病位较浅，正气未衰，病情多轻而易治，应趁外邪未渗透入脏腑时及早治疗，以安正气、退邪气。比如当疾病在太阳经时，就要考虑到向其他经发展的可能；当疾病在表时，就要考虑到向里发展的可能，尽管此时没有出现或到达其他经，影响到深层，但应采取措施对可能受邪的靶位进行保护。

愈后防复，即病后初愈、体弱易复，是指疾病刚痊愈，正处于恢复期，但正气尚未复原，因调养不当，旧病复发或滋生其他病者，也就是中医常说的"病复"。最早在《素问·热论》中就提到"病热少愈，食肉则复"。这就要求在病后初愈阶段做到除邪务尽，同时针对气血衰少、津液亏虚、脾肾不足、血瘀痰阻等病理特点，采取综合措施，促使脏腑组织功能尽快恢复正常，达到邪尽病愈、病不复发的目的。《伤寒论》云："病人脉已解，而日暮微烦，以病新差，人强与谷，脾胃气尚弱，不能

药食同源与治未病

消谷，故令微烦，损谷则愈。"强调大病初愈，脾胃虚弱，应当顾护脾胃，节制饮食；其次，要调畅情志，保持愉悦舒畅的心情，所谓"木郁达之"；再者，要注重保胃气，扶阳气，存津液，药食相辅，以达到扶正祛邪的目的。

（杨波）

第二节　治未病理论的形成与发展

"治未病"思想是中医学精髓和特色，是中医学博大精深理论中最具影响力的学术思想之一，是中医预防医学重要的组成部分。自《黄帝内经》首倡"治未病"以来，经过历代医家医著的补充完善，"治未病"理论日臻成熟，有效地指导着防病治病的临床实践。

一、治未病理论的提出

"未病"最早记载见于春秋战国时期我国现存第一部医药学理论著作——《黄帝内经》。《素问·四气调神大论》指出："是故圣人不治已病治未病，不治已乱治未乱，此之谓也。夫病已成而后药之，乱已成而后治之，譬如渴而穿井，斗而铸锥，不亦晚乎！"从正反两方面强调了治未病的预防思想的重要性。人的健康依靠阴阳平衡，但阴阳平衡是动态的，若由于某种原因造成阴阳二者之间暂时的失衡，机体出现了阴阳偏盛偏衰，或气血亏损，或气血瘀滞等病机变化，就会产生"未病"。未病可以理解为没有疾病的状态。《素问·八正神明论》说："上工救其萌芽……下工救其已成，救其已败。"提出治未病要救其萌芽，从而指出未病包括萌芽状态的疾病。《素问·阴阳应象大论》指出："故邪风之至，疾如风雨。故善治者，治其皮毛，其次治肌肤，其次治筋脉，其次治六腑，其次治五脏。治五脏者，半死半生也。"说明病邪由表入里，如不及时治疗，就会坐失良机，疾病日趋深重，恢复也就不易。高明的医生常能见微知著，防患于未然。《素问·刺热》说："肝热病者左颊先赤……

病虽未发，见赤色者刺之，名曰治未病。"提出治未病要已病早治。此处所谓"未发"，实际上是指已经有先兆小疾存在。未病并非指没有疾病，而是疾病早期症状较少且较轻的阶段。在这种情况下，及时发现、早期诊断治疗无疑起着决定性作用。由此可以看出《黄帝内经》不但提出了未病及治未病概念，而且阐述颇详，初步形成了未病理论。

此外，《黄帝内经》提出顺应四时、外避邪气、内养精神、节制饮食、注意起居、劳逸结合、调节情绪等综合的养生原则，从自身的角度出发，强调固护正气，调达情志，适应自然环境的变化规律，从而提高抗病能力，保持健康状态。正如《素问·上古天真论》所言："其知道者，法于阴阳，和于术数，食饮有节，起居有常，不妄作劳。""恬淡虚无，真气从之，精神内守，病安从来。"《素问·阴阳应象大论》亦曰："圣人为无为之事，乐恬淡之能，从欲快志于虚无之守，故寿命无穷，与天地终。"

《黄帝内经》不仅注重日常调养以增进形神健康，还提出一些主动性的预防干预措施，以防范疾病的发生。如《素问》遗篇中就记载有预防邪气侵袭十二脏而针刺十二脏之原穴的方法，其作用正如原文所云："是故刺法有全神养真之旨，亦法有修真之道，非治疾也，故要修养和神也。"以期"补神固根，精气不散，神守不分"。此外，在同一篇中还记载有每日东吸"日华气"一口，冰水和服小金丹一丸，"无疫干也"，以及"于雨水日后，三浴以药泄汗"之法，均属预防性干预措施，其目的是为达到预防疾病的发生，体现出"治未病"不仅有单纯的养生防病原则，还有针对性及目的性较强的预防干预措施。

二、治未病理论的发展

《难经》在《黄帝内经》的基础上提出了治未病之脏腑的观点。《难经·七十七难》曰："上工治未病，中工治已病者，何谓也？然所谓治未病者，见肝之病，则知肝当传之于脾，故先实其脾气，无令得受肝之邪，故曰治未病焉。中工者，见肝之病，不晓相传，但一心治肝，故曰治已病也。"疾病若发生传变，必然要影响机体其他脏腑功能发生病理性改变，造成更大的危害。在此阶段，若能辨明病因，把握疾病发展的大势，采取相应的治疗措施阻断疾病的发展，顺应并诱导机体正气，促进疾病向愈转化，防止疾病由浅入深、由一个部位向另一个部位传变，侵犯未病的部位，以求稳中取胜。对于尚未发生病变的部位预先采取措施，防止邪气传变，是"治未病"研究的范畴，"未病"指未发生病变的脏腑。《黄帝内经》和《难经》提出的"未病先防、既病防变"思想，开启了中医预防思想的先河，为中医"治未病"学说的发展奠定了基础。

华佗继承了《黄帝内经》"不治已病治未病"的学术思想，主要发展了未病养生、防病于先的治未病法则，并提出了早期治疗和注意生活调理，以防止病情的恶化，促进病体早日康复。华佗对导引健身术十分重视，其在继承前人的基础上，根据古代导引术，模仿虎、鹿、熊、猿、鸟五种禽兽的不同形象和特有的动作特色，创立了一套适宜于防病、祛病和保健的医疗体操——"五禽戏"，开创了运动健身之法，使导引之术有了规范，直至今日仍在不断发展变化，对现代运动医学和康复医学的形成及发展起到了重大的促进作用。实践证明，这种方法确实能促使血脉流通，气血调畅，关节滑利，体质增强，防止衰老。华佗非常重视七情、饮食、起居等方面对人体健康的影响，强调"宜节忧思以养气，慎喜怒以全真"（《中藏经·论气痹第三十四》），强调保持心情舒畅，精神愉快，避免不良精神刺激和过度情志波动，以减少疾病的发生。华佗认为自然界四时气候变化必然影响人体，使之发生相应的生理和病理反应。人体疾病的发生是与自然界息息相关的，只有掌握其规律，适应其变化，才能远离病殃，健康长寿。

三、治未病理论的初步完善

张仲景禀《黄帝内经》《难经》之旨，结合自己的医疗实践，发展了中医预防保健理论。在其《伤寒论》《金匮要略》中对治未病理论进行了多方面的阐述，对未病养生、防微杜渐、已病防传、未盛防盛、已盛防逆、瘥后防逆等"治未病"方法均有详细的论述，标志着治未病理论的趋于完善。

（一）未病养生，防病于先

人类生活在自然环境中，外有风、寒、暑、湿、燥、火六淫的侵袭，内有喜、怒、忧、思、悲、恐、惊七种情志的伤害，加之饮食起居之过时失节，意外创伤和虫兽侵袭等，无不有伤及人之元气，甚则累及生命。

此外，随着年龄的增长，人体各器官也会趋向衰老，抗病能力随之减退，也容易发生疾病。因此，强调"治未病"的预防思想，就是从健康的根本着想，以积极的态度和方法"防患于未然"，杜绝致病根源，注意防护各种扰乱人体阴阳气血、精神意志的致病因素，保持人体阴阳气血的平衡。

未病养生、防病于先主要体现在以下三个方面：

1. 保元气的重要性 《金匮要略》说："夫人禀五常，因风气而生长，风气虽能生万物，亦能害万物，如水能浮舟，亦能覆舟。若五脏元真通畅，人即安和，客气邪风，中人多死。"强调客气邪风虽然是致病因素，但能否致病，取决于人体正气的盛衰，适应能力的强弱。如果五脏元气充实，营卫通畅，能适应自然界反常的气候变化，则人体平和无病。正所谓"正气存内，邪不可干"。增强体质、提高抗邪能力是未病先防的关键。

2. 防邪气的作用 《金匮要略》指出："若人能养慎，不令邪风干忤经络；适中经络，未流传脏腑，即医治之。"调摄精神、调养身体以提高抗邪能力的同时，还要外慎邪风，避免邪风毒气侵入肌肤经络。强调经络受邪，尚未深入脏腑，应早期治疗，防微杜渐，以防病邪深入。

3. 注意生活起居 "更能无犯王法，禽兽灾伤，房室勿令竭乏，服食节其冷、热、苦、酸、辛、甘，不遗形体有衰，病则无由入其腠理。"提醒人们平时在房事、饮食、起居等各方面注意调节，防备意外。只有使体力强壮，一切致病因素才无从入侵腠理。不但指出了摄生养慎对未病前预防保健的积极意义，还提出了预防保健的一些具体措施。

（二）欲病救萌

张仲景十分强调在疾病初发、邪位浅表时及早治疗的重要性，认为若一时不慎而感受外邪，必须早期及时治疗，防微杜渐，以防病邪深入于内，灭病邪于萌芽之时。

《伤寒论》云："凡人有疾，不时即治，隐忍冀差，以成痼疾……时气不和，便当早言，寻其邪由，及在腠理，以时治之，罕有不愈者。患人忍之，数日乃说，邪气入脏，则难可制……若或差迟，病即传变，虽欲除治，必难为力。"这是预防疾病传变的最有效措施，一旦拖延时日，就会使病情加重，或成痼疾。所以，医者必须善于观察，及时进行正确有效的治疗，使萌芽的疾病向痊愈转变。

（三）已病早治

具体有以下三个方面：

1.有病早治 《伤寒论》曰："伤寒一日，太阳受之，脉若静者，为不传；颇欲吐，若躁烦，脉数急者，为传也。""伤寒二三日，阳明、少阳证不见者，为不传也。"指的是懂得传变的一般规律，就能及时掌握疾病的变化，进行"随证治之"，有效地控制疾病的传变。

2.先安未受邪之地 《伤寒论》曰："若欲作再经者，针足阳明，使经不传则愈。"指的是因邪气有向阳明传经的趋势，预防性针刺阳明经穴位，使其经气流通，抗邪之力增强，可防止传经的发生。先安未病之地，使病不复传，先发制人，有助于祛邪。

3.善治者治皮毛 《金匮要略》首篇中谓："适中经络，未流传脏腑，即医治之。四肢才觉重滞，即导引吐纳、针灸、膏摩，勿令九窍闭塞。"它反映了《黄帝内经》"善治者治皮毛"的治疗观点。当人体四肢才觉重滞不适时，即用导引吐纳之法，促进血脉流通，关节流利，气机调畅，提高抗病能力，即可驱邪外出，使疾病痊愈。若早期失治，病邪便会深入，产生"九窍闭塞"甚至"流传脏腑"，使病情加重或恶化。故早期治疗，防止疾病由浅入深，有着十分重要的意义。

（四）瘥后调摄

疾病初愈，虽然症状消失，但此时邪气未尽，正气未复，气血未定，阴阳未平，必待调理方能渐趋康复。所以病后应慎起居、节饮食、勿作劳，做好疾病后期的善后治疗与调理，方能巩固疗效，避免疾病复发。否则，若适逢新感病邪，饮食不慎，劳累过度，均可助邪伤正，使正气更虚，余邪复盛，导致疾病复发。

张仲景对瘥后的调摄以防止病复非常重视，他认为病复有食复、劳复、复感之分。如《金匮要略·脏腑经络先后病脉证》中谓："五脏病各有所得者愈，五脏病各有所恶，各随其所不喜者为病。"强调适其所喜，避其所恶，选用适当的治疗药物和护理方法。《伤寒论》第398条曰："以病新差，人强与谷，脾胃气尚弱，不能消谷……"第393条曰："大病差后，劳复者……"《伤寒论》于六经病篇之后设有《辨阴阳易差后劳复病脉证并治》，指出伤寒新愈，若起居作劳，或饮食不节，就会发生劳复、食复之变，均提示病后护理的重要性。做好疾病后期的善后治疗与调理，方能巩固疗效，防止疾病复作，以收全功。

四、治未病理论的进一步充实

唐代大医家孙思邈极其重视治未病，其在《备急千金要方》中言："上医医未病之病，中医医欲病之病，下医医已病之病。"将疾病科学地分为"未病""欲病""已病"三个层次，告诫人们要"消未起之患，治未病之疾，医之于无事之前"，更认为"治未病之病，内外百病皆悉不生，祸害灾害亦无由作"，他论治未病主要从养生防病和欲病早治着眼。在其著作《备急千金要方》和《千金翼方》两书中，他还明确论证了治未病与养性的直接关系，"夫养性者，欲所习以成性，性自为善，不习无不利也。性既自善，内外百病皆悉不生，祸乱灾害亦无由作，此养性之大经也。善养性者，则治未病之病，是其义也。故养性者，不但饵药餐霞，其在兼于百行。百行周备，虽绝药饵，足以遐年。"提倡积极养生的思想，反对单纯着眼于疾病的被动治疗，认为人能否延年益寿，与能否有效地预防疾病有密切关系。此外，他还认为治未病应当"形神共调"，因为人的神与形、心与身都是相互影响的。情绪波动，精神抑郁或紧张，是许多疾病的发生原因，心理活动的失宜会损害人体的健康，正如《备急千金要方·卷十九》所言："凡远思强虑伤人，忧恚悲哀伤人，喜乐过度伤人，忿怒不解伤人，汲汲所愿伤人，慽慽所患伤人，寒暄失节伤人。"因此在预防保健中强调重视精神和情志的调养，并引用嵇康的话予以阐明："养生有五难：名利不去为一难；喜怒不除为二难；声色不去为三难；滋味不绝为四难；神虑精散为五难。"如果"五者无于胸中，则信顺日跻，道德日全，不祈善而有福，不求寿而自延，此养生之大旨。"

孙思邈还提出"食药并济"和"动静相宜"的养生原则，重视日常"食养""食疗"，在著作中列食养、食疗食物154种，指出："安身之本，必资于食；救疾之速，必凭于药。不知食宜者，不足以生存也；不明药忌者，不能以除病也。"主张除了患病时辨证论治，平时服食具有滋补和预防作用的药物，作为养生措施之一，可增强体质，益寿颐养。他还积极推广养生功法，认为经常适当的劳作运动能促进身心健康，所谓"动则不衰，用则不退"。《备急千金要方》中载有一整套养生延年的方法和措施，很有实用价值。如提出用针刺预防中风，并创"苏酒方"以"辟疫气"。孙思邈的高寿（百余岁）在新旧《唐书》中均有记载，他关于治未病的说法具有非常重要的意义。

金元四大家之滋阴理论代表医家朱丹溪结合长期临床实践，从《黄帝内经》治未病理论出发，在摄养上强调顺应四时气候变化，做到饮食有节，起居有常，结合辨证论治，以湿热相火立论。其著作《丹溪心法》专列"不治已病治未病"一节论治未病，主张"与其救疗于有疾之后，不若摄养于无疾之先。盖疾成而后药者，徒劳而已。是故已病而不治，所以为医家之法；未病而先治，所以明摄生之理。夫如是则思患而预防之者，何患之有哉？此圣人不治已病治未病之意也。尝谓备土以防水也，苟不以闭塞其涓涓之流，则滔天之势不能遏；备水以防火也，若不以扑灭其荧荧之光，则燎原之焰不能止。其水火既盛，尚不能止遏，况病之已成，岂能治欤"。并提出"春夏养阳、秋冬养阴"的具体办法。《丹溪心法·不治已病治未病》曰："故宜夜卧早起于发陈之春，早起夜卧于蕃秀之夏，以之缓形。无怒而遂其志，以之食凉食寒而养其阳，圣人春夏治未病者如此。与鸡俱兴于容平之秋，必待日光于闭藏之冬，以之敛神匿志而私其意，以之食温食热而养其阴，圣人秋冬治未病者如此。"告诫人们应内养正气，外避风寒，重视精神调节及真气保养，使志无怒，使志安宁，顺应自然四时气候变化，调饮食，慎起居，春养生气，夏养长气，秋养收气，冬养藏气，使"正气存内，邪不可干"。朱丹溪的慎饮食的认识是他发挥《黄帝内经》治未病理论的重要内容。他认为民以食为天，人生来不能离开饮食。得谷者昌，失谷者亡，若饮食不慎则身体损害。"因纵口味，五味之过，疾病蜂起。病之生也，其机甚微，馋涎所牵，忽不思食，病之成也""山野贫贱，淡薄是谙。动作不衰，此身亦安。均气同体，我独多病"，失在"为口伤身"，故必须审慎饮食。他的茹淡之食味观点，要求自然清淡、五味调和、长养脏腑的观点，至今在防病治病上尚有重要意义。朱氏这种积极的防病观点，也丰富了中医未病理论。

另外值得一提的医家还有晋代著名养生家葛洪，提倡"养生以不伤为本"，认为"伤"积聚的结果是人的早亡，人要养生则必去其"伤"；北宋时期"儿科之圣"钱乙重视脏腑辨证，尤其强调调治脾胃在小儿病证中的重要性，提出了小儿、乳母的治未病方法；宋代医学家成无己《注解伤寒论》强调："凡作汤药，不可避晨夜，觉病须臾，即宜便治，不等早晚，则易愈矣。"元代医学家滑寿发展了药物预防，如主张在麻疹流行期间用消毒保婴丹、代天宣化丸来预防温病；元代医家邹铉《寿亲养老新书》以老年养生为专题，详述修身养性、药物与食治调理、按摩腧穴等保健内容，强调老年人注重日常的养护："摄养之道，莫若守中实内以陶和将护之方。须在闲日，安不忘危。""春秋冬夏，四时阴阳，生病起于过用，五脏受气，盖有常分，不适其性而强之，为用之过耗，是以病生。"金元四大家之一的李东垣对脾胃元气饮食调养的论述在治未病理论中占有重要地位，强调要养胃气为本，其著作《脾胃论》中载："胃虚元气不足诸病所生。""胃虚脏腑经络无所受气而俱病。""脾胃虚则九窍不通。""大肠小肠五脏皆属于胃，胃虚则俱病。"明代医家汪绮石指出"虚劳当治其未成"；明代著名医学家李中梓重视养生和预防，提出清心寡欲、修养性情是"祛病良方、延年好法"；明代著名医家张景岳在治未病理论方面受儒、佛、道教思想影响很深，提出"谨于微"就是"治未病"的关键所在；清代医学家徐灵胎提出"病之始生浅，则易治；久而深入，则难治"；清代赵学敏提出了流行病、传染病的预防方法；清代著名临床医家叶天士对既病防变研究颇深，对治未病思想在温病领域的应用做出了贡献，所著《外感温热篇》谓："温邪上受，首先犯肺，逆传心包。""卫之后方言气，营之后方言血。"

五、当代医家对治未病理论的贡献

近代，特别是中华人民共和国成立后，在国家的大力支持下，保健卫生和预防医学得到迅速发展，同时也促进了中医学的发展。人们认识到早发现早治疗的重要性，各医家更注重"治未病"在临床的应用。进入 21 世纪后，医学发展逐步转向以预防为主，有关"未病"理论也得到了比较系统而全面的阐述。随着医学模式的转变及医学发展趋势"由以治病为目标对高科技的无限追求"，转向"预防疾病与损伤，维持和提高健康"，给"治未病"的发展带来了前所未有的机遇。不少学者如刘献琳、雪正荣、杨力、宋为民、祝恒琛、龚婕宁、沈庆法、王超、孙涛等发表论文及著作，介绍未病理论，呼吁未病学成为独立学科并进行了积极的研究探索，使未病理论在继承的基础上不断创新。

（杨波）

第三节　治未病的原则

"治未病"是中医一贯强调的预防思想，代表着中医学的特色和精髓。中医治未病的基本原则是指在治未病实践过程中所必须遵循的总的法则，已成为确立和采取各种养生保健措施及防治疾病方法的指导原则。

一、道法自然，调和阴阳

"道法自然"语出老子《道德经》第二十五章："有物混成，先天地生。寂兮寥兮，独立而不改，周行而不殆，可以为天地母。吾不知其名，强字之曰道，强为之名曰大。大曰逝，逝曰远，远曰反。故道大，天大，地大，人亦大。域中有四大，而人居其一焉。人法地，地法天，天法道，道法自然。""道"可以作为世间天地万物乃至宇宙的根本。道是如此无穷无尽，既生成宇宙万物，又使万物回归道，而顺从于道的天、地、人也都很大。人遵循地的规律特性，地效法于天，天以道作为运行的依据，而道自然而然。"道法自然"是老子哲学的重要思想，论述了人与天地宇宙自然的密切关系，二者之间存在着共同的规律和变化节律。中医学非常重视人本身的统一性、完整性，它认为人是一个有机整体，构成人体的各个组织器官在结构上是相互沟通的，在功能上是相互协调、相互为用的，在病理上是相互影响的；人与外界环境也有着密切的联系，在能动地适应自然的过程中，维持着自身稳定的功能活动。这种内外环境的统一性、联系性，机体自身的整体性、稳定性的思想，就是中医学的整体观念。《灵枢·岁露》以"人与天地相参也，与日月相应也"等来表述这一认识，强调了要顺应自然界变化的正常规律。人与自然有着共同规律，均受阴阳五行运动规律的制约，而且在许多具体的运动规律上又有相互通应的关系。人的生理活动随着自然界的运动和自然条件的变化而发生相应的变化。《素问·上古天真论》提到："上古之人，其知道者，法于阴阳，和于术数，食饮有节，起居有常，不妄作劳，故能形与神俱……"作为中医学最早的医学典籍，《黄帝内经》强调顺应自然的"治未病"养生观。

中医学十分重视四时变化对人体的影响，认为春夏秋冬四季更替、寒暑变化是自然界阴阳此消彼长的运动过程所致，人体脏腑的生理活动和病理变化不可避免地要受到自然界四时寒暑阴阳消长的影响。在正常生理状况下，人与自然界时辰季节变化具有同步的相应性变化，人体生理功能随着天地四时之气的运动变化进行着自稳调节。如《灵枢·顺气一日分为四时》云："春生，夏长，秋收，冬藏，是气之常也，人之应也。"《素问·厥论》说："春夏则阳气多而阴气少，秋冬阴气盛而阳气衰。"就四时而论，春风、夏火、长夏湿、秋燥、冬寒，各依主令之气而为邪，故有四时常发之病，又有感而未即发者，便成为伏气，如"冬伤于寒，春必病温"等便是。《素问·阴阳应象大论》中提出"天气通于肺，地气通于嗌，风气通于肝，雷气通于心，谷气通于脾，雨气通于肾"。因为季节对五脏六腑、经络腧穴都有着直接的影响，不同的脏腑经络于不同的季节也会出现气血偏旺的情况，如"肝旺于春""心旺于夏""脾旺于长夏""肺旺于秋""肾旺于冬"及"春气在经脉，夏气在孙络，秋气在皮肤，冬气在骨髓"等。《黄帝内经》还提出了"春夏养阳，秋冬养阴"的论点，提倡在春夏阳气旺的季节摄养阳气；在秋冬阴气盛的季节，保育阴气来适应养生防病之道。四时有八正之风，亦有不季之虚邪贼风，如夏日有北来之寒风、秋日有东来之温风等，其感人于无备，故病也重。阴阳转化主要体现在夏秋和冬春季节，因阴阳转变节律变动剧烈，人们稍不注意调节，即可能发生不能同步适应而致内稳紊乱而生疾病。人类要在自然界中健康生活，就必须认识、适应、掌握这些规律，只有能动地适应四季变化规律，才能有针对性地预防每个季节所容易发生的疾病，见微知著，做到未病先防。

除四时之外，昼夜晨昏的变化也会对人体产生一定的影响。昼为阳，夜为阴，人体阴阳昼夜节律是人与自然息息相应的结果。《素问·金匮真言论》说："平旦至日中，天之阳，阳中之阳也；日中至黄昏，天之阳，阳中之阴也；合夜至鸡鸣，天之阴，阴中之阴也；鸡鸣至平旦，天之阴，阴中之阳也。"《素问·生气通天论》里讲："故阳气者，一日而主外，平旦人气生，日中而阳气隆，日西而阳气已虚，气门乃闭。"说明人体阳气白天多趋向于表，夜晚多趋向于里。正是由于人体阳气具有昼夜周期变化的规律，故人体病理变化也与之相应。《灵枢·顺气一日分为四时》载："以一日分为四时，朝则为春，日中为夏，日入为秋，夜半为冬。""夫百病者，多以旦慧、昼安、夕加、夜甚。朝则人气始生，病气衰，故旦慧；日中人气长，长则胜邪，故安；夕则人气始衰，邪气始生，故加；夜半人气入脏，邪气独居于身，故甚也。"在一日之间，人体的状态也随其变化而有不同，这是由于四时气候的不同变化而造成的。自然界是人类生命的源泉，人要健康地生活，必须顺应自然界变化的规律；而不同地区的地理环境、气候及生活习惯的差异，也可以对人体的健康状态造成影响。比如南方多湿热，北方多风寒，不同地区的人应当根据当地的地理和气候特点来有针对性地慎避邪气，并调整自己的生活方式与之相适应，从而防止疾病的发生。《灵枢·本神》指出："故智者之养生也，必顺四时而适寒暑，和喜怒而安居处，节阴阳而调刚柔。如是则辟邪不至，长生久视。"这也是人与天地相应的一个方面，是中医治未病的基本原则之一。

阴阳平衡是人体健康的总纲，是健康的根本。然而，阴阳本身又是动态的，不是固定不变的，是相互对立、相互消长、相互转化的关系。阴阳平衡也很容易被打破，而阴阳失衡就会造成人体生病，中医治病就是利用饮食或者汤药之偏性来纠正人体失衡的阴阳之性，抑或是利用针灸推拿来引导纠正人体阴阳，使其恢复正常，从而达到"阴平阳秘"的正常生理状态。《黄帝内经》说："阴阳者，天地之道也，万物之纲纪，变化之父母，生杀之本始，神明之府也。治病必求于本。"这是中医理论的根本立足点，治未病学说当然不能例外。中医治未病的根本目的就在于维护阴阳平衡，守之则健，失之即病。如《素问·宝命全形论》载："人生有形，不离阴阳。"《素问·阴阳应象大论》曰："阴胜则阳病，阳胜则阴病；阳胜则热，阴胜则寒。"故而无论日常饮食起居还是精神活动，都要以保持阴阳平衡状态为基本原则。

另外，阴阳平衡也包括机体与外界物质交换的相对平衡。人体的生命过程就是新陈代谢的过程，而阴阳平衡也是新陈代谢正常与否的标准。人体作为一个开放的系统，通过阴阳消长运动与自然界进行物质交换，摄取周围环境的物质如水、空气、食物等供应机体需要；又把机体所产生的废物排出体外，维持人与自然界的协调平衡。机体通过对外界环境的适应，通过自身调节达到一种动态的平衡状态，通过这样维持健康和防止疾病的发生，如《伤寒论》所说："阴阳自和者，必自愈。"所以，人体就是一个阴阳运动协调平衡的统一整体，人生历程就是一个阴阳运动平衡的过程。

二、精神内守，病安从来

人的精神情志是生命活动的基本体现，同时又与人的脏腑功能密切相关、相互影响，所以不良的情志会引起气血运行紊乱，导致脏腑功能失调，形成中医所谓的"内伤病"，破坏人体健康。同时，不良情志扰乱气血运行和脏腑功能，还会使人的抵抗力下降，容易感受外邪。"正气存内，邪不可干"，人的精神情志活动正常，正气就能保持正常，自然也就能少受甚至不受内外邪气的侵扰，长久维持健康状态，寿命才能得以维护。

精神内守，是指精神守持于内而不妄耗于外，指人们对其精神意识活动及心理状态进行自我调控、自我调节，使之与内外环境保持协调平衡，强调了内在环境，即精神的和谐对健康的重要性，主张保持心态的安闲清静，排除杂念，避免过度情志活动。

历代养生家把调养精与神作为防病治病的良药。《淮南子》说："神清志平，百节皆宁，养性之本也。"说明预防保健中精与神的重要性。《黄帝内经》从医学预防保健角度提出了论点："恬淡虚无，真气从之，精神内守，病安从来。"还指出："风者，百病之始也，清静则肉腠闭拒，虽有大风苛毒，弗之能害，此因时之序也。"这些论点强调了静身养性、恬淡虚无在预防保健中的重要作用。对外，顺应自然变化，防止外邪侵袭；对内，心神宁静，真气存之，抵御疾病的发生。还强调人们在生活中要正确对待自己眼前的条件，切勿盲目攀比，好高骛远；要保持静身养性、恬淡虚无的最佳精神状态，提升清贫而不失节、富贵而不乱淫的高尚品位，"甜其食，美其服，安其居，乐其俗"。

《黄帝内经》很重视精神情志异常变化对健康的危害，认为喜、怒、忧、思、悲、恐、惊七情活动与五脏有密切联系，因此指出"人有五脏化五气，以生喜怒悲忧恐"。情志活动的失常可以影响五脏功能，导致气机紊乱而发生病变。如果能够做到心无杂念，乐观开朗，豁达宽宏，则脏腑和顺、气机调畅，因此"志意和则精神专直，魂魄不散，悔怒不起，五脏不受邪矣"。对于精神的保养应当重视，所以《素问》又说："外不劳形于事，内无思想之患，以恬愉为务，以自得为功，形体不敝，精神不散，亦可以百数。"提倡人们应该控制私欲，不作非分的妄想，要开畅胸怀、乐观，才不致扰乱脏腑的生理常态。孔子曰："仁者寿。"又云："仁者爱人。"明确肯定了宽以待人之美德与长寿的关系。在个人生活、学习及社会交往中，要加强修养，从善如流，宽容大度，从而促进心神安泰，气血畅顺，身体健康。

三、饮食调理，食饮有节

民以食为天，饮食是摄取营养、维持人体生命活动不可或缺的物质，是人类的首要生活条件。人体的营养物质都来源于饮食五味，而饮食不节又易损伤脏腑。正如宋代的陈直在《寿亲养老新书》中写道："主身者神，养气者精，益精者气，资气者食。食者生民之天，活人之本也。"《黄帝内经》载："阴之所生，本在五味；阴之五宫，伤在五味。"元代御医忽思慧在《饮膳正要》中也告诫人们："若食爽口而忘避忌，则疾病潜生。"饮食要注意节制，孙思邈在《备急千金要方·养性序》中提出："不欲极饥而食，食不可过饱，不欲极渴而饮，饮不欲过多，饱食过多则结积聚，渴饮过多则成痰澼。"另外，饮食要注意营养的多样化，不可偏食，否则会导致某些营养缺乏，形成疾病。所以，一方面饮食以适量为宜，不可饥饱不均；另一方面也要合理地调节饮食品种，使人体能获取所需的各种营养成分，不可饮食偏嗜。因为五味与五脏各有其一定的亲和性，各有其气味所偏，长期饮食偏嗜就会导致体内阴阳失调或营养成分的失衡，因此容易发生疾病。

食物可以致病，也可以治病。药食同源，食养为先。孙思邈在《备急千金要方》中专设食疗篇，说："食能排邪而安脏腑，悦神爽志以资气血。若能用食平疴、释情遣疾者，可谓良工。"也就是说高明的医生能用食物治愈疾病，解人忧愁，所以调摄饮食是防病祛病、延年益寿的上策，是最高水平的"治未病"之术。

个体生存所必需的基础物质全赖食物提供。当前社会物质极大丰富，患有消化系统疾病的人也越来越多，不科学的饮食方式是其原因之一。"食饮有节"是《黄帝内经》中论述的一种科学饮食方式。在《说文解字》中"节"字释义"竹约也。约，缠束也"，为节制、约束之意。"食饮有节"大致可以分为饮食的类、味、量、时四个方面。

食物种类方面，《素问·脏气法时论》提到"毒药攻邪，五谷为养，五果为助，五畜为益，五菜为充。气味合而服之，以补精益气"，指不同的食物对人体有各自侧重的补养作用。结合现代营养学可知，只有搭配合理的饮食结构才能最好地满足人体营养需要。

饮食口味方面，《灵枢·五味》曰："五味各走其所喜，谷味酸，先走肝；谷味苦，先走心；谷味甘，先走脾；谷味辛，先走肺；谷味咸，先走肾。"五味内合于五脏，个体有各自的口味喜好，但如果某一味过多摄入就会出现诸如"脉凝泣而变色""皮槁而毛拔""筋急而爪枯""骨痛而发落"等不适。现代医学研究认为摄入过多的盐分可能加重高血压病人的病情等，都说明保持健康需要根据个体的体质来"谨和五味"。

饮食量方面，《素问·痹论》有"饮食自倍，肠胃乃伤"的论断。饮食过量可损害脾胃功能，因此在量的方面也须做到有度。

饮食时间方面，《素问·生气通天论》曰："平旦人气生，日中而阳气隆，日西而阳气已虚。"人体的阳气在一天之中随着外界阳气的变化而在生、长、收、藏状态间进行转化；而脾胃对食物的腐熟运化功能都有赖于人体之阳气，因此在饮食时间上要与人体阳气的盛衰状态相适应，才能使脾胃达到最好的功能状态。

四、动静相宜，持之以恒

我国古代养生学家在具体方法上各有侧重，对于运动养生和清静养生存在不同的观点，老庄学派主张宁静以养生，重在养神；以《吕氏春秋》为代表者强调动以养生，重在养形。明代医家张景岳在《类经附翼》中说："静者动之基，动者静之机……阴阳升降，气之动静也；形气消息，物之动静也；昼夜兴寝，身之动静也。欲详求夫动静，须精察乎阴阳，动极者镇之以静，阴亢者胜之以阳。"中医学在继承先秦诸子养生思想的基础上，从人体生命活动中阴阳对立互根的角度出发，提倡动静结合、形神共养。阴阳、动静之间是既相互矛盾又相互统一的两个方面。

劳属动，属阳；逸属静，属阴。动静必须结合，才能实现阴阳相互转化。生命的体现在于动，但需要在静的情况下积累精力，才能保证生命不息，运动不止。劳逸结合，也就是顺应动静、阴阳之间的辩证关系，只有这样，才能使机体阴阳协调，保持机体活力。

生命在于运动，运动促进健康，这是大家最为熟悉的保健常识，因为运动能增强血液循环，供给机体所需营养，带走废弃垃圾，有利于机体的新陈代谢；运动同样能疏通气机、和畅气血。《黄帝内经》也很重视养生，提倡"形劳而不倦"，反对"久坐""久卧"。科学合理地做好健身运动，应注意以下方面：不能强调绝对的剧烈运动，要视个人的体质状况和健康情况决定其运动的形式，掌握运动量的大小；否则如同雪上加霜、冰盒盛水，可起到相反的作用。同时不能因为强调动而忘了静，要动静兼修，动静适宜。运动时要一切顺乎自然，进行自然调息、调心，神态从容，摒弃杂念，神形兼顾，内外俱练，动于外而静于内，动主练形而静主养神，体现"由动入静""静中有动""以静制动""动静结合"的整体思想。

动以养形，静以养神，如若动静兼修，形神共养，以期体内气血流畅，阴阳平衡。清静养神的要点就是在思想上安闲清静，不作妄想，从而使精神内守，气血通畅，这样疾病自然不会产生。正如老子在《道德经》中所言："平易恬淡，则忧患不能入，邪气不能袭，故其德全而神不亏。"同时，还要情志舒畅，性格豁达，应该少有愤怒心情。《孙真人卫生歌》中这样说："世人欲识卫生道，喜乐有常嗔怒少，心诚意正思虑除，顺理修身去烦恼。"讲的就是少怒的好处。此外，"静养生"讲究顺应自然，根据四季不同气候调神。春季宜精神活泼，充满生机；夏季宜情志愉快，不要发怒；秋季宜意志安逸，收敛神气；冬季宜情志隐匿，藏而不泄。这就是说，只有精神情志的稳定和健康，才更有利于气血的畅达，阴阳的协调统一。

运动养形的要点就是要求我们运动适量，并且要持之以恒。剧烈的运动会引起血脉贲张，呼吸急促，心跳加快，大汗淋漓，从而造成气血运行的失控，这对于养生是有害而无益的。所以唐代养生家孙思邈早就指出："养生之道，常欲小劳，但莫大疲及强所不能堪耳。"实际上，外动而内静的运动方法，最大特点就是意识活动、呼吸运动和躯体运动密切配合，即所谓的"意守、调息、动形"的统一，从而内练精神，中练气血，外练筋骨，使内外表里、气血形神在有序运动中得到修整。我们常用的方法有五禽戏、太极拳、八段锦等，每个人可以根据自己的健康状况量力而行，采用最安全的运动方式，持之以恒，达到强身健体、预防疾病、精神饱满、延年益寿的效果。

五、增强正气，规避邪气

"治未病"主要是治未病之病、欲病之病和已病之病，究其理论基础是中国古代元气论哲学思维，其方法之一是调气。受中国古代元气论的影响，中医学把"气"看成是生命的本源，"人与天地自然中的任何其他物质一样，其生命都由气构成，人是天地之气合乎规律的产物。"由于人与天地万物同源同构，故中医学对人体疾病与健康关系的思考皆从气开始，"治未病"也不例外。因为疾病的发生涉及正气和邪气两方面的因素，正气不足是疾病发生的内在基础，邪气侵犯是疾病发生的重要条件，所以预防疾病发生也必须从两方面着手：培养正气，提高机体的抗邪能力；采取多种措施防止病邪侵袭。简单来说就是增强正气，规避邪气。

"气"即元气，是构成机体、维持生命活动的最基本物质，是人体的正常功能活动及对外界环境的适应能力、抗病能力和康复能力，有维护自身生理平衡与稳定的功能。中医学范畴的正气包括营、卫、气、血、精、神、津、液和脏腑经络等的功能活动。人体是一个有机整体，所以气血津液、脏腑经络共同组成了人体抗病防病的防御系统，发挥着保护机体健康的作用。当人体的正气虚时，六淫邪气入侵，人就会容易生病，如《素问·评热病论》所说："邪之所凑，其气必虚。"当一个人的正气旺盛，就会与致病邪气相抗拒，就不会生病，如《素问·刺法论》曰："正气存内，邪不可干。"《灵枢·百病始生》说："逢热逢疾风暴雨而不病者，盖无虚，故邪不能独伤人。"当正气不能抵挡邪气时为虚证，病情就会加重。所以，要想防止疾病发生，必须增强正气。在疾病的发生发展和预后转归的过程中，疾病是否发生，是否恶化，预后好坏，关键取决于正气。若脏腑功能正常，正气通畅，脏腑气血调和，则不发病，或发病轻微，或者发病后预后转归较好。若神疲乏力，气短喘促，形寒怕冷，动则汗出，纳差便溏，胸脘痞满，胸闷胁胀，或咯血，呕血，头晕

药食同源与治未病

昏厥，皆显示气机升降出入失常或由气虚致使正气不足，则外易致风、寒、暑、湿、燥、火六淫入侵，内易致七情、饮食、劳倦所伤，因而疾病纷沓而生。

由于元气源于先天，是先天父母之精所化，又赖后天水谷精气的营养而不断滋生补充，元气根于肾，藏于丹田，经由三焦通达周身以推动和激发五脏六腑等一切组织器官的功能活动，是人体生化活动的本源。所以，元气的旺衰与人体强弱寿夭密切相关。保养正气首先要注意护肾保精，顾护先天之本。肾中精气是机体生命活动之本，主宰着人体生命活动的全过程。如《素问·上古天真论》详细论述了人的生、长、壮、老、已的自然规律与肾中精气的盛衰密切相关。肾藏精，主孕育生殖和生长发育，关系着人的寿夭。张景岳《类经·摄生类》载："善养生者，必保其精，精盈则气盛，气盛则神全，神全则身健，身健则病少，神气坚强，老而益壮，皆本乎精也。"故而要使身体强健无病，保持旺盛的生命力，养护肾精是一个重要方面。

增强正气还要注意调养脾胃，补益后天之本。《灵枢·本脏》说："人之血气精神者，所以奉生而周于性命者也。"而气血皆赖后天之本脾胃所化生。李东垣认为脾胃之气能滋养元气，可以固护卫表，抵御外邪，达到防病的目的。他在《脾胃论》中说："元气之充足皆由脾胃之气无所伤，而后能滋养元气。若胃气之本弱，饮食自倍，则脾胃之气既伤，而元气亦不能充，而诸病之所由生也。"李中梓《医宗必读》载："一有此身，必资谷气。谷入于胃，洒陈于六腑而气至，和调于五脏而血生，而人资之以为生者也，故曰后天之本在脾。"故而增强人体正气应当注重对脾胃的养护。如《景岳全书》说："土气为万物之源，胃气为养生之王。胃强则强，胃弱则弱，有胃则生，无胃则死，是以养生家必当以脾胃为先。"调养脾胃增强正气，是保持健康的重要方面。由此可见，元气得到很好调养，在治未病中有重要的意义，并且在发病以后的发病早期，发病尚未传变，或者尚未变重，产生严重后果时，调养元气可以发挥关键作用。

邪之为病，足以能够损害正气。《黄帝内经》称邪为"虚邪"或"贼邪"，《素问·评热病论》载："邪之所凑，其气必虚"，《素问·上古天真论》之王冰所注云："邪乘虚入，是谓虚邪。窃害中和，谓之贼风"。要想防止疾病发生就必须"避其毒气"(《素问·刺法论》),"虚邪贼风,避之有时"(《素问·上古天真论》),而"四时不正之气,皆谓之虚邪贼风",易引发疾病,应注意防护。《吕氏春秋·尽数》也论述了避害的注意事项:"毕数之务,在乎去害。何谓去害?大甘、大酸、大苦、大辛、大咸,五者充形则生害矣。大喜、大怒、大忧、大恐、大哀,五者接神则生害矣。大寒、大热、大燥、大湿、大风、大霖、大雾,七者动精则生害矣。故凡养生,莫若知本,知本则疾无由至矣。"所以四时不正之气,如大寒、大热、大燥、大湿、大风、大霖、大雾都应该避免,以防致病。

邪气侵入人体的前提条件是正气必虚,如《素问·评热病论》云:"邪之所凑,其气必虚。"《灵枢·口问》云:"故邪之所在,皆为不足。"《灵枢·百病始生》云:"此必因虚邪之风,与其身形,两虚相得,乃客其形"及"风雨袭虚,则病起于上"。《素问·八正神明论》中的"以身之虚而逢天之虚,两虚相感,其气至骨,入则伤五脏"亦为此义。

《黄帝内经》指出邪气的入侵是有时间规律的,如《灵枢·岁露论》认为"三实"之时邪气不易侵袭人体:"逢年之盛,遇月之满,得时之和,虽有贼风邪气,不能危之也。"同时,该篇也指出了"三虚"之时邪气容易伤人致病:"乘年之衰,逢月之空,失时之和,因为贼风所伤,是谓三虚。"由于天人相应,自然岁气之虚盛会影响人体正气之强弱。

《黄帝内经》还指出四时各有易感之邪气。《素问·生气通天论》云:"春伤于风,邪气留连,乃为洞泄;夏伤于暑,秋为痎疟;秋伤于湿,上逆而咳,发为痿厥;冬伤于寒,春必温病。"关于邪气伤人的部位,《黄帝内经》中有比较清晰的认识,《灵枢·百病始生》载:"此必因虚邪之风……乃客其形。"将源于外界自然具有致病性的气候即六淫邪气等,与源于内部人体的致病因素即七情异常对举,以说明邪气与七情异常的致病部位的不同,如《灵枢·寿夭刚柔》云:"风寒伤形,忧恐忿怒伤气。气伤藏,乃病藏;寒伤形,乃应形。"指出外来之邪气一般伤人形体,体内之七情失常一般伤人正气,它们两者来源有内外之别,故伤人也有"伤气""伤形"之分。

邪气种类不同,其入侵人体的能力也不相同。《灵枢·邪气脏腑病形》曰:"正邪之中人也微,先见于色,不知于身,若有若无,若亡若

药食同源与治未病

存，有形无形，莫知其情。"正邪因其只有乘人体正气虚衰之时才能侵入人体，所以是一种条件性的致病邪气。它侵袭力弱，即使可乘人体正虚之时而入侵，但也病情轻微，仅仅是面色有些变化，身体并没有明显不适，说有好像又没有，说消失了好像又还存在，隐隐感觉形体有些异常，仔细感觉却又似乎正常，感觉并不明显。虚邪是四时的反常气候，其侵袭力强，入侵人体时症状表现强烈，可以明显见到全身寒冷战抖、毫毛竖立，强开腠理，病情深重。《灵枢·刺节真邪》描述到："虚邪之中人也，洒淅动形，起毫毛而发腠理。其入深，内搏于骨，则为骨痹；搏于筋，则为筋挛；搏于脉中，则为血闭，不通则为痈；搏于肉，与卫气相搏，阳胜者则为热，阴胜者则为寒，寒则真气去，去则虚，虚则寒；搏于皮肤之间，其气外发，腠理开，毫毛摇，气往来行，则为痒；留而不去，则为痹；卫气不行，则为不仁。"可见虚邪不但致病力强，而且致病种类多样。如果虚邪深入，留而不去，营卫虚弱，真气耗散，则病情深重。如《灵枢·刺节真邪》所谓："虚邪偏客于身半，其入深，内居营卫，营卫稍衰，则真气去，邪气独留，发为偏枯"。相对于单一邪气而言，复合邪气的侵袭能力更强，因为往往各种邪气之间会相互配合、协同入侵而致病。例如《素问·痹论》中提到"风寒湿三气杂至，合而为痹也。"当风邪、寒邪、湿邪杂合则致病力大大增强。风为阳邪，开发腠理，又具穿透之力，寒邪借此力内犯，风邪又借寒凝之性附着于病位，形成伤人致病之基；湿邪借风邪的疏泄之力和寒邪的收引之能而入侵筋骨肌肉；同时，风寒之邪也借湿邪黏着、胶固之性，造成经络壅塞，气血运行不畅而为痹证。因风、寒、湿三者"狼狈为奸"，相互借力，故更容易侵入人体而致病。

六、早期诊治，防病传变

中医治未病的主要内涵是防止疾病发生与发展，这就需要在疾病萌芽阶段早期诊治，采取适当措施防止其传变。

疾病一旦发生，可能会迅速传变，导致病情加剧而增大治疗难度，因此在疾病发生的初始阶段，应力求做到早期诊断、早期治疗，把疾病消灭于萌芽阶段，以防止疾病的发展及传变。疾病传变，是指病变部位在脏腑经络等之间的传递转移，以及疾病性质的转化和改变。从本质上讲，传变是疾病发展过程中不同时间、不同层次上机体阴阳、脏腑经络、气血津液代谢失调等病理矛盾的复杂联系和变化，是疾病过程中各种病理变化的衔接、重叠和转化，反映了疾病过程中各种病理变化的演变发展规律。掌握疾病的传变规律，便能把握病势发展趋向，从而抓紧时机进行早诊早治，以防止疾病的发展，将疾病治愈在初期阶段。《素问·八正神明论》曰："上工救其萌芽……下工救其已成，救其已败。"在疾病的初期阶段，一般病位较浅，病情多轻，气未衰，病较易治，因而传变较少。然而若丧失时机，病情传变，邪气深入脏腑，则对脏腑及人体正气的损伤也会加剧，治疗难度增加，并且更难康复。如《素问·阴阳应象大论》说："故邪风之至，疾如风雨，故善治者治皮毛，其次治肌肤，其次治筋脉，其次治六腑，其次治五脏。治五脏者，半死半生也。"所以治未病必须做到早期诊治。《医学源流论》云："病之始生，浅则易治；久而深入，则难治……故凡人少有不适，必当即时调治，断不可忽为小病，以致渐深；更不可勉强支持，使病更增，以贻无穷之害。"如果能在疾病初期及时诊治，往往能收到良好的效果。相反，如果初期不以为意，一拖再拖，直至病入膏肓再寻求医治，为时已晚。可见早期诊治的重要意义。

　　早期诊治、防病传变的思想在临床治疗中意义重大。如内伤杂病是内脏遭到某些病因损伤所导致的一类疾病，其基本病位在脏腑。人体是以五脏为中心，通过经络将脏腑肢节等全身组织器官联系起来的有机整体。人体内部脏与脏之间在生理上存在着相互资生、相互制约的五行生克制化关系；在病理上存在着相互影响、相互传变的五行乘侮亢害关系。因此，一脏有病，就会按照五行生克制化规律出现顺传、逆传等发展趋势。《黄帝内经》正是根据这一规律，指出抓住时机、确定病位、实施早期治疗、防止病证传变的重要性，并告诫后人如果失治将会造成严重的后果。《素问·玉机真脏》记载："五脏受气于其所生，传之于其所胜，气舍于其所生，死于其所不胜。""五脏有病则各传其所胜。"并例举外邪入客于肺，进而按五行相胜规律而发生肝痹、脾风、癥瘕等病，故应早治。《难经》和《金匮要略方论》也都提出"见肝之病，知肝传脾，当先实脾"的原则，其宗旨都是防止疾病传变。在诊治疾病时，如果只是对已发生病变的部位进行治疗是不够的，还必须掌握疾病发展传变的规律，能够准确预测病邪传变趋向，对可能被影响的部位采取预防措施，以阻止疾病传至该处，终止其发展、传变。叶天士提出的"先安未受邪之地"的防治原则，可以说是既病防变原则具体应用的典范。

（杨波）

第四节　治未病的方法

中医学是在中国传统文化的背景下，受到古代哲学思想的影响，通过长期医疗实践逐渐形成的。中医治未病理论及其实践应用是中医学的特色和优势，经过历代医家的继承和发扬，不断充实、丰富和发展，在指导疾病防治中起着重要的作用。治未病理论思想根植于中医学，其理论包括阴阳五行理论、脏腑经络理论、精气血津液理论、体质理论、正邪理论、运气理论、治则理论、养生理论等，并创立了多种未病干预方法，概括起来包括以下几大方面：

一、饮食调养

"王者以民为天，民者以食为天"。饮食是供给机体营养物质的源泉，是维持人体生长发育、完成各种生理功能、保证生命生存的不可缺少的条件。明代医药学家李时珍说："饮食者，人之命脉也。"强调饮食在人体生命活动中的重要性。合理饮食是保证健康的重要环节，现代医学研究也已证实了许多疾病都与饮食因素密切相关。根据各人不同的环境、条件和需要，可以通过合理而适度的补充营养，以补益精气，并通过饮食调配，纠正脏腑阴阳之偏颇，从而增进机体健康、抗衰延寿。由于饮食为人所必需，而饮食不当又最易影响健康，故食养是中医养生学的重要组成部分。食养在我国相传已久，自古就有"药食同源"和"药补不如食补"的说法，《黄帝内经》早就有"谷肉果菜，食养尽之"的论述。

食物对人体的滋养作用是身体健康的重要保证。合理地安排饮食，保证机体有充足的营养供给，可以使气血充足，五脏六腑功能旺盛，机体新陈代谢功能活跃，生命力强，适应自然界变化的应变能力大，抵御致病因素的力量就强。饮食又可以调整人体的阴阳平衡，即《素问·阴阳应象大论》所说："形不足者，温之以气，精不足者，补之以味"。根据食物的气、味特点，及人体阴阳盛衰的情况，予以适宜的饮食营养，或以养精，或以补形，既是补充营养，又可调整阴阳平衡，不但保证机体健康，也是防止发生疾病的重要措施。

食疗保健是中华饮食文化与中医学有机结合的一大特色产物。几千年来，我国已逐渐形成了一套具有民族特色的饮食养生理论，在保障人民健康方面发挥了巨大作用。《黄帝内经》对饮食养生和饮食治疗做了较为系统的论述，强调了饮食要有节制、五味应该调和等观点，在指出违背饮食宜忌原则对人体危害的同时，提出了一些饮食调理和饮食卫生等方面的具体方法，为后世的饮食养生理论发展与应用奠定了基础。此后医家对此均有阐述，并代有发挥。扁鹊曾指出："为医者，当洞晓病源，知其所犯，以食治之，食疗不愈，然后命药。"被后世尊为药王的孙思邈在《备急千金要方》一书中专辟《食治篇》，介绍食物在治疗疾病中的作用，其中写道："安身之本必资于食，食能排邪而安脏腑，悦神爽志以资血气，若能用食平疴、释情遣疾者，可谓良工。"元代忽思慧所著的《饮膳正要》是我国第一部食疗、食养的专著。

从古至今，人们不断探索，寻求科学合理的饮食疗法，以获取健康长寿，饮食因素是养生中不可忽视的重要环节。传统食物疗法就是在中医理论指导下，选用食物或在食物中加入某些中药，进行保健或治疗的一种方法，其特点是以食为药，无病防病，预防养生，有病治病，促进康复。食疗的作用原理与药疗基本一致，均是通过食物或药物的作用达到扶正和祛邪的目的。二者的区别在于药疗的药性一般比较强，有的较刚烈，甚至还有一定的副作用；而食疗作用较为平和，副作用小，便于长期服用。在日常应用中，食疗的作用主要体现在三个方面：一是利用食物性味之所偏，达到调理人体阴阳、维持阴平阳秘的目的；二是针对体质虚弱者，选用血肉有情之品进行调养滋补，补益脏腑气血；三是对于一些邪实作祟的病证，选用具有相应治疗作用的食物，通过泻实祛邪以治疗疾病。

原国家卫生计生委 2016 年发布《中国居民膳食指南》(2016)，结合中华民族饮食习惯及不同地区食物可及性等多方面因素，参考其他国家制定膳食指南的科学依据和研究成果，提出符合我国居民营养健康状况和基本需求的膳食指导建议，主要内容如下。

推荐一：食物多样，谷类为主。平衡膳食模式是最大程度保障人体营养需要和健康的基础，食物多样是平衡膳食模式的基本原则。每天的膳食应包括谷薯类、蔬菜水果类、畜禽鱼蛋奶类、大豆坚果类等食物。建议平均每天摄入 12 种以上食物，每周 25 种以上。谷类为主是平衡膳食模式的重要特征，每天摄入谷薯类食物 250 ~ 400g，其中全谷物和杂豆类 50 ~ 150g，薯类 50 ~ 100g，膳食中碳水化合物提供的能量应占总能量的 50% 以上。

推荐二：吃动平衡，健康体重。体重是评价人体营养和健康状况的重要指标，吃和动是保持健康体重的关键。各个年龄段人群都应该坚持天天运动，维持能量平衡，保持健康体重，体重过低和过高均易增加疾病的发生风险。推荐每周应至少进行 5 天中等强度身体活动，累计 150 分钟以上；坚持日常身体活动，平均每天主动身体活动 6000 步；尽量减少久坐时间，每小时起来动一动，动则有益。

推荐三：多吃蔬果、奶类、大豆。蔬菜、水果、奶类和大豆及其制品是平衡膳食的重要组成部分，坚果是膳食的有益补充。蔬菜和水果是维生素、矿物质、膳食纤维和植物化学物的重要来源；奶类和大豆类富含钙、优质蛋白质和 B 族维生素，对降低慢性病的发病风险具有重要作用。提倡餐餐有蔬菜，推荐每天摄入 300 ~ 500g，深色蔬菜应占 1/2。天天吃水果，推荐每天摄入 200 ~ 350g 的新鲜水果，果汁不能代替鲜果。吃各种奶制品，摄入量相当于每天液态奶 300g。经常吃豆制品，每天相当于大豆 25g 以上，适量吃坚果。

推荐四：适量吃鱼、禽、蛋、瘦肉。鱼、禽、蛋和瘦肉可提供人体所需要的优质蛋白质、维生素 A、B 族维生素等，有些也含有较高的脂肪和胆固醇。动物性食物优选鱼和禽类，鱼和禽类脂肪含量相对较低，鱼类含有较多的不饱和脂肪酸；蛋类各种营养成分齐全；吃畜肉应选择瘦肉，瘦肉脂肪含量较低。过多食用烟熏和腌制肉类可增加肿瘤的发生风险，应当少吃。推荐每周吃鱼 280 ~ 525g，畜禽肉 280 ~ 525g，蛋类 280 ~ 350g，平均每天摄入鱼、禽、蛋和瘦肉总量 120 ~ 200g。

推荐五：少盐少油，控糖限酒。我国多数居民目前食盐、烹调油和脂肪摄入过多，这是高血压、肥胖和心脑血管疾病等慢性病发病率居高不下的重要因素。因此应当培养清淡饮食习惯，成人每天摄入食盐不超过 6g，每天烹调油 25～30g。过多摄入添加糖可增加龋齿和超重发生的风险，推荐每天摄入糖不超过 50g，最好控制在 25g 以下。水在生命活动中发挥着重要作用，应当足量饮水，建议成年人每天 7～8 杯（1500～1700mL），提倡饮用白开水和茶水，不喝或少喝含糖饮料。儿童、少年、孕妇、乳母不应饮酒；成人如饮酒，一天饮酒的酒精量男性不超过 25g，女性不超过 15g。

二、精神调养

精神情志是人生理活动的表现之一，它是在脏腑气血的基础上产生的。正常的精神情志活动对人体健康有正面的意义和帮助，良好的精神状态可以增进人体健康与益寿延年，而不良的精神刺激可致病。如《东医宝鉴》中说："欲治其疾，先治其心，必正其心，乃资于道。使病者尽去心中疑虑思想，一切妄念，一切不平，一切入我悔悟……顿然解释，则心地自然清净，疾病自然安痊，能如是则药未到口，病已忘矣。"吴师机《理瀹骈文》中载："情欲之感，非药能愈，七情之病，当以情治。"中医学历来重视心理因素在治疗中的重要作用，并创立和积累了许多心理治疗的科学方法。中医养生要注意形与神是生命活动整体不可分割的两个方面。如《黄帝内经》中说："形与神俱，而尽终其天年，度百岁乃去。"晋代嵇康在《养生论》中也说："形恃神以立，神须形以存。"意思是说懂得养生的人知道形体依赖精神而树立，精神依靠形体而存在，因此要修性以养神，安心以全身，"使形神相亲，表里俱济"。

中医养生尤其强调调神养生。所谓调神养生，即精神养生，就是在"天人相应"整体观念的指导下，通过对心神的怡养、情志的调摄等方法，增强人的心理健康，达到形神的高度统一，以延年益寿。调神养生通常在安静的环境中静心养神，调畅情志，做到与世无争、心境平和等，始终保持良好的心态。五脏皆藏精，精为神之舍，精气"生神、养神"，精气是神的物质基础，所以"积精聚气"才可会神。而神又能统精驭气，神安则精固气畅，神荡则精失气衰。神在于养，情在于节，调神是长寿之本。调神养生主要包括以下几个方面：

（一）安心养神

《黄帝内经》指出："恬淡虚无，真气从之，精神内守，病安从来？是以志闲而少欲，心安而不惧，形劳而不倦，气从以顺，各从其欲，皆得所愿。"强调善于养生者心情应清静安闲，如果没有杂念纷扰，则心神就能内守，否则就悍散而不能收，必致疾病。元代医家罗天益在《卫生保鉴·中风门》中也提到："心乱则百病生，心静则百病息。"我国先秦时期道家代表人物老聃有言："致虚极，守静笃。"认为人心原本清澈明净，但如追逐嗜欲，可使心智迷乱闭塞，以致"五色令人目盲，五音令人耳聋，五味令人口爽，驰骋畋猎令人心发狂，难得之货令人行妨"。总之，安心养神以恬淡虚无、少欲知足为准则，这就要求人们应以宽广的胸怀对待生活。

（二）四时调神

人的神志随四季节气而变，古人据此提出四时调神健身之法，即按照季节特点使精神情志做到：春季活泼，夏令畅达，秋天恬静，入冬则藏而不泄。循环往复，不断更替，以此方式调养精神，必能适应外界变化，保持精神情志稳定。《灵枢·本神》中说："故智者之养生也，必顺四时而适寒暑，和喜怒而安居处……"也告诉我们养生须懂得顺应四时气候的变化，并与之相适应，保持平和的心情，无忧无虑，安居乐业。吴崑《素问吴注》指出："言顺于四时之气，调摄精神，亦上医治未病也。"这就明确将顺应四时的变迁以调摄精神的方法，作为养生防病的一个重要内容。

（三）动形怡神

动形，包括散步、传统健身术、体育锻炼等内容。形体的运动与精神的怡养是养生的两个重要方面，两者结合可以相互为用。动形可促进气血流畅，促进脾胃运化，舒筋活络和协调脏腑功能活动，使人精神焕发、心旷神怡。此外，动形还有助于安眠，起到静神的作用。尤其是人到老年期后，脏腑气血虚衰，功能低下，易出现神倦乏力而喜坐好卧，睡眠不宁，反应迟钝而且性情不定，通过适当的动形活动来怡神、静神，就显得尤为重要。特别是许多传统的锻炼方法，如太极拳、太极剑、八段锦、气功，以及种花、钓鱼等活动，均能赏心悦目、怡情养性、陶冶情操、调神健身，达到形神共养、形与神俱的养生目的。

（四）以心治神

《灵枢·邪客》云："心者，五脏六腑之大主也，精神之所舍也。其脏坚固，邪弗能容也，容之则心伤，心伤则神去，神去则死矣。"心神通过把控身、息、心的动态反应，操作着其调节、控制的内容。俗话说："心病还需心药医，解铃还须系铃人"，讲的其实是心理学的问题。心病源于自己，用药物是治不了心病的。"以心治神"提醒人们随时调节情绪，切勿独思苦想或愤怒不平，否则会影响健康。

（五）节制情感

节制情感是调和情感、和畅性情，防止七情过极，达到心理平衡的精神调摄方法。情欲为人的情感和需要，七情六欲，人皆有之，如能适当克制可以养生。如果放纵，既可积久而引起体质偏颇，也可导致疾病。因此要加强修养，豁达开朗，节制情欲。《吕氏春秋》说："欲有情，情有节，圣人修节以止欲，故不过行其情也。"重视精神修养，首先要节制自己的感情才能维护心理的协调平衡。"遇事戒怒""宠辱不惊""忍一时之气，免百日之忧"，皆是忍怒宽容和节制感情的方法。

（六）移情易性

移情易性是改变人的情志的方法。移情，即排遣情思，改变情绪焦虑的指向性；易性，即改易心志，排除内心杂念和抑郁，改变其不良情绪或生活习惯，或使不良情绪适度宣泄，以恢复愉悦平和的心境。华岫云点评叶天士《临证指南医案》云："情志之郁，由于隐性曲意不伸……盖郁证全在病者能移情易性。"具体的排遣方法，如读书吟诗、琴棋书画及欣赏音乐、戏剧、歌舞等，可陶冶性情，振奋精神，调节心理。根据不同人的心理、环境和条件，可有针对性地采取措施，灵活运用，疏调情志，颐养神机。

三、体质调理

体质，有身体素质、形体质量、个体特质等多种含义。体，指身体、形体、个体；质，指素质、质量、性质。在中医体质学中，体质是指人体生命过程中，在先天禀赋和后天获得的基础上所形成的形态结构、生理功能和心理状态方面综合的、相对稳定的固有特质，是人类在生长发育过程中所形成的与自然、社会环境相适应的人体个性特征。表现为结构、功能、代谢及对外界刺激反应等方面的个体差异性，对某些病因和疾病的易感性，以及疾病传变转归中的某种倾向性。它具有个体差异性、群类趋同性、相对稳定性和动态可变性等特点。这种体质特点或隐或现地体现于健康和疾病过程之中。

体质的形成是先、后天因素长期共同作用的结果，它既是相对稳定的，又是动态可变的，这就使体质的调理成为可能。在生理情况下，针对各种体质及早采取相应措施，纠正或改善某些体质的偏颇，减少体质对疾病的易感性，可以预防疾病或延缓发病。张介宾在《景岳全书》中论节欲对体质可调性的影响颇有启迪，曰："色欲过度者，多成劳损。盖人自有生以后，惟赖后天精气以为立命之本，故精强神亦强，神强必多寿；精虚气亦虚，气虚必多夭。其有先天所禀原不甚厚者，但知自珍而培以后天，则无不获寿。设禀赋本薄，而且恣情纵欲，再伐后天，则必成虚损，此而伤生，咎将谁委？"

中医体质调理，是基于辨体论治的思路、方法及其成功经验，针对未病状态形成的一系列理念与手段，从而发挥中医药治未病的独特优势。因人制宜是中医治病的重要原则，在调理时，从处方、用药、施针、食疗、起居、运动等方面，都要考虑到体质状态。针对个体的体质特征，通过合理的精神调摄、饮食调养、起居调护、形体锻炼等措施，可达到改善体质状态的目的。

适宜的药食也是调整体质的重要方法，合理运用药食的四气五味、升降浮沉等性能，可以有效地纠正体质的偏颇。另外，调整和改善体质还应注意调整生活习惯，针对不同的体质类型，可以对其进行相应的生活指导，通过建立良好的行为方式和生活习惯，使体质在潜移默化中得到改善。

四、四季调养

人与自然界关系密切，而人作为自然界的一种生物，作为自然界的一个个体，那就必须与自然界相适应。自然界有自己的运行规律，在不断运动变化中，人为了适应自然运行规律，也形成了体内气血盛衰、阴阳消长的相应性变更，养生也应该顺应四季做出相应的调整。四季的气候变化是自然界顺应天道的客观规律，人体也应该如此，只有顺应四季的生长收藏的规律，才能增强内在的"气"与体外的"力"，进而实现机体内外环境的统一。

顺时养生是中医学养生理论和方法的重要原则。关于四季养生之法则，明代医家汪绮石制订"八防"，即"春防风，又防寒；夏防暑热，又防因暑取凉；长夏防湿；秋防燥；冬防寒，又防风"。按古代哲学"常无为而无不为"的思想，提倡恬淡虚无、精神内守、吐故纳新、静心而不躁、清心而求安的养生观念，常以此导引神气，以养形魄。春季而养脾气，夏季而养肺气，秋季而养肝气，冬季而养心气，四季而养肾气，五脏之气得养，方益于养生。据清代汪昂《勿药元诠》记载："调息之法，不拘时候，随便而坐，平直其身，纵任其体，不倚不曲，解衣缓带，务令调适，口中舌搅数遍，微微呵出浊气，鼻中微微纳之，或三五遍，或一二遍，有津咽下，叩齿数通，舌抵上腭，唇齿相着，两目垂帘，令胧胧然，渐次调息，不喘不粗……"此乃四季调摄之法则圭臬也，下面分别予以介绍。

（一）春季养生法则

从立春、雨水、惊蛰、春分、清明、谷雨至立夏前一日为春三月，不同于习惯上的正月、二月、三月。春季在四季之中居于首位，春归大地，万象更新，阳气升发，冰雪消融，蛰虫苏醒。《素问·四气调神大论》曰："春三月，此谓发陈。天地俱生，万物以荣。夜卧早起，广步于庭，被发缓形，以使志生，生而勿杀，予而勿夺，赏而勿罚。此春气之应，养生之道也。逆之则伤肝，夏为寒变，奉长者少。"告诉我们：春天的三个月，是草木发芽、枝叶舒展的季节。在这一季节里，天地一同焕发生机，万物因此欣欣向荣。人应当晚睡早起，多到室外散步；散步时解开头发，伸展身体，用以使情志宣发舒畅开来。天地使万物和人焕发生机的时候一定不要去扼杀，赋予万物和人焕发生机的权利一定不要去剥夺，激发万物和人焕发生机的行为一定不要去破坏。这是顺应春气、养护人体生机的法则。违背这一法则，就会伤害肝气，到了夏天还会因为身体虚寒而出现病变。之所以如此，是由于春天生机不旺，以致供给身体在夏天茂长时所需的正气缺少的缘故。春季养生应顺应春天阳气升发、提陈出新的特点，注意保护阳气，着眼于一个"生"字。

春属木，与肝相应。肝主疏泄，在志为怒，恶抑郁而喜条达，故春季在心态心理上应心胸开阔，乐观愉快，力戒暴怒，更忌情怀忧郁，要"生而勿杀，予而勿夺，赏而不罚"。历代养生家一致认为，在春光明媚、风和日丽、鸟语花香之时，应该踏青问柳，登山赏花，临溪戏水，行歌舞风，陶冶性情，使自己的精神情志与春季的大自然相适应，充满勃勃生气，以利春阳生发之机。

春季风虽暖，却有春寒，所以春三月须避春寒。宋代苏轼《癸丑春分后雪》诗句中"从今造物尤难料，更暖须留御腊衣"形象描述了倒春寒后的感慨。俗话说"春捂秋冻，不生杂病""二月休把棉衣撇，三月还有梨花雪"，都说明了人体适应自然气候之必要性。

故春和日暖之时，应防春寒酿患；寒温交织之时，宜善激发生机。春乃阳气上升、发育万物之节气，养生之道在于吸收春阳和暖之气，以助生发，顺和春之阳气，活动身体，舒展筋骨以应春发，适当多增加步行活动，舒展四肢以活筋脉，切不可经常萎靡不振地久坐、枯坐；可经常以站立位，挺胸收腹，目视正前方，以鼻徐徐吸气，以口缓缓呼气。居室宜渐开放，使空气流通，但夜间仍须防避风寒。春为一阳初动之期，阳气尚弱，天气渐暖，衣服宜渐减，不可顿减而使人受寒。着装宜"下厚上薄"，《备急千金要方》认为这样穿着既养阳又收阴。《老老恒言》亦云："春冻未泮，下体宁过于暖，上体无妨略减，所以养阳之生气。"春天要注意保暖御寒，随时增减衣物，以适应春天气候变化规律。

春回大地，人体的阳气与天地万物一样开始生发，起居方面也应顺应阳气初生的特点，夜卧早起，多进行活动，唤醒闭藏了一冬的身体机能。活动时，服装、发型、衣着打扮应以不约束形体为标准，穿着宽松的衣物，放松扎紧的头发，舒展形体，在庭院或大自然中信步慢行，调动人体气血运行。身体放松舒缓的状态有助于阳气升发，不仅有利于身体的生长与健康，也有利于心理情绪、精神意识方面的发展。春季里人体常感觉困倦疲乏，即日常所说的"春困"，这是因为阳气开始趋向于表，皮肤腠理逐渐舒展，肌表气血供应增多，供给大脑的血液相对减少所致。然而，睡懒觉不利于阳气生发，因此应当克服情志上倦懒思眠的状态，调动身体机能，以助生阳之气升发。

春季阳气初生，饮食为"少酸宜食甘"，因春为肝木，主酸，酸味具有收敛之性，不利于春季阳气的生发和肝气的疏泄。肝气疏泄不畅，木郁太过则易克伐脾土，从而影响脾胃的消化功能。春季当减食酸味，宜食甘味而养脾土。春时木旺，与肝相应，肝木不及固当用补，然肝木太过则克脾土，故《金匮要略》有"春不食肝"之说。冬去春临，因在寒冬季节人多食厚腻、热性食物，多厚衣取暖，易积燥热于身心，春发之季便多发宿疾、陈病，春阳之时便多显倦怠困乏，故春季宜食凉性食物，以化解壅滞于脏腑之热结、痰涎，此乃强健身体之法。

（二）夏季养生法则

从立夏、小满、芒种、夏至、小暑、大暑至立秋前一日为夏三月。夏季烈日炎炎，雨水充沛，万物竞长，日新月异，阳极阴生，万物成实。《素问·四气调神大论》曰："夏三月，此谓蕃秀。天地气交，万物华实。夜卧早起，无厌于日，使志无怒，使华英成秀，使气得泄，若所爱在外。此夏气之应，养长之道也。逆之则伤心，秋为痎疟，奉收者少，冬至重病。"告诉我们：夏天的三个月，是万物繁盛壮美的季节。在这一季节里，天地之气已经完全交会，万物开始开花结实。人应当晚睡早起，不要对天长炎热感到厌倦，要使情绪平和不躁，使气色焕发光彩，使体内的阳气自然得到宣散，就像把愉快的心情表现在外一样。这是顺应夏气、保护身体机能旺盛滋长的法则。违背了这一法则，就会伤害心气，到了秋天容易发生疟疾。究其原因，则是由于身体在夏天未能得到充分长养，以致供给秋天的收敛之力少而不足的缘故。到了冬天，还会再导致别的疾病发生。夏季是天地之气相交最为旺盛的季节，草木生长最为茂盛，夏季养生应顺应阳盛于外的特点，注意养护阳气，着眼于一个"长"字。

夏属火，与心相应，在赤日炎炎的夏季，要重视心神的调养。夏季自然界的阳气在长，人体阳气亦然，发怒容易使阳气过度亢盛，气血上冲，因此应当保持心情平静，胸怀宽阔，神清气和。精神面貌应充沛饱满，对外界事物要有浓厚兴趣，培养乐观外向的性格，以利于气机的通泄和阳气的旺盛。切忌懈怠厌倦，恼怒忧郁，以免阻碍气机。嵇康《养生论》认为，夏季炎热时"更宜调息静心，常如冰雪在心，炎热亦于吾心少减，不可以热为热，更生热矣。"这与民间常说"心静自然凉"的夏季养生寓意相通。

夏季天虽热，却生湿。所以，夏三月须防范湿热，避免阴气侵袭机体而生疮疡。夏天乃阳气长、万物茂盛之季节，养生之道宜吸收夏华实之气，以利生机。夏天是人的精神全部展露的时候，此时心脏功能强，肾脏功能弱，体内津液化为水分，无论老幼，均宜饮食暖物，独宿而调养。

夏天起居上还应注意预防中暑。"暑易伤气"，炎热可使汗泄太过，令人头昏、胸闷、心悸、口渴、恶心甚至昏迷。所以，安排劳动或体育锻炼时，要避开烈日炽热之时，并注意补充水分、加强防护。午饭后宜安排午睡，一则避炎热之势，二则消除疲劳，但不可在午饭之后立即入睡，恐饭食停滞，多成疾病。应注意保持空气流通新鲜，定时开窗换气，清扫空调；室内外温差不宜过大，以不超过5℃为宜，夜间睡眠最好不用空调；从空调环境中外出，应先在阴凉地方活动片刻，让身体逐渐适应，从户外进入空调环境后勿使冷风直吹；若长期在空调室内者，应避免处于风口，注意衣着保暖，尽量到户外活动，多喝温开水，加速体内新陈代谢。

夏三月，凡人在劳动或饮食汤水时，均易出汗，这时应顺其自然让其透出，不可立即脱去衣服，或用冷湿之布擦拭，也不可用扇取凉，更不可用冷水洗手洗身，否则易令人得虚热阴黄之疾。夏日天热多汗，衣衫要勤洗勤换，久穿湿衣或穿刚晒过的衣服都会使人得病。提倡每天洗一次温水澡，不仅能洗掉汗水、污垢，使皮肤清爽，避免微生物滋生，消暑防病，而且能利用冲洗时的水压及机械按摩作用锻炼身体、解除疲劳、改善睡眠、增强抵抗力。没有条件洗温水澡时，可用温水毛巾擦身代替。忌用冷水洗澡，尤其是大汗后，以免受到风寒湿邪侵袭。夜卧睡眠不能当风吹扇，否则风入毛孔最易成病。夏季衣服单薄，夜间睡着最易被褥脱离身体，要常常保持腹部不能脱被，不然易患腹痛泻痢诸症。

夏日炎热，腠理开泄，易受风寒湿邪侵袭。纳凉可在树荫下、水亭中、凉台上，不要在房檐下、过道里，且应远离门窗之缝隙，以防贼风侵犯而得阴暑。凡漆桌漆凳，赤体单衣切不可坐卧，以防毛孔闭塞，血气凝滞，为害不小。睡眠时不宜长时间电扇送风，不宜夜晚在室外露宿，不宜袒胸露腹，不宜睡在地上和有穿堂风处，不宜室内外温差过大。由此可避免湿气透入人体筋脉以后，在上则面目黄肿；在下则大腿关节、膝关节肿痛；深入内脏则胀满泄泻；滞留肌肉皮肤则头重身疼。体内尢热不能排出易生痈疽疔疮，体内凉湿不能排出则易成寒性痰涎，或患各类风湿性关节炎，应注意避免。

春去夏来，暖春季节阳气上升而温暖，进入酷夏则阳气炽盛，人常带暑热汗湿、闷烦之劳而度日生息。夏季人体气血趋向体表，供应消化道的血液相应减少，常使人感觉食欲不佳，消化功能减弱。若感暑湿更伤脾胃，容易出现胸闷纳呆、神疲乏力、精神萎靡、大便稀溏等症状，故夏月饮食难以调理。盛暑，人喜冷凉之饮，偏于杂食。但长夏潜伏阴气，饮膳则宜少食生冷，以防入秋多患腹泻痢疾。因此，夏季不宜贪冰凉、生冷，以免湿热瘀滞于经脉，生冷热炙蕴结于脏腑，以致诱发秋痢。膳食宜素淡以健脾胃，节食酸味以通利运化，少食滋腻以防湿热，可适当多食味苦之物以清热解暑，同时助心气而制肺气，此乃应季节进食而健身益体之法。另夏季暑热出汗较多，可适当食用冷饮补充水分，帮助体内散发热量。但冰镇饮料、雪糕、冷面、生冷瓜果等冷饮冷食不宜多吃，过食会伤及脾胃，令人吐泻。西瓜、绿豆汤、乌梅小豆汤等解渴消暑之佳品，也不宜冰镇。老人、儿童及体质较弱者，对冷热刺激反应较大，更不可贪凉。

（三）秋季养生法则

从立秋、处暑、白露、秋分、寒露、霜降至立冬前一日为秋三月。《素问·四气调神大论》曰："秋三月，此谓容平。天气以急，地气以明。早卧早起，与鸡俱兴。使志安宁，以缓秋刑，收敛神气，使秋气平，无外其志，使肺气清。此秋气之应，养收之道也。逆之则伤肺，冬为飧泄，奉藏者少。"秋天的三个月，是万物果实饱满、已经成熟的季节。在这一季节里，天气清肃，其风劲急，草木凋零，大地明净。人应当早睡早起，与鸡作息同时。使情志安定平静，用以缓冲深秋的肃杀之气对人的影响。收敛此前向外宣散的神气，以使人体能适应秋气并达到相互平衡。不要让情志向外越泄，用以使肺气保持清肃。这是顺应秋气、养护人体、收敛机能的法则。违背了这一法则，就会伤害肺气，到了冬天容易发生完谷不化的飧泄。究其原因，是由于身体的收敛机能在秋天未能得到应有的养护，以致供给冬天的闭藏之力少而不足的缘故。秋天气候由热转寒，万物成熟收获，阳气渐收，阴气渐长，是由阳盛转变为阴盛的关键时期，人体阴阳的代谢也进入了阳消阴长的过渡。因此，秋季养生诸法皆体现

药食同源与治未病

一个"收"字。

秋内应于肺。肺在志为忧，悲忧易伤肺。肺气虚，则机体对不良刺激耐受性下降，易生悲忧情绪。秋高气爽，秋天是宜人的季节，但气候渐转干燥，日照减少，气温渐降，草枯叶落，花木凋零，常在一些人心中引起凄凉、垂暮之感，产生忧郁、烦躁等情绪变化。因此，《素问·四气调神大论》提出如何缓解秋季肃杀之气，防止悲忧情绪的产生，即"使志安宁，以缓秋刑，收敛神气，使秋气平……养收之道也"。在心理调节上首先要培养乐观情绪，保持神志安宁，以避肃杀之气；收敛神气，以顺应秋天容平之气。意志不要过分活跃，逐渐收敛，以顺应秋季的养收之道，保护人体的正气，尤其使肺气清肃而不上逆。我国民间有重阳节（阴历九月九日）登高赏景的习俗，也是养收之一法。登高远眺可使人心旷神怡，一切忧郁、惆怅等不良情绪顿然消散，是调解精神的良剂。

秋季天高气爽，气候宜人，是开展各种运动锻炼的好时期，可根据个人具体情况选择太极拳、八段锦或其他传统养生功法，保养秋收之气，为冬季的到来做好准备。

秋季温度逐渐降低，白昼时间逐渐缩短，黑夜时间逐渐增长。自然界的阳气由疏泄趋向收敛，起居作息要相应调整。《素问·四气调神大论》说："秋三月……早卧早起，与鸡俱兴……"早卧是为了顺应阳气之收，早起可使肺气得以舒展，且防收之太过。初秋暑热未尽，凉风时至，天气变化无常，须多备几件秋装，做到酌情增减。"秋冻"是一种有益的养生方法，指进入秋天以后要逐渐添加衣物，不可一次着衣太多，否则易削弱机体对气候转冷的适应能力，容易受凉感冒。在日常睡眠、活动锻炼之时也要贯穿"秋冻"思想，以增强机体抵抗能力。"秋冻"要根据个体情况和气温状况适度而为，不要因为一味遵循"秋冻"招致寒邪入侵，适得其反。深秋时节风大转凉，应及时增加衣服，体弱的老人和儿童尤应注意。

秋季雨水较少，空气湿度下降，燥邪当道。秋燥易伤津液，首犯肺部，故饮食应以滋阴清润为佳，忌食辛辣香燥食物。因秋为肺金，味主辛，饮食五味入肺则须润养其金，化生津液以利气机之输布。肺金克肝木，辛盛则伤木，又因秋天天气不断敛肃，空气中缺乏水分的濡润，以致出现秋凉而劲急干燥的气候。其特点有二：其一，燥邪干涩，易伤津液。燥邪为清肃之气，其性干涩，故致病最易耗伤人体的津液，造成阴津亏损的病变。其二，燥易伤肺。肺喜清肃濡润，既不耐于湿，更不耐于燥，湿则停饮，燥则津伤。《饮食正要》说："秋气燥，宜食麻以润其燥，禁寒饮"；《仙神隐书》主张入秋宜食生地粥，以滋阴润燥。夏去秋来，因盛暑人多贪凉并杂食，至冷热相搏，病邪伏内。入秋之后，如饮食调理不善，夏令时节积于身内之湿热常可发于诱因，致使疟、痢疾发于秋。因而，秋令时节应平顺秋气，滋养肺阴，宜和秋燥消疟止痢，乃食方之宜，此为强身养生之法。

（四）冬季养生法则

从立冬、小雪、大雪、小寒、大寒至立春前一日为冬三月。《素问·四气调神大论》曰："冬三月，此谓闭藏。水冰地坼，无扰乎阳。早卧晚起，必待日光。使志若伏若匿，若有私意，若已有得，去寒就温，无泄皮肤，使气亟夺，此冬气之应，养藏之道也。逆之则伤肾，春为痿厥。奉生者少。"告诉我们：冬天的三个月，是万物生机闭藏的季节。在这一季节里，水面结冰，大地冻裂，所以人不要扰动阳气，要早睡晚起，一定要等到日光出现再起床；使情志像军队埋伏、像鱼鸟深藏，就像人有隐私、心有所获一样；还要远离严寒之地，靠近温暖之所，不要让肌肤腠理开启出汗而使阳气大量丧失。这是顺应冬气、养护人体闭藏机能的法则。违背这一法则，就会伤害肾气，到了春天还会导致四肢痿弱逆冷的病症。究其原因，是由于身体的闭藏机能在冬天未能得到应有的养护，以致供给春天时焕发生机的能量少而不足的缘故。《备急千金要方·道林养性》也说："冬时天地气闭，血气伏藏，人不可作劳汗出，发泄阳气，有损于人也。"在寒冷的冬季里，不应当扰动阳气，破坏阴成形大于阳化气的生理规律。早睡晚起，日出而作，可保证充足的睡眠时间，以利阳气的潜藏，阴精的积蓄。实践证明，人体的许多疾病都与季节和天气变化有关。

冬季严寒凝野，朔风凛冽，阳气潜藏，阴气盛极，草木凋零，蛰虫伏藏，自然界的动植物采取冬眠状态养精蓄锐，为来春生机勃发做好准备。人体的阴阳消长代谢也处于相对缓慢的水平，阴盛于外，阳藏于内，成形胜于化气。因此，冬季养生之道应注意顾护阳气，着眼于一个"藏"字。

为了保证冬令阳气伏藏的正常生理不受干扰，首先要求精神安静。

《素问·四气调神大论》中说"冬三月，此为闭藏。水冰地坼，无扰乎阳……使志若伏若匿，若有私意，若已有得"，首先做到精神安静，控制自己的情志活动，才能保证冬令阳气伏藏的正常生理不受干扰。做到如同对待他人隐私那样秘而不宣，如同获得了珍宝那样感到满足。这样便可做到"无扰乎阳"，养精蓄锐，有利于来春的阳气萌生，也利于预防春温之病。

冬日虽寒，仍要持之以恒进行锻炼，但要避免在大风、大寒、大雪、雾露中锻炼。还须指出，在冬天早晨，由于冷高压的影响，往往会发生逆温现象，即上层气温高，而地表气温低，大气停止上下对流活动，工厂、家庭炉灶等排出的废气不能向大气层扩散，使得户外空气相当污浊，能见度大大降低。有逆温现象的早晨，在室外进行锻炼不如室内为佳。锻炼前做好准备活动，锻炼前后注意衣物的适当增减，不要穿湿衣服，预防感冒。室外运动时，还应做好防护，谨防冻伤。

关于冬季起居作息，《备急千金要方·道林养性》载："冬时天地气闭，血气伏藏，人不可作劳汗出，发泄阳气，有损于人也。"中医养生学主张在寒冷的冬季里，应当遵循闭藏的原则调摄起居。早晚起居要顺应自然界昼短夜长的变化规律，早睡晚起，以保证充足的睡眠时间，利于阳气潜藏，阴精积蓄。衣着过少过薄，室温过低，则既耗阳气，又易感冒。反之，衣着过多过厚，室温过高，则腠理开泄，阳气不得潜藏，寒邪亦易于入侵。《素问·金匮真言论》说："夫精者身之本也，故藏于精者，春不病温。"说明冬季节制房事，养藏保精，对于预防春季温病具有重要意义。

冬季饮食对正常人来说，应当遵循"秋冬养阴""无扰乎阳"的原则，既不宜生冷，也不宜燥热，最宜食用滋阴潜阳、热量较高的膳食。冬季是进补的最佳时节，此时脾胃机能旺盛，是营养物质积蓄的最佳时机，正合冬藏之意。隆冬时节可食用温热之物以抵御外界寒邪，选用血肉有情之品以滋阴潜阳。冬季还应注意摄取新鲜蔬菜、水果，达到营养均衡，使阴阳调和。在饮食五味方面，《素问·藏气法时论》说："肾主冬……肾欲坚，急食苦以坚之，用苦补之，咸泻之。"宜适当减咸增苦，因为冬季阳气衰微，腠理闭塞，很少出汗，减少食盐摄入量可以减轻肾脏的负担，增加苦味可以坚肾养心。

五、起居调摄

起居调摄主要指对日常生活中衣食住行、站立坐卧、苦乐劳逸等各方面进行科学安排及采取一系列养生措施，从而达到强身祛病、延年益寿的目的，主要包括起居有常、安卧有方、谨防劳伤及居处与衣着宜忌等方面内容。中医学将"天人相应"的整体观及"治未病"思想合理地融入起居调摄的诸多方面，逐渐形成一套较完善的理论体系，并在人们生活实践中发挥了重要的指导作用。

（一）起居有常

起居有常主要是指起卧作息和日常生活的各方面有一定的规律并合乎自然界和人体的生理常度。它要求人们起居作息、日常生活要有规律，这是强身健体、延年益寿的重要原则。人类生活在大自然中，与外界环境的变化息息相关，起居作息要顺应自然变化而进行适当调节。《素问·上古天真论》说："饮食有节，起居有常，不妄作劳，故能形与神俱，而尽终其天年，度百岁乃去。"可见自古以来我国人民就非常重视起居有常对人体的保健作用。《素问·生气通天论》说："起居如惊，神气乃浮"，清代名医张隐庵说："起居有常，养其神也，不妄作劳，养其精也。夫神气去，形独居，人乃死。能调养其神气，故能与形俱存，而尽终其天年。"这说明起居有常是调养神气的重要法则。神气在人体中具有重要作用，它是对人体生命活动的总概括。人们若能起居有常，合理作息，就能保养神气，使人体精力充沛，生命力旺盛，面色红润光泽，目光炯炯，神采奕奕。反之，若起居无常，不能合乎自然规律和人体常度来安排作息，天长日久则神气衰败，就会出现精神萎靡，生命力衰退，面色不华，目光呆滞无神。

古代养生家认为，起居作息有规律及保持良好的生活习惯，能提高人体对自然环境的适应能力，从而避免发生疾病，达到延缓衰老、健康长寿的目的。《黄帝内经》告诫人们，如果"起居无节"，将"半百而衰也"。就是说，在日常生活中，若起居作息毫无规律，恣意妄行，逆于生乐，以酒为浆，以妄为常，就会引起早衰以致损伤寿命。葛洪在《抱朴子·极言》中指出："定息失时，伤也"。生活规律破坏，起居失调，则精神紊乱，脏腑功能损坏，身体各组织器官都可产生疾病。特别是年老体弱者，生活作息失常对身体的损害更为明显。人生活在自然界中，与之息息相关。因此，人们的起卧休息只有与自然界阴阳消长的变化规律相适应，才能有益于健康。例如，平旦之时阳气从阴始生，到日中之时则阳气最盛，黄昏时分则阳气渐虚而阴气渐长，深夜之时则阴气最为隆盛。人们应在白昼阳气隆盛之时从事日常活动，而到夜晚阳气衰微的时候，就要安卧休息，也就是古人所说的"日出而作，日入而息"，这样可以起到保持阴阳运动平衡协调的作用。又如，一年之中四时的阴阳消长对人体的影响尤为明显，因此孙思邈说："善摄生者，卧起有四时之早晚，兴居有至和之常制。"即根据季节变化和个人的具体情况制定符合生理需要的作息制度，并养成按时作息的习惯，使人体的生理功能保持在稳定平衡的良好状态中，这就是起居有常的真谛所在。

（二）安卧有方

睡眠是人的一种生理需要，人在睡眠状态下，身体各组织器官大多处于休整状态，气血主要灌注于心、肝、脾、肺、肾五脏，使其得到补充和修复。安卧有方就可以保证人的高质量睡眠，从而消除疲劳，恢复精力，有利于人体健康长寿。若要安卧有方，第一必须保证足够的睡眠时间。一般说来，中老年人每天睡眠时间以 8 ～ 10 小时为宜。二是要注意卧床宜软硬适宜。过硬，全身肌肉不能松弛得以休息；过软，脊柱周围韧带和椎间关节负荷过重，容易引起腰痛。三是使用枕头一般离床面 5 ～ 9cm 为宜。过低，可使头部血管过分充血，醒后容易出现头胀面浮；过高，可使脑部血流不畅，易造成脑血栓而引起缺血性中风。四是要有正确的睡眠姿势。一般都主张向右侧卧，微屈双腿，全身自然放松，一手屈肘放于身前，一手自然放在大腿上。这样，心脏位置较高，有利于心脏排血，并减轻负担；肝脏位于右侧较低，可获得较多供血，有利于促进新陈代谢。在长寿者调查中，许多长寿老人都自述以右侧弓形卧位最多，古谚也说："站如松，坐如钟，卧如弓。""屈股侧卧益人气力。"五是要养成良好的饮食和卫生习惯。晚饭不宜吃得过饱，也不宜吃刺激性和兴奋性食物，中医认为"胃不和则卧不安"；睡前宜梳头，宜用热水浴足。

（三）劳逸适度

劳和逸之间具有一种相互对立、相互协调的辩证统一关系，二者都是人体的生理需要。人们在生活中必须有劳有逸，既不能过劳，也不能过逸。劳逸适度，不妄劳作，是起居保健中的一条重要原则。正如孙思邈《备急千金要方·道林养性》所说："养生之道，常欲小劳，但莫疲及强所不能堪耳。"古人主张劳逸"中和"，有常有节。长期以来的实践证明，劳逸适度对人体养生保健起着重要作用。

在生命过程中，没有绝对的"静"或绝对的"动"，只有动静结合，劳逸适度，才能对人体保健起到真正作用。适当劳作有益于人体健康，经常合理地从事一些体力劳动有利于活动筋骨，通畅气血，强健体魄，增强体质，而且能锻炼意志，增强毅力，从而保持生命的活力。适当休息也是生理的需要，它是消除疲劳、恢复体力和精力、调节身心必不可缺的方法。

疲劳包括体力上的形劳和精神上的心劳（精神刺激）两种形式，中医学认为过度疲劳会损伤精、气、神、形，导致正气虚衰减寿而多病。如《庄子·刻意》说："形劳而不休则弊，精用而不已则劳，劳则竭。"劳役过度、精竭形弊是导致内伤虚损的重要原因。《素问·宣明五气》说："五劳所伤，久视伤血，久卧伤气，久坐伤肉，久立伤骨，久行伤筋。"过度劳倦与内伤密切相关。李东垣在《脾胃论》中提出：劳役过度可致脾胃内伤，百病由生。叶天士医案也记载，过度劳形奔走，驰骑习武，可致百脉震动，劳伤失血，或血络瘀痹，诸疾丛集。人到老年，气血渐衰，尤当注意劳逸适度，慎防劳伤。现代医学研究也发现，过度疲劳可导致人体处于应激状态，机体免疫功能下降，抗病能力低下，易诱发多种疾病。

若过度安逸，如长期不活动、懒散不用脑、睡眠过多等，会使人体气血壅滞，体内代谢废物堆积，出现心理压抑感，致使发生肥胖和各种疾病，导致衰老过程加速，同样会对人体健康产生危害。《吕氏春秋》云："出则以车，入则以辇，务以自佚，命之曰招蹶之机……富贵之所以致也。"佚者，逸也，过于安逸是富贵人得病之由。清代医家陆九芝说："自逸病之不讲，而世只知有劳病，不知有逸病，然而逸之为病，正不少也。逸乃逸豫，安逸之所生病，与劳相反。"《黄帝内经》中所提到的"久卧伤气""久坐伤肉"，即指过度安逸而言。明代医家张景岳说："久卧则阳气不伸，故伤气；久坐则血脉滞于四体，故伤肉。"缺乏劳动和体育锻炼的人，易引起气机不畅，升降出入失常。贪图安逸过度，不进行适当的活动，气机的升降出入就会呆滞不畅，气机失常可影响到五脏六腑、表里内外、四肢九窍而发生种种病理变化。可见，贪逸不劳也会损害人体健康，甚至危及生命。

正确处理劳逸之间的关系，对于养生保健起着重要作用。劳与逸的形式多种多样，并且劳与逸的概念又具有相对性，应当根据个人的具体情况合理安排。

（四）居处适宜

人离不开自然界，中医很早就提出了人与自然相生相应的"天人相应"学说。《黄帝内经》在总结环境对人体健康与长寿的影响时指出："高者其气寿，低者其气夭"，说明住处地势高的人多长寿，而住处地势低的人多早夭。不同地区的不同水土对食物成分和人体带来不同的影响，不同的气象条件也对人体健康产生不同的影响。因此，古人很早就非常重视居处的选择，指出在选择居处时要"相其阴阳，观其源泉"。此外，居室的采光、通风、声响和居室内外的环境美化和净化，与人的健康和长寿也密切相关。因此，《西山群仙会真记》提出："不近秽处，防秽气触真气"。《备急千金要方·道林养性》曰："居处不得绮靡华丽，令人贪婪无厌，乃患害之源。"《天隐子养生书·安处》告诉我们："何谓安处？曰：非华堂邃宇，重裀广榻之谓也。在乎南向而坐，东首而寝，阴阳适中，明暗相半……居室四边皆窗户，遇风即阖，风息即闿。"古代养生家对居室养生提倡俭朴幽静，并对朝向、亮度、通风等条件有明确要求，这也是我国古人多方面综合养生防病的一大特色。

（五）衣着顺时适体

衣着服饰对人体健康的影响，主要是与衣服的宽紧、厚薄、质地、色泽等密切相关。古今养生学家认为，服装宜宽不宜紧，并具体提出"春穿纱，夏着绸，秋天穿呢绒，冬装是棉毛"的要求。舒适是人类本能的需要，从卫生学角度看，穿衣就是为了起舒适、保健的作用。《老老恒言·衣》曰："惟长短宽窄，期于适体"。衣着款式合体才会既增添美感，又使人感觉舒适，从而起到养生保健的效果。

服饰被称为人体第二肌肤，可调节体温，避免外界温度对机体产生有害影响，衣服厚薄应根据气候变化随时进行调节。在中医养生理论中，有"春捂秋冻"之说，春季阴寒未尽，阳气渐生，气候多变，为防春寒致病，应穿得暖一些，以助阳气生长。正如《摄生消息论》所说："春季天气寒暄不一"，故"不可顿去棉衣"，尤其是"老人气弱体怯，风冷易伤腠理，时备夹衣，遇暖易之，一重渐减一重，不可暴去。"夏季服饰的选择，主要目的和需求是散热性能好且吸水能力强，宜选用丝、麻和棉织品的衣料，款式宜宽不宜紧，格调应简洁明快。尽管夏季气候炎热，阳热炽盛，仍需适当穿着衣服，才能固护正气。秋季气候渐凉，但不宜骤增衣服，要注意增强机体的耐寒能力。冬季服饰的选择，主要目的和需求是防寒保暖，应考虑衣料的质地和保暖性，冬季衣服要随寒冷而渐增，不能一步到位地穿着过厚。

此外，穿衣不宜过暖过寒，否则机体缺乏对环境的适应能力，从而减弱身体抵御外邪的能力。小儿和青壮年衣着应比中老年人偏少，要"身带三分寒"；老年人阳气偏虚，肌肤骨肉疏薄，衣着宜偏暖，要"慎于脱着，避风寒暑湿之侵，小心调摄"。

（杨波）

药食同源与治未病

第五节　治未病与"大健康"

进入 21 世纪后，随着医学模式的转变及医学发展趋势由"以治病为目标，对高科技的无限追求"转向"预防疾病与损伤，维持和提高健康"，给治未病这一古老命题带来了前所未有的发展机遇。我国政府深刻认识到中医治未病思想对预防保健工作的重要意义和实践价值，提出在全社会实施治未病健康工程。

"治未病"高峰论坛的举办标志着中医治未病健康工程正式在全国全面开展实施。为此，国家中医药管理局在 2008 年 8 月出台了《"治未病"健康工程实施方案（2008—2010）》。通过实施方案，初步形成中医特色明显、技术适宜、形式多样、服务规范的治未病预防保健服务体系框架，中医特色预防保健服务的能力和水平明显提高，基本满足人民群众日益增长的多层次、多样化的预防保健服务需求。

治未病健康工程启动的这十余年间国家出台了一系列的相关文件。2009 年国家中医药管理局印发了《中医预防保健服务提供平台建设基本规范（试行）》和《关于积极发展中医预防保健服务的实施意见》。2013 年国家中医药管理局印发《中医预防保健（治未病）服务科技创新纲要（2013—2020 年）》，国务院发布了《关于加快发展养老服务业的若干意见》和《关于促进健康服务业发展的若干意见》，提出要全面发展中医药的医疗保健服务，进一步推动了中医治未病的发展与服务能力的提高。2016 年 2 月发布的《中医药发展战略规划纲要（2016—2030 年）》提出："到 2030 年，中医药治理体系和治理能力现代化水平显著提升，中医药服务领域实现全覆盖，中医药健康服务能力显著增强，在治未病中的主导作用、在重大疾病治疗中的协同作用、在疾病康复中的核心作用得到充分发挥。" 2018 年 8 月国家中医药管理局科技部印发《关于加强中医药健康服务科技创新的指导意见》，提出要推进中医治未病科技创新，构建治未病技术体系，围绕健康状态中医辨识评估、疾病风险预测预警、健康干预等治未病核心环节的关键技术，借鉴现代医学、生命科学与信息科学技术成果，开展中医药健康状态干预、养生保健的示范应用和科学评价研究，形成中医健康状态辨识与评估技术方法、中医疾病风险预警技术及中医药健康干预技术方法，提升中医治未病服务能力。

中共中央政治局于 2016 年 8 月召开会议，审议通过 "健康中国 2030" 规划纲要（以下简称纲要）。纲要指出，当前由于工业化、城镇化、人口老龄化，疾病谱、生态环境、生活方式不断变化，我国面临多重疾病威胁并存、多种健康影响因素交织的复杂局面，如果这些问题不能得到有效解决，必然会严重影响人民健康，制约经济发展，影响社会和谐稳定。在纲要第九章 "充分发挥中医药独特优势" 中，全面分析了中医药在预防保健 "治未病" 方面的优势。治未病是中医预防医学的高度概括，包括未病先防、既病防变和愈后防复三个层面。因此，实施中医治未病健康工程，大力发展全民健康教育，改善当前居民健康状况，是促进社会和谐稳定的重要抓手，对于加快实施健康中国战略有着重要意义。纲要的发布，标志着我国正式实施大健康战略，这给治未病健康工程带来难得的发展机遇。纲要提出 "实施中医治未病健康工程，加强中医医院治未病科室建设，为群众提供中医健康咨询评估、干预调理、随访管理等治未病服务，探索融健康文化、健康管理、健康保险于一体的中医健康保障模式。"

十九大报告和《"健康中国2030"规划纲要》都倡导健康中国建设要以提高人民健康水平为核心，加快转变健康领域发展方式，全方位、全周期维护和保障人民健康，这实质上是在提倡一种新型的健康理念——大健康。"大健康"是对"健康"概念的拓展与升华，与传统的"身体无病即健康"的认识不同，"大健康"追求包含身体、精神、心理、生理、社会、环境等方面的全面健康。它是根据时代发展、社会需求和疾病谱的变化而提出的一种全局理念，围绕人的生老病死，关注各类影响健康的危险因素，提倡自我健康管理和健康环境管理，从而降低疾病风险，促进人民健康水平的提升。从"健康中国"关注的领域来看，大健康的核心内涵是：覆盖全人群的全生命周期健康，即包括生命孕育期（母婴期）、儿童少年期、成年期、老年期和临终关怀在内的"从负一岁到终老"的全过程健康；覆盖全人群的全方位健康，即身体健康、心理健康、社会适应健康、生活方式健康、人居环境健康等。

十九大报告提出"预防为主、防治结合"，是基于对健康领域发展规律的认识深化而提出来的健康指导方针。"预防为主"的理念与我国中医"治未病"理念有异曲同工之妙，最早可以追溯到先秦时期。《素问·四气调神大论》首次出现"治未病"之说，"是故圣人不治已病治未病，不治已乱治未乱"。"治未病"思想是中医学具有代表性的学术思想，是中医预防医学的精髓与核心。经过历代医家的不断探究、运用和发展，中医"治未病"思想学术内涵日益充实完善，逐步形成了具有深刻内涵的理论体系，对中医学的发展起到了巨大的历史性推动作用。其关于预防、保健、治疗、康复为一体的综合防治理念、方法和手段与现代医学的三级预防思想有着异曲同工之处，对保障人民群众的健康权益具有重大的现实意义。新时代背景下，随着生活方式的多样化，人类活动的深度、广度增加，影响人群健康的风险因素也随之增加，以心脑血管病、癌症、糖尿病和慢性呼吸系统疾病等为代表的慢性病已经成为威胁我国公众健康的主要公共卫生问题，"治疗为主"的医疗卫生理念已经不能适应新时代人民的健康需求和社会发展需求，"预防为主、防治结合"的指导方针有了更深刻、更丰富的现实意义。至于治未病思想在许多急重病传变未病态中的作用，则更是显而易见的。运用这一理论，可以及时采取有力的措施截断病邪的传变，最大限度地挽救病人的生命。这点应得益于治未病思想本身所具有的科学辩证观超前性的指导作用。在"新型冠状病毒肺炎（CO-VID-19）"这一重大传染病的防治过程中，防病重于治病、防治结合的重要性又得到空前的重视。充分认识"治未病"这一最富有原创优势的思想的科学内涵要义，探讨"治未病"思想对现代预防医学的贡献，对于充分发挥中医药在"治未病"中的主导作用具有重要意义。

当人们步入以健康为主题的 21 世纪，治未病理论以其非凡的超前意识，显示出了独特的魅力。围绕健康这个大趋势，以自我保健为中心的养生法告诉人们，防病于未然，治病于初始阶段，是中医治未病的精髓。近年来，关于养生保健的理论发展很快，其实质都是来源于治未病思想，或者说都是治未病思想的实践，所以"治未病"非常深刻地揭示了大健康的核心内容，为预防医学的中西医结合指出了最佳契合点。

预防医学的发展迄今已经历了两次变革，第一次是在预防传染病的医疗实践中，研究出有关病原体、免疫方法、抗生药物和预防措施的成果，使传染病的病死率大幅下降；第二次变革是围绕心脑血管疾病、肿瘤、环境污染等内容而展开的，也已取得了辉煌的成就。目前，引入治未病理论的预防医学正面临着一次新的重大变革，使卫生保健工作从被动防御转变为主动出击，而以治未病为核心进行的中西医结合研究，将是其最佳契合点。

习近平总书记多次强调，没有全民健康，就没有全面小康。要把人民健康放在优先发展的战略地位，加快推进健康中国建设，为实现中华民族伟大复兴的中国梦打下坚实健康基础。中医治未病是中国传统医学的理论核心，体现了中医药预防保健的优势。开展治未病工作，切实发挥中医药的优势与特色，更好地发展中医药医疗保健服务事业，有利于维护和促进健康，提高人民的生命质量。

一、治未病有利于满足人民群众不断增长的健康需求

随着社会的发展，人们渴望健康的需求日益增长，卫生工作者逐渐认识到单纯治疗疾病是远远不够的。中医的服务对象必将与时俱进地从

由病人为主拓展到面向病人、亚健康人和健康人的更广大人群，服务范围必将由医疗为主拓展到医疗、预防、保健、养生、康复等各个领域，能够为百姓提供覆盖全生命周期的健康服务，满足全方位、多层次、多样化的健康需求。服务网络必将由单一的医疗服务体系发展到医疗服务和预防保健服务两大体系。医疗从重治疗向重预防保健发展，从针对病源的对抗治疗向整体调节发展。另外，随着经济发展，由于生活习惯不健康、工作压力过大等原因，亚健康对我们的威胁也越来越大。亚健康是介于健康与疾病中间的状态，无明显疾病特征，却呈现活力降低、适应力下降，并伴随一系列不适症状。亚健康作为一种疾病前状态，极大地影响着人们的生活质量，还存在着疾病的潜在危害。

现今人们的健康理念已在逐渐转变，对健康的追求不只是"身体没有病"，而是更加注重生存质量，对预期寿命，特别是预期健康寿命的要求越来越高。这使得指向"疾病"的医学转变为指向"人的健康"的医学，保健和预防是未来医学发展的重要方向，这正契合了中医治未病的思想。

总之，以治未病理念为指导，发挥中医药调治亚健康优势，积极探索构建中医特色预防保健服务体系已变得十分必要，只有如此才能保证卫生服务与人民群众不断增长的健康需求相适应。

二、治未病是医学模式与理念转变的需要

随着人民生活水平的提高、健康观念的变化和疾病谱的改变，现代医学模式已由单纯的生物医学模式向生物、心理、社会和环境相结合的模式转变，现代医学理念也由治愈疾病向预防和提高健康水平的方向做出调整，这正与中医药理论强调人与自然的和谐、强调整体观和辨证施治的理念相一致。中医学发展的模式涵盖了健康、亚健康、疾病状态下的各个过程，它反映了人类对完美人生的追求。因此，抓住契机，与时俱进，以治未病理念为指导，发挥中医药调治亚健康优势，积极探索构建中医特色预防保健服务体系十分必要。

"治未病"的基本内涵包括未病先防、欲病早治、既病防变及瘥后防复4个层级，以此建立"未病防发、既病防变、病愈防复、未病防发"的良性循环的防控模式，体现了对疾病发生、发展的密切监测及根据其

演变的不同阶段施以相应干预的辨证观，体现了四级分层、防病养生、辨证施防的预防观，以及防中有治、治中有防、防治结合和个体化诊疗的整体观。因此，"治未病"从一开始就是中医学理论体系的重要组成部分，为历代医家所推崇重视，成为防治各科疾病的指导原则和最佳选择。"治未病"思想是将防治功能的关口前移、重心下沉的一种医学模式，是一种诊治思路、医学观念、行医境界，一种医学理念和发展战略的转变。目前，随着医学发展趋势由"以治病为目的的对高科技的无限追求"转变为以"预防疾病与损伤，维持和提高健康水平"为主的医学模式，弘扬"治未病"思想的科学内涵，有助于提升中医"治未病"理念在卫生健康事业中的科学价值和实践应用价值。

三、治未病是疾病谱变化的需要

随着社会的发展，居民生活水平日渐提高，寿命不断延长，老龄化问题日益突出，再加上城镇化、工业化、生态环境等因素的不断变化，使得我国正在面临着各种健康影响因素与多重疾病威胁并存的复杂局面，特别是慢性非传染性疾病的患病率正在逐年上升。当今社会竞争日趋激烈，人们用心、用脑过度，身体的主要器官长期处于入不敷出的超负荷状态，长此以往，影响人体组织细胞的正常生理功能。此外，如环境污染、噪声、微波、电磁波及其他化学、物理因素污染等对人体健康产生不良的影响，进而使人们出现各种亚健康症状。

2017 年《中国人健康大数据》报告指出，目前我国面临着三个严重健康问题的威胁。一是人口老龄化进程加快的问题越来越严重，而人均GDP 却远低于发达国家，如何保障老年人生活质量、提高预防和控制疾病能力的问题日益突出。二是亚健康人群数量逐年上升，主要城市的白领亚健康比例已高达 76%，真正意义上的健康人数比例不到 3%，这些堪忧的数据启示我们，如何拥有真正的健康，已成为严峻的现实问题。三是慢性病如高血压、糖尿病、高脂血症等比以往有更大幅度的增加，并呈年轻化态势，采取有效的预防和管理慢性疾病措施刻不容缓。

为此，以治未病原理为指导，发挥中医药调治亚健康优势，积极探索构建中医特色预防保健服务体系的研究势在必行。

四、治未病是响应国家卫生大政方针的需要

人民健康一直受到政府的高度关注。特别是近十几年来，我国的健康领域正在发生翻天覆地的变化，我国医疗卫生服务体系正在日益健全，人民的身体素质和健康水平也在持续提高。但与此同时，工业化、城镇化的发展正在影响着人们的生态环境及生活方式，也给人们的健康带来了一系列新的挑战。为应对新的挑战，党和国家提出"提高健康素质、人人享有医疗和保健"的总方针，并提出医疗保健工作的战略前移和重心下移，其中战略前移就是抓预防、治未病，真正贯彻"预防为主"的方针，以一、二级预防为重点，从疾病发生的"上游"入手，增进健康意识，改变不良生活方式与行为，加强健康的监测、预测、管理与促进，预防重大疾病的发生。而重心下移主要是将卫生防病保健工作的重点放在社区、农村和家庭，加强基层卫生机构建设，健全医疗卫生服务保障体系，扩大医疗保障覆盖面。另外，我国正在建设中的全民健康保障体系目前已将中医药纳入其中，强调中西医并重，把中医药作为不可或缺的医疗技术支撑，弥补西医的缺陷和不足。随着国家宏观卫生政策的调整和民众健康意识的提高，伴随着国家卫生事业的发展和进步，面对占总人口近60%的中国亚健康人群，亚健康事业的机遇和挑战日渐凸显。这也要求我们卫生工作者应从国情出发，站在历史责任感的高度，积极响应党和国家号召，有计划、有组织、有系统地以治未病理念为指导，发挥中医药调治亚健康优势，主动地积极探索构建中医特色预防保健服务体系，主动地充实中医特色预防保健服务体系。

五、治未病是节约卫生资源的需要

国民健康对社会的意义，不仅是提供发展基础，健康问题的解决也能促进经济增长。新的经济学理论告诉我们，健康出现的问题对经济的增长有反作用，健康问题不解决，经济就会出现负增长。"看病难，看病贵"一直是国民非常关心的问题，怎样防止医疗费用日趋高涨，减少医疗保健费用的巨大投资？国家"九五"攻关研究表明，把1元钱花在预防上，可以节省8.59元药费，还能相应节省约100元的抢救费、误工损失、陪护费等。发挥中医治未病的独特优势，通过有效健康管理和调治，

药食同源与治未病

降低医疗费用，将慢性非传染性疾病控制在发生之前，传染病控制在感染前，必将有效地提高人类的健康水平，又好又快地促进和谐社会建设。利用"治未病"思想方法来预防疾病的发生，降低医疗费用，意义重大。治未病思想与21世纪医学发展的方向、中国医学发展的战略重点、疾病的三级预防措施相吻合。卫生工作重点前移首先是思想观念前移，是经费投入前移，而公众对前移战略的认可程度，对维持和促进健康至关重要。

健康是人类生存和繁衍的基础，疾病是危害人类健康的元凶，如果人们的健康受到威胁却得不到相应保障，就不利于社会的稳定与发展。中医在长期的社会与临床实践中，不断发展完善，其立足于整体观念看待个体的健康和疾病，与系统科学要求以开放、联系、动态的新思维看待复杂生命的原理相一致，故被称为是古老而现代的生命科学。"治未病"是中医最具特色和优势的部分，中医"治未病"以预防保健为基础，关注高危人群、发病先兆和干预亚健康状态，帮助改善体质，增强机体抵抗力，对于维护全民健康大有裨益。

在以预防疾病为中心转向以维护健康为中心的医学背景下，党和国家一直在努力提高人民健康水平，并将实现人民健康长寿作为国家富强、民族复兴的重要标志，因而制定了"健康中国"战略。"健康中国"战略的提出与实施不仅为人们更好地维护健康带来了福音，更为促进医学模式的发展与转变贡献了力量。开展"大健康"理念下中医治未病，建立中医预防保健体系，是党中央国务院提出的新要求，是贯彻落实人人享有包括中医药在内的基本医疗服务目标实现的有效措施，也是实践中西医并重方针、扶持中医药和民族医药事业发展的具体举措。中医药在预防保健、养生康复方面具有独特的、不可替代的优势。通过中医治未病，做到治其未生、治其未成、治其未传、愈后防复，是中医药服务体现以人为本、促进和谐的重要方面。推进中医"治未病"的意义，小而言之，可以预防疾病、既病防变，改善国民体质；大而言之，是为国家减轻医疗卫生负担、保障民众健康贡献力量。应充分发挥中医药服务于国民健康的时代价值，持续推进中医"治未病"健康工程，以"治未病"的健康理念助推我国"大健康"产业高质量发展，不断提高中医预防保健服务能力和水平。

参考文献

[1] 宋镇星. 和论——中医对健康的解读 [J]. 中华中医药杂志, 2019, 34 (07): 2862-2866.

[2] 李董男. 中医健康概念辨析 [J]. 江西中医药大学学报, 2015, 27 (04): 16-19.

[3] 王筠, 陈彦静. 健康概念变迁及其相关概念的比较 [J]. 河北中医, 2011, 33 (10): 1557-1558.

[4] 于迎, 杜渐, 薛崇成, 等. 基于《内经》的中医健康观 [J]. 中国中医基础医学杂志, 2011, 17 (02): 147-148.

[5] 李灿东, 纪立金, 鲁玉辉, 等. 论中医健康认知理论的逻辑起点 [J]. 中华中医药杂志, 2011, 26 (01): 109-111.

[6] 张勉之, 张大宁. 中医学与"亚健康" [J]. 世界中西医结合杂志, 2017, 12 (01): 1-3+7.

[7] 范崇峰, 卞雅莉. 中医"病"概念起源与发生 [J]. 医学与哲学, 2019, 40 (05): 61-63.

[8] 李力. 未病理论的形成与发展 [J]. 光明中医, 2008 (07): 906-908.

[9] 赵扬, 谭艳云, 王文平, 等. 从"未病先防, 既病防变, 愈后防复"浅谈中医治未病理论 [J]. 中国民族民间医药, 2017, 26 (15): 7-9.

[10] 赖伟娇, 李巨奇, 马全庆, 等. 浅论中医学"治未病"思想及养生观 [J]. 中医临床研究, 2019, 11 (27): 146-148.

[11] 任佳君, 郝征, 任海燕, 等.《吕氏春秋》中"治未病"思想的萌芽 [J]. 中国中医基础医学杂志, 2020, 26 (12): 1772-1774.

[12] 严家凤. 调气: 中医"治未病"的理论基础 [J]. 贵州中医药大学学报, 2020, 42 (06): 1-5+22.

[13] 王林元, 王淳, 张睿, 等. 中医辨证保健概念的提出及理论探讨 [J]. 中华中医药杂志, 2020, 35 (03): 1056-1061.

[14] 韩生银, 徐茂元, 代海香. 浅议中医预防保健方法 [J]. 云南中医中药杂志, 2011, 32 (05): 92-94.

[15] 魏聪, 常丽萍, 李翠茹, 等. 中华养生文化的历史沿革 (上) [J].

天津中医药，2020，37（10）：1085-1089.

[16] 王瑞卿，张洪雷，张宗明.《黄帝内经》健康人文思想研究 [J]. 中国中医基础医学杂志，2020，26（11）：1636-1637+1722.

[17] 申曙光，曾望峰.健康中国建设的理念、框架与路径 [J]. 中山大学学报（社会科学版），2020，60（01）：168-178.

[18] 宋敏，宋永嘉，王凯.论中医"治未病"思想对现代预防医学的贡献与启示 [J]. 甘肃中医药大学学报，2020，37（05）：31-35.

[19] 孙悦，丁成华，方华珍，等.浅论中医"治未病"思想在亚健康防治中的意义 [J]. 中华中医药杂志，2016，31（11）：4488-4490.

[20] 夏淑洁，蔡建鹰，李灿东.基于"健康中国"战略探讨中医药发展问题 [J]. 中国社会医学杂志，2020，37（04）：339-341.

[21] 王琦.中医治未病解读 [M].北京：中国中医药出版社，2007.

[22] 王超.未病与亚健康 [M].成都：四川科学技术出版社，2010.

[23] 祝恒琛.未病学 [M].北京：中国医药科技出版社，1999.

[24] 彭锦.中医"治未病"与亚健康调理 [M].北京：中医古籍出版社，2010.

[25] 王琦.中医未病学 [M].北京：中国中医药出版社，2015.

[26] 沈庆法，毛炜.治未病源流概说 [M].北京：人民卫生出版社，2010.

[27] 孙涛，何清湖.中医治未病（第二版）[M].北京：中国中医药出版社，2016.

（杨波）

第三章　药食同源物品

　　原卫生部于 2002 年发布的关于进一步规范保健食品原料管理的通知（卫法监发〔2002〕51 号）中，列出既是食品又是药品的物品有 86 个，分别有丁香、八角茴香、刀豆、小茴香、小蓟、山药、山楂、马齿苋、乌梢蛇、乌梅、木瓜、火麻仁、代代花、玉竹、甘草、白芷、白果、白扁豆、白扁豆花、龙眼肉（桂圆）、决明子、百合、肉豆蔻、肉桂、余甘子、佛手、杏仁（甜、苦）、沙棘、牡蛎、芡实、花椒、赤小豆、阿胶、鸡内金、麦芽、昆布、枣（大枣、酸枣、黑枣）、罗汉果、郁李仁、金银花、青果、鱼腥草、姜（生姜、干姜）、枳椇子、枸杞子、栀子、砂仁、胖大海、茯苓、香橼、香薷、桃仁、桑叶、桑椹、橘红、桔梗、益智仁、荷叶、莱菔子、莲子、高良姜、淡竹叶、淡豆豉、菊花、菊苣、黄芥子、黄精、紫苏、紫苏籽、葛根、黑芝麻、黑胡椒、槐米、槐花、蒲公英、蜂蜜、榧子、酸枣仁、鲜白茅根、鲜芦根、蝮蛇、橘皮、薄荷、薏苡仁、薤白、覆盆子、藿香。

　　国家卫生计生委于 2014 年 11 月发布《按照传统既是食品又是中药材物质目录管理办法》征求意见稿，在之前被列入《既是食品又是药品的物品名单》的 86 种药食同源目录基础上，新增人参、山银花、芫荽、玫瑰花、松花粉（马尾松和油松）、油松、粉葛、布渣叶、夏枯草、当归、山奈、西红花、草果、姜黄、荜茇 15 种药食同源品种。

　　2019 年 11 月，国家卫生健康委、国家市场监管总局联合印发《关于对党参等 9 种物质开展按照传统既是食品又是中药材的物质管理试点工作的通知》（国卫食品函〔2019〕311 号），提出将对党参、肉苁蓉、

药食同源与治未病

铁皮石斛、西洋参、黄芪、灵芝、山茱萸、天麻、杜仲叶 9 种物质开展按照传统既是食品又是中药材的物质的生产经营试点工作。

本书将 110 种药食同源物品（含征求意见及试点管理）进行分类介绍。

第一节　根及根茎类

山药 shanyao（薯蓣 shuyu）

本品为薯蓣科植物薯蓣 *Dioscorea opposita* Thunb. 的根茎。冬季茎叶枯萎后采挖，切去根头，洗净，除去外皮和须根，干燥，习称"毛山药"；或除去外皮，趁鲜切厚片，干燥，称为"山药片"；也有选择肥大顺直的干燥山药，置清水中，浸至无干心，闷透，切齐两端，用木板搓成圆柱状，晒干，打光，习称"光山药"。分布于华北、西北、华东和华中地区，主产于河南、山西、河北、陕西等省。

【性味归经】甘，平。归脾、肺、肾经。

【功效】补脾养胃，益肺生津，补肾涩精。

【应用】

1.脾虚　本品可作为食品长期服用，尤宜于脾之气阴两虚证。然对气虚重症常作为人参、白术等的辅助药。

2.肺虚　本品既能补肺气，又能养肺阴，可用于肺虚喘咳诸症。适用于肺虚咳喘，可与脾肺双补之太子参、南沙参等品同用，共奏补肺定喘之效。

3.肾虚　本品能补肾气，兼能滋养肾阴，对肾脾俱虚者，其补后天亦有助于充养先天。适用于肾气虚之腰膝酸软，夜尿频多或遗尿，滑精早泄，女子带下清稀及肾阴虚之形体消瘦、腰膝酸软、遗精等症。

4.消渴　本品既补脾、肺、肾之气，又养脾、肺、肾之阴，具生津止渴之效。适用于气阴两虚之消渴。

【主要成分】现代化学成分研究发现山药中主要含有多糖、氨基酸、脂肪酸、山药素类化合物、微量元素、淀粉、蛋白质等成分，其根茎中亦含有甾体、薯蓣皂苷、尿囊素、菲及联苄类等化学成分。

【药理研究】

1. 降血糖　山药多糖可降低地塞米松、四氧嘧啶诱导的糖尿病小鼠空腹血糖。山药多糖的降糖机制可能与增加胰岛素分泌，保护胰岛 β 细胞，清除过多自由基和调节脂代谢紊乱等有关。

2. 降血脂　用提纯山药淀粉喂养动脉粥样硬化模型小鼠，可降低血清中类脂质浓度。山药淀粉也可明显降低高脂血症模型大鼠血清总胆固醇、甘油三酯和低密度脂蛋白胆固醇的水平。

3. 抗氧化　山药多糖与黄酮类成分均有抗氧化作用。其中，随着山药总黄酮浓度增大，其对羟自由基（·OH）的清除率也增大。山药蛋白多糖在体外具有明显的抗氧化作用，能够清除自由基，减少红细胞的溶血。

4. 调节脾胃功能　山药能够抑制正常大鼠的胃排空及血清淀粉酶的分泌，能够增强小肠的吸收功能。鲜山药提取物可降低胃溃疡大鼠血清胃泌素水平以发挥抗胃溃疡作用。

5. 免疫调节作用　山药水煎液能明显改善老龄小鼠的游泳耐力，具有保护免疫器官、延缓小鼠衰老进程的功能。山药多糖可增强小鼠淋巴细胞的增殖能力，促进机体抗体的生成，增强小鼠碳廓清能力。

此外，山药还具有抗肿瘤、抗突变、促进肾脏再生修复等作用。

【临床研究】治疗小儿厌食、慢性肾炎、肾病综合征、慢性阻塞性肺气肿、糖尿病等。

【用法用量】煎服，15 ～ 30g。麸炒山药可补脾健胃，用于脾虚食少，泄泻便溏，白带过多。

【使用注意】湿盛中满或有积滞者不宜使用。

玉竹 yuzhu

本品为百合科植物玉竹 *Polygonatum odoratum*（Mill.）Druce 的根

茎。主产于湖南、河南、江苏等地。秋季采挖，洗净，晒至柔软后，反复揉搓，晾晒至无硬心，晒干；或蒸透后，揉至半透明，晒干，切厚片或段用。

【性味归经】甘，微寒。归肺、胃经。

【功效】养阴润燥、生津止渴。

【应用】

1.肺阴不足，燥热咳嗽　本品药性甘润，能养肺阴；为微寒之品，略能清肺热。适用于阴虚肺燥有热的干咳少痰、咳血、声音嘶哑等症，常与沙参、麦冬、桑叶等品同用。治阴虚火炎之咳血、咽干、失音，可与麦冬、地黄、贝母等品同用。

2.胃阴不足，咽干口渴，内热消渴　本品又能养胃阴、清胃热，主治燥伤胃阴之口干舌燥、食欲不振，常与麦冬、沙参等品同用；治胃热津伤之消渴，可与石膏、知母、麦冬、天花粉等品同用，可共收清胃生津之效。

此外，本品养阴而不滋腻恋邪，用于阴虚外感，常与白薇、薄荷、淡豆豉等配伍。

【主要成分】本品含多糖（玉竹黏多糖、玉竹果聚糖 A ～ D）、甾类成分（黄精螺甾醇苷体皂苷 PO_b、PO_c、PO_1、PO_2、PO_3、PO_4、PO_5，β-谷甾醇 $-3-O-\beta-D-$ 吡喃葡萄糖苷，黄精呋甾醇苷）等。还含有铃兰苦苷、铃兰苷等。

【药理研究】

1.降血糖　玉竹总皂苷能降低四氧嘧啶诱导的高糖小鼠血糖，其降低血糖机制与抑制 $\alpha-$ 葡萄糖苷酶的活性有关。玉竹多糖对四氧嘧啶诱导的糖尿病大鼠有降血糖作用，并减轻胰岛 β 细胞损伤。玉竹提取物能够抑制 1 型糖尿病小鼠 Th1 细胞的极化程度，并且减轻细胞免疫功能对胰岛 β 细胞的破坏，对链脲佐菌素（STZ）诱导的 1 型糖尿病小鼠具有降糖作用。

2.免疫调节　玉竹通过提高环磷酰胺所致的免疫抑制模型小鼠脾脏质量、胸腺质量、吞噬百分率、吞噬指数，促进溶血斑、溶血素形成及提高淋巴细胞转化率，从而增强免疫功能。

3.抗氧化　玉竹多糖、总黄酮、水提液、糖蛋白粗提物等均有一定的抗氧化活性。其中，糖蛋白粗提物可降低小鼠血清、肝脏和脑中丙二醛（MDA）含量，提高血清、肝脏和脑中超氧化物歧化酶（SOD）、过氧化氢酶（CAT）及谷胱甘肽过氧化物酶（GSH-Px）活性。

4.抗衰老　玉竹水提取物能够降低模型小鼠肝细胞线粒体 DNA 相对含量及血清 MDA 含量，提高血清 SOD 活性，玉竹水提物可从多方面延缓机体衰老。玉竹提取物对 D-半乳糖衰老模型小鼠具有延缓衰老、改善学习记忆能力和促进智力的作用，其作用机制可能与抗氧化能力有关。

此外，玉竹还有抗肿瘤及对心血管系统的作用等。

【临床研究】玉竹可治疗心动过速、顽固性心绞痛、慢性萎缩性胃炎、干眼症、肩周炎、慢性支气管炎等。

【用法用量】煎服，6～12g。

【使用注意】胃有痰湿气滞者忌服。

甘草 gancao

本品为豆科植物甘草 *Glycyrrhiza uralensis* Fisch.、胀果甘草 *Glycyrrhiza inflata* Bat. 或光果甘草 *Glycyrrhiza glabra* L. 的根及根茎。主产于内蒙古、新疆、甘肃等地。春、秋两季采挖，以秋采者为佳。除去须根，晒干，切厚片，生用或蜜炙用。

【性味归经】甘，平。归心、肺、脾、胃经。

【功效】补脾益气，清热解毒，祛痰止咳，缓急止痛，调和诸药。

【应用】

1.补益心气，复脉宁心　常用于心气不足之脉结代、心动悸，可单用。若治气血两虚、心脉失养，虚羸少气、心动悸、脉结代者，宜与益气滋阴、通阳复脉药配伍。若治心虚肝郁而见脏躁者，每与益气养血、宁心安神药配伍。

2.益气和中　但其作用和缓，多为补脾气之辅药，用治脾胃气虚，体倦乏力、食少便溏者。

3.止咳平喘　用治咳喘，无论寒热虚实或有痰无痰，均可随证配伍选用。

4. 缓急止痛　常用于多种原因所致脘腹或四肢挛急作痛。治中焦虚寒，腹痛喜温喜按，宜与温中补虚、缓急止痛之品同用。治阴血不足，四肢挛急作痛者，每与白芍同用。治肝郁胁痛，当与疏肝解郁、缓急止痛药配伍。

5. 清热解毒　生用药性微寒，能清热解毒。治热毒疮疡，红肿热痛者，可单用煎汤浸渍，或熬膏内服。若治阴疽，漫肿不溃或久不收口者，常与温阳散寒通滞之品配伍。治热毒积盛，咽喉红肿或化脓者，可与玄参、桔梗、牛蒡子等配伍使用。还可用治药物中毒、食物中毒，可单用，或配伍应用。

此外，甘草具有缓和药性、降低毒性、调和百药的作用。

【主要成分】主要含甘草皂苷、甘草酸、甘草次酸等三萜类，甘草黄酮、异甘草黄酮、甘草素、异甘草素等黄酮类，还含有生物碱、多糖、香豆素、氨基酸及少量的挥发性成分等。

【药理研究】

1. 抗氧化　从甘草中分离出的氢甘肽 C、去氢甘肽 D 和异山梨醇 A 具有较强的抗氧化活性，其中氢甘肽 C 抗氧化活性最强。非洲甘草可抑制艾滋病病毒（HIV）感染者的氧化应激反应。

2. 抗炎和免疫调节　甘草总黄酮能够抑制细胞上清中 NO 产物亚硝酸盐含量；甘草总黄酮可下调炎症因子诱导型一氧化氮合酶（iNOS）、白介素 -6（IL-6）、环氧化酶（COX-2），抑制丝裂原活化蛋白激酶 / 信号通路（MAPKs ／ ERK），上调过氧化物酶体增殖物激活受体 γ 信使核糖核酸（PPAR-γ mRNA）的表达，从而达到抗炎效果。

3. 抗菌与抗病毒活性　甘草的水提取部位、甲醇提取部位、超临界提取物均具有良好的抗菌活性，对多种革兰阴性菌和革兰阳性菌均具有较强的抑制作用。甘草体外能够有效抑制 HIV-1、重症急性呼吸综合征（SARS）病毒及水疱性口膜炎病毒等的增殖。

4. 解毒抗癌　甘草的乙醇提取物异戊烯基异黄酮和甘草苷能对抗 4T1 小鼠乳腺癌细胞模型，其机制与降低肿瘤组织中血管内皮生长因子受体 2（VEGFR2）、血管内皮生长因子受体 3（VEGFR3）、血管内皮生长因子 C（VEGFC）、血管内皮生长因子 A（VEGFA）、淋巴管内皮透明质酸受体含量，抑制异戊烯基异黄酮和甘草苷对细胞迁移、基质金属蛋

白酶 -9（MMP-9）分泌和血管细胞黏附分子表达有关。

此外，甘草还有增强记忆力、保护神经、降糖、降胆固醇、抗溃疡、抗纤维化、抗动脉粥样硬化等作用。

【临床研究】甘草可治疗小儿腹痛、肌痉挛、银屑病、荨麻疹、慢性乙型肝炎、溃疡性结肠炎等。

【用法用量】煎服，2～10g。生用性微寒，可清热解毒；蜜炙药性微温，有补益心脾之气和润肺止咳作用。

【使用注意】不宜与海藻、京大戟、红大戟、甘遂、芫花同用。本品有助湿壅气之弊，湿盛胀满、水肿者不宜用。大剂量久服可导致水钠潴留，引起浮肿。

白芷 baizhi（杭白芷 hangbaizhi）

本品为伞形科植物白芷 *Angelica dahurica*（Fisch.ex Hoffm.）Benth. et Hook.f. 或杭白芷 *Angelica dahurica*（Fisch.ex Hoffm.）Benth.et Hook. f. var. *formosana*（Boiss.）Shan et Yuan 的干燥根。白芷产于河南长葛、禹县者习称"禹白芷"，产于河北安国者习称"祁白芷"。此外陕西和东北亦产。杭白芷产于浙江、福建、四川等省，习称"杭白芷"和"川白芷"。夏、秋间叶黄时采挖，除去须根及泥沙，晒干或低温干燥。切片，生用。

【性味归经】辛，温。归胃、大肠、肺经。

【功效】解表散寒，祛风止痛，宣通鼻窍，燥湿止带，消肿排脓。

【应用】

1. 外感风寒表证　宜用于治疗外感风寒，头身疼痛、鼻塞流涕者，常与祛风散寒止痛药配伍。

2. 止痛　本品善止痛，阳明经头额痛以及牙龈肿痛尤为多用。治阳明经头痛、眉棱骨痛、头风痛等属外感风寒者，可单用，或与祛风散寒止痛药配伍。属外感风热者，须与疏风解热药配伍。治风寒湿痹，关节疼痛，屈伸不利，与祛风湿、散寒止痛药同用。

3. 宣通鼻窍　为治鼻渊之常用药，每与散风寒、通鼻窍药配伍。

4. 利湿止带　治寒湿下注，带下清稀量多，常与温阳散寒、健脾除湿药同用。若湿热下注，带下黄稠，宜与清热利湿、燥湿药配伍。

5. 疮痈肿痛　为外科常用药。治疮疡初起，红肿热痛，每与金银花、当归等同用。若脓成难溃者，可与人参、黄芪、当归等益气补血药同用。

【主要成分】主要含香豆素类成分欧前胡素、异欧前胡素、别欧前胡素、别异欧前胡素、氧化前胡素、水和氧化前胡素、花椒毒酚、白当归脑、异补骨脂素等，挥发油类成分十二碳醇、1-十五烯醇、罗勒烯、3-蒈烯、樟脑萜、萜品烯等，以及多糖、黄酮类、生物碱类、甾醇类、氨基酸、微量元素等。

【药理研究】

1. 镇痛、抗炎　白芷总香豆素和挥发油组合物对硝酸甘油诱导的大鼠偏头痛具有一定的预防作用，当两类化合物按不同比例配伍后，发现能够提升抗炎镇痛作用。白芷作用于经脂肪酶（LPS）处理的RAW264.7巨噬细胞发现，可抑制IL-6、IL-1β、IL-8及干扰素-γ（IFN-γ）mRNA的表达，同时又可降低核因子-κB（NF-κB）、COX-2和iNOS蛋白水平。

2. 抑制病原微生物　白芷具有显著的抗菌作用，可抑制大肠埃希菌、伤寒杆菌、痢疾杆菌、铜绿假单胞菌、革兰阳性菌、人型结核杆菌等。其中川白芷的三氯甲烷、乙酸乙酯和正丁醇提取液对金黄色葡萄球菌、大肠杆菌、铜绿假单胞菌和肺炎克雷伯菌均有抑制效果，且对铜绿假单胞菌抑制作用最明显。

3. 抗肿瘤　欧前胡素、异欧前胡素对MDA-MB-231乳腺癌细胞增殖有明显抑制作用。不同浓度的阿霉素与欧前胡素、氧化前胡素和白当归脑合用与单独使用阿霉素比较，联合用药对MCF-7和MDA-MB-231细胞增殖抑制作用更强。

4. 对酶的影响　朝鲜产的白芷的甲醇提取物能显著加强戊巴比妥的催眠作用，其发挥作用机制与白芷中呋喃香豆素类酶抑制药有关，其能抑制药物代谢。大剂量白芷香豆素类具有一定中枢兴奋作用，但同时可能具有肝药酶抑制作用。

5. 抗氧化　白芷醇提物能通过提高衰老模型小鼠皮肤中SOD活性和羟脯氨酸（Hyp）和水分的含量来降低MDA和脂褐素（LF）含量，具有较强的氧化活性，这一活性能延缓皮肤衰老。白芷75%乙醇提取物能有效清除自由基，可作为一种性能良好的新型天然清除自由基、抗氧化剂。

此外，白芷还有美白、降糖、镇静、抗惊厥、改善血液流变学等作用。

【临床研究】白芷可治疗头痛、溃疡病、结肠炎、慢性鼻窦炎、鼻息肉、灰指甲、银屑病、慢性盆腔炎、痤疮等。

【用法用量】煎服，3～10g。外用适量。

【使用注意】本品辛香温燥，阴虚血热者忌服。

百合 baihe（卷丹 juandan）

本品为百合科植物卷丹 *Lilium lancifolium* Thunb.、百合 *Lilium brownii* F.E.Brown var.*viridulum* Baker. 或细叶百合 *Lilium pumilum* DC. 的干燥肉质鳞叶。秋季采挖，洗净，剥取鳞叶，置沸水中略烫，干燥。分布于黑龙江、吉林、辽宁、河北、河南、山东、山西、陕西、甘肃、青海、内蒙古等地。

【性味归经】甘，寒。归心、肺经。

【功效】养阴润肺，祛痰止咳，清心安神。

【应用】

1.阴虚燥咳，劳嗽咳血　治肺阴亏虚，燥咳少痰或痰中带血，可单用鲜百合捣汁服，或与润肺止咳之品配伍。治阴虚劳嗽，干咳少痰，甚或咳血，骨蒸盗汗，与养阴润肺止咳药配伍。

2.心神不安　治心肺阴虚内热，扰动心神所致神志恍惚，坐卧不宁，口苦，小便赤，脉微数等，常与清热养阴之生地黄、知母配伍以增强疗效。若与养阴清心安神之品如酸枣仁、丹参、麦冬等配伍，也可治疗阴虚内热之心烦、失眠、多梦等。

【主要成分】主要含酚酸甘油酯类、甾体皂苷类、烷烃类、生物碱类、黄酮类、多糖类、氨基酸及磷脂类等。

【药理研究】

1.止咳祛痰　百合对 SO_2 诱导的小鼠咳嗽具有缓解作用，且百合蜜炙后可增强其止咳作用。通过对小鼠进行呼吸道酚红排痰量法、大鼠毛细管排痰量法研究，表明百合水提物通过增强呼吸道的排泌功能，可以促进呼吸道分泌物外排。

2.镇静催眠　百合能明显缩短戊巴比妥钠和氯苯丙氨酸所致失眠模型动物的睡眠潜伏期，其正丁醇提取部位可以显著减少小鼠的自发活动次数。百合镇静催眠作用与其所含总皂苷、薯蓣皂苷具有显著相关性。因此，百合皂苷可能是百合发挥镇静催眠作用的主要药效物质基础。

3.免疫调节　百合有良好的免疫调节作用，其药效物质基础主要为百合多糖。百合多糖可提高免疫抑制模型小鼠的免疫器官指数、腹腔巨噬细胞吞噬指数、碳粒廓清指数及增殖反应，同时还可以提高其血清溶血素 IgG、IgM 含量并促进溶血空斑形成。

4.抗肿瘤　百合中的秋水仙碱通过抑制肿瘤细胞的有丝分裂而导致细胞周期阻滞来抑制肿瘤细胞的增殖。而百合多糖则是通过增强其对肿瘤细胞的免疫力而发挥抗肿瘤作用。

5.抗氧化　卷丹多糖对 1, 1- 二苯基 -2- 三硝基苯肼（DPPH）、·OH、超氧根离子（·O^{2-}）、亚铁离子（Fe^{2+}）均具有显著的清除（螯合）作用，且均呈剂量依赖性。卷丹乙醇提取物的乙酸乙酯及正丁醇提取部位具有抗氧化活性，百合总皂苷提取物也可清除自由基。

此外，百合还有抗应激损伤、抗炎、抗抑郁、降血糖、降血脂、抑菌、抗疲劳与耐缺氧等作用。

【临床研究】百合可治疗燥热咳嗽、精神分裂症、肺结核、更年期综合征、胃脘痛、胆囊切除术后综合征等。

【用法用量】煎服，6～12g。清心安神宜生用，润肺止咳宜蜜炙用。

【使用注意】风寒咳嗽、中寒便溏者忌用。

姜 jiang（生姜 shengjiang、干姜 ganjiang）

本品为姜科植物姜 *Zingiber officinale* Roscoe. 的根茎。生姜为新鲜根茎，秋、冬两季采挖，除去须根和泥沙，切厚片，生用。干姜为干燥根茎，冬季采挖，除去须根和泥沙，晒干或低温干燥，趁鲜切片晒干或低温干燥者称为"干姜片"。

【性味归经】生姜：辛，微温。归肺、脾、胃经。干姜：辛，热。归脾、胃、肾、心、肺经。

【功效】生姜：解表散寒，温中止呕，化痰止咳，解鱼蟹毒。干姜：温中散寒，回阳通脉，温肺化饮。

【应用】

（一）生姜

1. 风寒感冒　适用于风寒感冒轻症，可单煎或配红糖、葱白煎服。更多作为辅助之品，与桂枝、羌活等辛温解表药同用，以增强发汗解表功效。

2. 脾胃虚寒　治疗寒犯中焦或脾胃虚寒之胃脘胀痛、食少、呕吐者，宜与高良姜、胡椒等温里药同用。若脾胃气虚者，宜与人参、白术等补脾益气药同用。

3. 胃寒呕吐　本品有"呕家圣药"之称，可治疗多种呕吐，对胃寒呕吐最为适合，可配伍高良姜、白豆蔻等温胃止呕药同用。若痰饮呕吐者，常配伍半夏；若胃热呕吐者，可配伍黄连、竹茹、枇杷叶等清胃止呕药。某些止呕药用姜汁泡过可增强止呕作用，如姜半夏、姜竹茹等。

4. 寒痰咳嗽　本品对于肺寒咳嗽，不论有无外感风寒，或痰多痰少，皆可选用。治风寒客肺，痰多咳嗽，恶寒头痛者，每与麻黄、杏仁同用。外无表邪而咳嗽痰多色白者，常与陈皮、半夏等同用。

5. 鱼蟹中毒　本品能解鱼蟹毒及半夏、天南星的毒性。

（二）干姜

1. 脾胃寒证　为温暖中焦之主药。凡寒邪内侵中焦或脾胃阳虚、阴寒内生所致脘腹冷痛皆可使用。用治寒邪直中之腹痛，轻症者单用，重症者每与高良姜同用。若治胃寒之呕吐，则与温中降逆止呕之半夏配伍。若治脾胃虚寒之脘腹冷痛、食欲不振或呕吐泄泻，常与补脾益气药配伍。

2. 亡阳证　本品可回阳通脉，治心肾阳虚、阴寒内盛之亡阳厥逆、脉微欲绝，每与附子相须为用。

3. 寒饮喘咳　可治寒饮喘咳之形寒背冷、痰多清稀，常与温肺化饮、止咳平喘药配伍。

【主要成分】生姜主要含挥发油，油中主要为姜醇、α-姜烯、β-水芹烯、柠檬醛、芳香醇、甲基庚烯酮、壬醛、α-龙脑等，尚含辣味成分姜辣素。干姜含挥发油约2%，主要成分是姜烯、水芹烯、莰烯、姜烯酮、姜辣素、姜酮、龙脑、姜醇、柠檬醛等，尚含树脂、淀粉，以及多种氨基酸。

【药理研究】

（一）生姜

1. 抗过敏　生姜油对卵白蛋白致敏的豚鼠支气管痉挛、回肠过敏性收缩有抑制作用，也能抑制组胺、乙酰胆碱所致的豚鼠回肠收缩。对豚鼠采用气管螺旋条和肺灌流方法发现生姜汁能收缩豚鼠气管、支气管平滑肌，且不被阿托品、酚妥拉明拮抗，而易被异丙肾上腺素和氨茶碱所拮抗。

2. 抗肿瘤　目前对于生姜抗肿瘤作用的研究主要集中在姜辣素方面，特别是姜酚、姜烯酚、姜酮。其中，6-生姜醇对7，12-双苯蒽引起的雌性小鼠的表皮乳头状瘤生成具有抑制作用，也可抑制佛波醇酯诱发的炎症。6-姜酚通过蛋白激酶 Cε（PKCε）与丝氨酸蛋白激酶-3β（GSK-3β）信号通路来上调非甾体消炎药活化基因-1(NAG-1)的表达，从而诱导肿瘤细胞死亡，姜酚还可通过阻滞细胞增殖周期来诱导肿瘤细胞凋亡。

3. 抗氧化　鲜姜的提取物有清除氧离子自由基的作用，可阻止氧自由基诱发的氨基多糖解聚反应。鲜生姜提取液可提高 CCl_4 所致的肝损伤小鼠的 SOD 活力，可缓解 CCl_4 造成的脂质过氧化反应，降低肝脏中脂质过氧化物（LPO）含量。生姜石油醚提取物可抑制·O_2^- 对红细胞的氧化，降低氧化程度和速度，且抑制 H_2O_2 对红细胞膜蛋白的氧化作用。

4. 降低胆固醇　生姜能降低大鼠总胆固醇、低密度脂蛋白胆固醇、碱性磷酸酯酶含量。生姜乙醇提取物可降低高脂模型家兔血清和组织中胆固醇、血清甘油三酯和血清脂蛋白及磷脂含量。

此外，生姜还有止吐、抗炎等作用。

（二）干姜

1. 解热、抗炎　挥发油与姜辣素类是干姜解热作用的主要有效部位，干姜总油可抑制内毒素、干酵母、2，4-二硝基酚引起的大鼠发热。干姜中的姜酚类化合物有显著的抗炎作用，干姜醇提物能减轻醋酸所致小鼠扭体反应的疼痛及二甲苯所致小鼠耳肿胀的程度。

2. 抗氧化　干姜中主要起抗氧化作用的成分是姜酮、姜酚、姜脑等化合物，采用 DPPH 自由基清除实验及2，2'-偶氮二异丁基脒二盐酸盐（AAPH）诱导的微粒体氧化实验，发现姜辣素类化合物和二苯基庚烷类化合物均有较好的抗氧化作用，此类化合物能够清除自由基，特别是对 AAPH 诱导的微粒体抗氧化活性作用明显。

3. 对心血管系统作用　干姜水提物和挥发油有预防血栓形成及抑制血小板聚集的作用。干姜水煎液能够改善急性心肌缺血大鼠血管紧张素Ⅱ（AngⅡ）、肿瘤坏死因子 -α（TNF-α）、MDA 等水平。干姜醋酸乙酯提取物能够显著抑制氯仿、乌头碱和毒毛花苷所致的心律失常。

此外，干姜还有保肝利胆、抗缺氧、抗肿瘤、抗菌等作用。

【临床研究】生姜可治疗风湿痛、急性菌痢、风湿及类风湿性关节炎、蛔虫性肠梗阻、胆道蛔虫症、斑秃、神经性呕吐等。干姜可治疗呼吸道疾病，如鼻流清涕、咳嗽、哮喘等；治疗消化道疾病，如肠鸣、泄泻等；还可治疗阴疽等。

【用法用量】生姜、干姜均煎服，3 ～ 10g。

【使用注意】生姜：热盛及阴虚内热者忌服。干姜：阴虚内热、血热妄行者忌用。

桔梗 jiegeng

本品为桔梗科植物桔梗 *Platycodon grandiflorum*（Jacq.）A.Dc. 的干燥根。春、秋两季采挖，洗净，除去须根，趁鲜剥去外皮或不去外皮，干燥。分布于全国各地区。

【性味归经】苦、辛，平。归肺经。

【功效】宣肺，利咽，祛痰，排脓。

【应用】

1. 咳嗽痰多，胸闷不畅　为治肺经气分之要药，不论寒热皆可用。治风寒咳嗽，痰白清稀，多与发散风寒、止咳平喘药配伍。若治风热或温病初起，咳嗽痰黄稠，则可配伍解表清热、止咳平喘之品。若治痰阻气滞，胸膈痞闷，常与枳壳、瓜蒌皮同用。

2. 咽喉肿痛，失音　治外邪犯肺，咽痛失音，每与甘草配伍。治热毒壅盛，咽喉肿痛，当配清热解毒利咽之品。

3. 肺痈吐脓　治肺痈咳嗽胸痛，咯痰腥臭者，常配伍甘草。

此外，本品可开宣肺气而通利二便，可用治癃闭、便秘。

【主要成分】主要含多种皂苷，尤其是桔梗皂苷 D。又含菠菜甾醇、α- 菠菜甾苷 -β-D- 葡萄糖苷、白桦脂醇等。

【药理研究】

1. 止咳祛痰　桔梗是常用的止咳祛痰药，常用于治疗支气管炎、咽喉炎、鼻窦炎等炎症疾病。桔梗水提液可延长咳嗽潜伏期，明显减少咳嗽次数。其祛痰作用是通过增加呼吸道黏膜分泌量的方式而实现。

2. 抗炎　桔梗提取物可使哮喘豚鼠引喘潜伏期延长，显著抑制氧自由基的生成和释放，同时能够促进哮喘豚鼠 IFN-γ 和人脂氧素 A4 释放。桔梗总皂苷能明显改善肺炎支原体感染大鼠肺组织的炎症状况，其机制可能是与上调肺表面活性蛋白 A 的表达从而对肺部进行修复有关。

3. 降血糖　桔梗多糖能显著减少糖尿病大鼠进水量、进食量和尿量，明显增加体质量，明显降低空腹血糖、空腹胰岛素水平，胰岛素敏感指数及葡萄糖耐受能力明显提高。桔梗多糖还能有效促进肝组织 SOD 活性，降低 MDA 含量，表明桔梗降血糖作用的机制可能与改善空腹胰岛素水平、提高抗氧化能力有关。

4. 抑制胃液分泌和抗溃疡　粗制桔梗皂苷在低于 1/5 半数致死量的剂量时有抑制大鼠胃液分泌和抗消化性溃疡作用。100mg/kg 剂量时，几乎能完全抑制大鼠幽门结扎所致的胃液分泌。大鼠十二指肠注入 25mg/kg 粗制桔梗皂苷，可防止消化性溃疡形成。对大鼠醋酸所致的溃疡模型，粗制桔梗皂苷可使溃疡系数明显减少。

此外，桔梗还有抗肥胖、降血脂、抗肿瘤、保肝等作用。

【临床研究】桔梗可用于慢性支气管炎、急性上呼吸道感染、支气管哮喘、肺结核、肺心病等。

【用法用量】煎服，3 ～ 10g。

【使用注意】本品性升散，凡气机上逆之呕吐、呛咳、眩晕，阴虚火旺咳血等不宜用。用量过大易致恶心呕吐。本品有较强的溶血作用，故只宜口服，不能注射。

高良姜 gaoliangjiang

本品为姜科植物高良姜 *Alpinia officinarum* Hance. 的干燥根茎。夏末秋初采挖，除去须根和残留的鳞片，洗净，切段，晒干。分布于台湾、海南、广东、广西、云南等地。

【性味归经】辛，热。归脾、胃经。

【功效】温中止呕，散寒止痛。

【应用】

1. 脘腹冷痛　为治脘腹冷痛之常用药，每与炮姜相须为用，治胃寒肝郁，脘腹胀痛者，多与香附合用。治卒心腹绞痛如锯，两胁支满，烦闷不可忍者，可与川芎、当归、桂心同用。

2. 胃寒呕吐，嗳气吞酸　治胃寒呕吐，嗳气吞酸，多与半夏、生姜等同用；治虚寒呕吐，常与党参、茯苓、白术等同用。

【主要成分】主要含挥发油，油中主要成分为 1，8- 桉叶素和桂皮酸甲酯、丁香油酚、蒎烯、荜澄茄烯及高良姜酚等。尚含高良姜素、槲皮素、山柰酚、异鼠李素、槲皮素 -5- 甲醚、高良姜素 -3- 甲醚等。

【药理研究】

1. 抗菌　采用高良姜中的高良姜素或二苯基庚烷类化合物与其他抗菌药物联合应用，抗菌效果显著。高良姜素能明显抑制耐药菌产生的青霉素酶和内酰胺酶。其提取物可对抗幽门螺旋杆菌、大肠杆菌、金黄色酿脓葡萄球菌等。

2. 抗病毒　高良姜中某些二苯基庚烷类化合物可对呼吸道合胞体病毒、脊髓灰质炎病毒、麻疹病毒和单纯性疱疹病毒有不同程度的对抗作用。

3. 抗肿瘤　高良姜中二芳基庚烷类化合物主要通过诱导肿瘤细胞细胞核的萎缩和破碎，同时通过作用于半胱天冬氨酸蛋白酶 -3（caspases-3）和 caspases-9，促进人成神经细胞瘤凋亡。高良姜 80% 丙酮提取物可抑制由茶碱诱导的大鼠黑色素瘤 B16-4A5 细胞黑素原生成，其机制可能与抑制酪氨酸酶 mRNA 的表达、酪氨酸酶关联蛋白 -1、酪氨酸酶关联蛋白 -2 和转录因子有关。

药食同源与治未病

此外，高良姜还有抗氧化、抗胃肠道出血、抗胃溃疡、抗炎、镇痛等作用。

【临床研究】高良姜可治疗胃肠神经官能症、肋间神经痛、慢性肝炎、盆腔炎、胆汁反流性胃炎、痛经、子宫内膜异位症等。

【用法用量】煎服，3～6g。

【使用注意】体虚者不宜单用。

黄精 huangjing

本品为百合科植物滇黄精 *Polygonatum kingianum* Coll.et Hemsl.、黄精 *Polygonatum sibiricum* Red. 或多花黄精 *Polygonatum cyrtonema* Hua 的干燥根茎。按形状不同，习称"大黄精""鸡头黄精""姜形黄精"。春、秋两季采挖，除去须根，洗净，置沸水中略烫或蒸至透心，干燥。滇黄精分布于云南等地；黄精分布于黑龙江、吉林、辽宁、河北、山东、江苏、河南、山西、陕西、内蒙古等地；多花黄精分布于中南及江苏、安徽、浙江、江西、福建、四川、贵州等地。

【性味归经】甘，平。归脾、肺、肾经。

【功效】补气养阴，健脾，润肺，益肾。

【应用】

1. 脾胃气虚，体倦乏力，胃阴不足，口干食少　主治脾胃气虚之体倦乏力、食欲不振、脉象虚软者，可与党参、白术等同用。若脾胃阴虚而口干食少、舌红无苔者，可与石斛、麦冬、山药等益胃生津药同用。

2. 肺虚燥咳，劳嗽咳血　治肺之气阴两伤，干咳少痰者，可单用熬膏服，或与沙参、川贝母、知母等同用。用于肺肾两虚之劳嗽久咳，可与熟地黄、天冬、百部等同用。

3. 精血不足，腰膝酸软，须发早白，内热消渴　改善肝肾亏虚，精血不足，出现头晕、腰膝酸软、须发早白等早衰症状，单用本品熬膏服，亦可与枸杞、墨旱莲、女贞子等配伍。治内热消渴，可配伍生地黄、麦冬、天花粉等。

【主要成分】主要含多糖，黄精低聚糖 A、B、C 等，皂苷类成分黄精皂苷 A、B、薯蓣皂苷、毛地黄糖苷等，黄酮类成分芹菜黄素等。

【药理研究】

1. 抗氧化 黄精的石油醚、乙酸乙酯和正丁醇部位提取物均表现出较强的总还原力及清除自由基的能力，且呈明显的量效关系。黄精速溶粉对乙醇氧化损伤小鼠的肝脏具有明显的保护作用。黄精能明显促进衰老大鼠受损骨髓内皮祖细胞的各项功能，延缓细胞的老化进程。黄精水提物能清除 DPPH、·OH 并降低活性氧水平；减少 NO 并抑制 iNOS 和 TNF-α 蛋白的表达。

2. 抗骨质疏松 黄精多糖能阻止去卵巢大鼠的骨丢失、骨微结构破坏和骨密度下降，而对大鼠子宫不产生刺激作用，且黄精多糖的抗骨质疏松作用可能影响骨形成和骨吸收。黄精多糖可能增加骨组织中蛋白偶联受体 -48（GPR48）、重组人骨形态发生蛋白 -2（BMP-2）含量及骨代谢因子，进而提高骨质疏松症骨折大鼠生物力学性能和骨密度。

3. 抗糖尿病 黄精多糖能改善 STZ 糖尿病大鼠症状，使血糖、血清糖化血红蛋白浓度显著降低，组织胰岛素及 C- 肽表达量、胰岛素敏感性明显提高，胰岛素抵抗得到改善。黄精多糖可以降低高脂饲料诱导的高血糖小鼠空腹血糖值、空腹胰岛素水平，提高胰岛素受体的表达，并对高糖环境下氧化应激反应有一定的抑制作用。

4. 调节免疫力 研究发现，黄精多糖能显著提高正常小鼠脾细胞增殖活力，提高免疫功能低下小鼠的脾脏和胸腺指数，促进伴刀豆球蛋白（Con A）刺激下的脾脏和胸腺细胞增殖，增强巨噬细胞的吞噬功能和 IL-6 和 TNF-α 的分泌，提示黄精多糖能显著缓解环磷酰胺所致的小鼠免疫抑制。黄精多糖还可以促进溶血素（特异性体液免疫功能指标）的形成，提高免疫抑制小鼠腹腔巨噬细胞的吞噬活性。

此外，黄精还有保肝、抗肿瘤、抗菌、改善睡眠、改善记忆、抗氧化、抗菌等作用。

【临床研究】黄精可治疗白细胞减少症、糖尿病、不育症、脑功能减退症等。

【用法用量】煎服，9 ～ 15g。

【使用注意】脾虚湿阻、痰湿壅滞、气滞腹满者不宜使用。

葛根 gegen（野葛 yege）

本品为豆科植物野葛 *Pueraria lobata*（Willd.）Ohwi 的干燥根。习称野葛。秋、冬两季采挖，趁鲜切成厚片或小块，干燥。全国大部分地区有产，主产于河南、湖南、浙江、四川等地。

【性味归经】甘、辛，凉。归脾、胃、肺经。

【功效】解肌退热，生津止渴，透疹，升阳止泻，通经活络，解酒毒。

【应用】

1. 外感发热头痛，项背强痛　外感表证发热，无论风寒风热，均可用本品。若治风寒感冒之发热、头痛等症，可与薄荷、菊花、蔓荆子等辛凉解表药同用。若治风寒感冒，邪郁化热，发热重，恶寒轻，头痛无汗，目疼鼻干，口微渴，苔薄黄等症，常配伍柴胡、黄芩、羌活等药。

2. 热病口渴，消渴　用治热病津伤口渴，常与芦根、天花粉、知母等同用。治消渴属阴津不足者，可与天花粉、鲜地黄、麦门冬等清热养阴生津药配伍。若内热消渴，口渴多饮，体瘦乏力，气阴不足者，又多配伍天花粉、麦冬、黄芪等药。

3. 麻疹不透　用治麻疹初起，表邪外束，疹出不畅，常与升麻、芍药、甘草等同用。若麻疹初起，已现麻疹，但疹出不畅，见发热咳嗽，或乍冷乍热者，可配牛蒡子、荆芥、前胡等药。

4. 热泻热痢，脾虚泄泻　可用治表证未解，邪热入里，身热，下利臭秽，肛门有灼热感，苔黄脉数，或湿热泻痢，热重于湿者，常与黄芩、黄连、甘草同用。若治疗脾虚泄泻，常配伍人参、白术、木香等。

5. 中风偏瘫，胸痹心痛，眩晕头痛　用治中风偏瘫，胸痹心痛，眩晕头痛，可与三七、丹参、川芎等活血化瘀药配伍。

6. 酒毒伤中　用治酒毒伤中，恶心呕吐，脘腹痞满者，常与陈皮、白豆蔻、枳椇子等理气化湿、解酒毒药同用。

【主要成分】主要含黄酮类成分葛根素、黄豆苷元、黄豆苷、黄豆苷元 8-*O*- 芹菜糖（1-6）葡萄糖苷等，香豆素类 6,7- 二甲基香豆素、6- 牻牛儿基 -7，4`- 二羟基香豆素等。

【药理研究】

1. 对心脑血管作用 葛根异黄酮的主要成分为葛根素，在心脑血管系统方面的作用主要有以下几个方面：扩张冠状动脉，改善缺血心肌代谢；保护脑动脉缺血和缺血再灌注损伤；降血压，舒张血管；降低血液黏度；减慢心率，减少心肌耗氧量等。

2. 解酒 葛根提取物能够抑制大、小鼠酒精吸收量，加速酒精代谢，提高对酒精的耐受能力，降低死亡率，减少酒精对肝脏损害等。

3. 预防骨质疏松 葛根素能刺激大鼠成骨细胞的增殖和分化，可抑制破骨细胞的骨吸收及促进体外培养胎鼠的长骨生长。葛根素通过改变细胞周期分布以促进细胞增殖，而葛根素介导的细胞存活可能与上调 B 细胞淋巴瘤 / 白血病 –x L 基因（Bcl–x L）表达有关。

4. 解热镇痛 葛根汤能够明显缩短由上呼吸道感染所引起的发热患者的服药后起效时间及发热时间，且无明显不良反应，总有效率高达 90.2%。利用铬肠线限制性环扎法建立坐骨神经慢性压迫性损伤（CCI）动物模型，将葛根素联合阿片类药物对模型小鼠进行腹腔注射，能够提高其缩足潜伏期，明显增强镇痛效应。

5. 降压 葛根素注射液能够抑制脑梗死患者脑部血管内血栓形成，通过扩张脑部血管加快血液流速，从而达到调节颅内压作用。

此外，葛根还有降血脂、抗炎、抗菌、抗血小板聚集等作用。

【临床研究】葛根可治疗颈椎病、肩周炎、上呼吸道感染、糖尿病合并高血压、鼻窦炎等。

【用法用量】煎服，10 ～ 15g。解肌退热、生津止渴、透疹、通经活络、解酒毒宜生用，升阳止泻宜煨用。

【使用注意】其性凉，易于动呕，胃寒者当慎用。

白茅根 baimaogen（白茅 baimao）

本品为禾本科植物白茅 *Imperata cylindrica* Beauv.var.*major*（Nees）C.E.Hubb. 的干燥根茎。春、秋两季采挖，洗净，晒干，除去须根和膜质叶鞘，捆成小把。分布于东北、华北、华东、中南、西南及陕西、甘肃等地。

【**性味归经**】甘，寒。归肺、胃、膀胱经。

【**功效**】凉血止血，清热利尿。

【**应用**】

1.血热咳血，吐血，衄血，尿血　可用治多种血热出血证，可单用，或配伍其他凉血止血药。治吐血不止，以茅根煎汁或鲜品捣汁服。治咳血，与藕同用，取鲜品煮汁服。治下焦血热之尿血、血淋，可单用煎服，或配伍小蓟、黄芩、血余炭等药。

2.热病烦渴，肺热咳嗽，胃热呕吐　治热病烦渴，可与芦根、天花粉等配伍。治胃热呕吐，常与麦冬、竹茹、半夏等同用。治肺热咳喘，常与桑白皮、地骨皮等同用。

3.湿热黄疸，水肿尿少，热淋涩痛　治湿热黄疸，常与茵陈、栀子等同用。治热淋，水肿，小便不利，可单用煎服，或与其他清热利尿药同用。

【**主要成分**】主要含白茅素、芦竹素、薏苡素、羊齿烯醇、印白茅素及白头翁素等，还含有机酸、甾醇及糖类。

【**药理研究**】

1.抗氧化　白茅根总黄酮可清除 DPPH 自由基，其水提物对酒精中毒所致的小鼠肝、脑损伤具有一定的保护作用。

2.抗炎　白茅根脂多糖对脓毒血症引起的急性肺损伤具有保护作用。白茅根脂多糖可下调脓毒血症模型大鼠细胞核内 NF-κB p65 的表达，减少炎性介质释放，减轻肺泡毛细血管屏障的损伤。白茅根提取物乙酸乙酯部位通过减少 TNF-α、转化生长因子 -β1（TGF-β1）分泌，抑制 NF-κB p65 信号通路，从而减轻阿霉素肾病大鼠的肾脏炎症。

3.抗肿瘤　白茅根及其提取物有较强的抗肿瘤作用，主要通过阻滞细胞周期及诱导细胞凋亡，抑制细胞恶性增殖，其中，白茅根及其提取物具有抗肝脏肿瘤的作用。白茅根水提物和白茅根多糖均能抑制人肝癌细胞系 SMMC-7721、人肝癌细胞（HepG2）增殖和小鼠肝癌细胞（H22）小鼠实体瘤的生长，同时可升高荷瘤小鼠外周血的 IL-2 水平。

此外，白茅根还有免疫调节、调节脂质代谢、耐缺氧等作用。

【**临床研究**】白茅根可治疗消化道肿瘤、慢性肝炎、慢性肾炎、顽固性心力衰竭、紫癜性皮炎等疾病。

【用法用量】煎服，9 ~ 30g。鲜品加倍。止血多炒炭用，清热利尿宜生用。

【使用注意】脾胃虚寒，溲多不渴者忌服。

芦根 lugen（芦苇 luwei）

本品为禾本科植物芦苇 *Phragmites communis* Trin. 的新鲜或干燥根茎。全年均可采挖，除去芽、须根及膜状叶，鲜用或晒干。全国大部分地区均有分布。

【性味归经】甘，寒。归肺、胃经。

【功效】清热泻火，生津止渴，除烦，止呕，利尿。

【应用】

1. 热病烦渴　常与麦门冬、天花粉等清热生津药同用，或以其鲜汁配麦冬汁、梨汁、荸荠汁、藕汁同服。

2. 肺热咳嗽，肺痈吐脓　治肺热咳嗽，常与黄芩、浙贝母、瓜蒌等同用。治风热咳嗽，常与桑叶、菊花、苦杏仁等同用。治肺痈咳吐浓痰腥臭，常与薏苡仁、冬瓜仁等清肺化痰、排脓之品同用。

3. 胃热呕哕　可配竹茹、生姜等和胃止呕之品同用。

4. 热淋涩痛　治热淋涩痛，小便短赤，常与白茅根、车前子、木通等清热利尿通淋药同用。

【主要成分】主要含酚酸类成分咖啡酸、龙胆酸，维生素类成分维生素 B_1、维生素 B_2、维生素 C 等，还含天冬酰胺及蛋白质、脂肪、多糖等。

【药理研究】

1. 抗氧化　芦根多糖有一定的抗氧化活性。在体外抗氧化实验发现，芦根多糖的还原能力、对·OH 的清除能力及对脂质过氧化的抑制作用均弱于抗坏血酸。

2. 抗肿瘤　从芦根中分离纯化得到的三种多糖经细胞毒性实验发现，所得的三种芦根多糖均有较好的抗肿瘤作用，可抑制人宫颈癌细胞（HeLa）和小鼠黑色素瘤细胞 B16，这种抑制作用呈现出量效关系。

3. 对骨骼肌的抑制作用　所含的薏苡素对骨骼肌有抑制作用，能抑制蛙神经肌肉标本的电刺激所引起的收缩反应及大鼠膈肌的氧摄取和无氧糖酵解，并能抑制肌动蛋白 – 三磷酸腺苷系统的反应。

此外，芦根还有改善脂代谢、保护肝肾等作用。

【临床研究】芦根可治疗感冒、口臭、支气管炎、急性扁桃体炎、肝炎、胆囊炎等。

【用法用量】煎服，15 ～ 30g；鲜品用量加倍，或捣汁用。

【使用注意】脾胃虚寒者慎用。

薤白 xiebai（小根蒜 xiaogensuan）

本品为百合科植物小根蒜 *Allium macrostemon* Bge. 或薤 *Allium chinense* G.Don 的干燥鳞茎。夏、秋两季采挖，洗净，除去须根，蒸透或置沸水中烫透，晒干。主产于东北、河北、江苏、湖北等地。

【性味归经】辛、苦，温。归心、肺、胃、大肠经。

【功效】通阳散结，行气导滞。

【应用】

1.胸痹心痛　为治胸痹之要药。治寒痰阻滞、胸阳不振所致胸痹，可与瓜蒌、半夏、枳实等配伍。治痰凝血瘀之胸痹，可与丹参、川芎、瓜蒌等配伍。

2.脘腹痞满胀痛，泻痢后重　治胃寒气滞之脘腹痞满胀痛，可与高良姜、砂仁、木香等同用。治胃肠气滞，泻痢里急后重者，可单用本品或与木香、枳实等配伍。

【主要成分】主要含甾体皂苷类成分，如薤白苷 A、D、E、F，胡萝卜苷等。含具有特异臭气的挥发油，主要为含硫化合物，有二甲基三硫化物、甲基丙基三硫化物、甲基丙基二硫化物等。还含前列腺素、生物碱及含氮化合物等。

【药理研究】

1.解痉平喘　薤白提取物能明显延长豚鼠哮喘的潜伏期，有明显的平喘作用。薤白可能是通过抑制炎症反应、缓解慢性炎症，从而缓解支气管平滑肌的痉挛而达到平喘的目的。薤白皂苷部位具有显著的平喘作用。

2.抗菌 薤白不同浓度水浸提物对金黄色葡萄球菌、枯草芽孢杆菌、蜡状芽孢杆菌、大肠杆菌、绿脓杆菌、沙门菌等有不同程度的抑制作用。小根蒜汁对实验中的革兰阳性和阴性细菌、啤酒酵母及霉菌均有明显的抑制作用，可抑制金黄色葡萄球菌、枯草芽孢杆菌、大肠杆菌、普通变形杆菌、四联球菌、产气肠杆菌等。

3.对心血管系统作用 薤白能够保护血管内皮、保护心肌缺氧缺血及缺血再灌注引起的心肌损伤、抑制血小板活化聚集等。

4.抗肿瘤 薤白干燥鳞茎中提取的不同甾体皂苷化合物对人脑瘤细胞 SF-268 和肺癌细胞 NCI-H460 有细胞毒性作用，证实了薤白的抗肿瘤作用。

此外，薤白还有抗氧化、提高免疫功能、预防肠粘连、抗抑郁活性等作用。

【临床研究】瓜蒌薤白汤可用于治疗冠心病、心绞痛；薤白胶丸可治疗原发性高脂血症；瓜蒌薤白半夏汤可治疗慢性阻塞性肺病；薤白配半夏可治疗痢疾等。

【用法用量】煎服，5～10g。

【使用注意】气虚者慎用。

人参 renshen

本品为五加科植物人参 *Panax ginseng* C.A.Mey. 的干燥根和根茎。多于秋季采挖，洗净后晒干或烘干。栽培的俗称"园参"；播种在山林野生状态下自然生长的称"林下山参"，习称"籽海"。辽宁和吉林有大量栽培，近年来河北、山西、陕西、甘肃、宁夏、湖北等省区也有种植。

【性味归经】甘、微苦，微温。归脾、肺、心、肾经。

【功效】大补元气，复脉固脱，补脾益肺，生津养血，安神益智。

【应用】

1.气虚欲脱，肢冷脉微 为拯危救脱之要药。凡大汗、大吐、大泻、大失血或大病、久病所致元气虚极欲脱，气息微弱，汗出不止，脉微欲绝的危重证候，单用大量浓煎服。若气虚欲脱兼见汗出、四肢逆冷等亡阳证象者，常与回阳救逆的附子同用。若气虚欲脱兼见汗出身暖、渴喜冷饮、舌红干燥等亡阴证象者，常与麦冬、五味子配伍。

2.脾虚食少，肺虚咳嗽，阳痿宫冷　为补脾气之要药，凡脾气虚弱，倦怠乏力，食少便溏者，常与白术、茯苓、甘草配伍。若脾气虚弱，不能统血导致失血者，常与黄芪、白术等益气健脾药同用。凡肺气虚弱，咳嗽无力，气短喘促，声低懒言，咳痰清稀，自汗脉弱者，常与黄芪、五味子、紫菀等药同用。若肾不纳气而短气虚喘或喘促日久，肺肾两虚者，常配伍蛤蚧、胡桃仁等药。若治肾阳虚衰，肾精亏虚，久病虚羸者，多与鹿茸、肉苁蓉等补肾阳、益肾精之品同用。

3.气虚津伤口渴，内热消渴　适用于气津两伤，短气，口渴者。若用治热病气津两伤，身热烦渴，口干舌燥，汗多，脉大无力者，常与石膏、知母同用。治消渴气阴两伤者，亦较为常用。

4.气血亏虚，久病虚羸　脾气虚衰，气虚不能生血，以致气血两虚，久病虚羸者，可与白术、当归、熟地黄等药配伍。

5.心气不足，惊悸失眠　本品适宜于心气虚弱而心悸怔忡、胸闷气短、失眠多梦、健忘等，常与黄芪、茯苓、酸枣仁等同用。若心脾两虚，气血不足，心悸失眠，体倦食少者，常配伍黄芪、当归、龙眼肉等补气养血安神药。若心肾不交，阴亏血少，虚烦不眠，心悸健忘者，配伍生地黄、当归、酸枣仁等滋阴养血安神之品。

【主要成分】主要含人参皂苷 Ro、Ra$_1$、Rb$_1$、Re、Rg$_1$ 等多种三萜皂苷类成分，以及多糖、挥发油、氨基酸、有机酸、黄酮类、维生素类和微量元素等。

【药理研究】

1.抗衰老　人参多糖可提高抗氧化酶活性和总抗氧化的能力，其中酸性多糖作用较明显，人参皂苷能明显降低 D-半乳糖衰老模型小鼠机体代谢过程中产生的 MDA，且 MDA 可与蛋白质等连结形成难溶物质导致细胞凋亡。

2.抗抑郁　分别给予抑郁模型大鼠三环类抗抑郁药和人参皂苷，采用抗抑郁剂经典评价模型，实验观察大鼠强制游泳不动时间后，发现两种药物均能明显缩短大鼠强制游泳累计不动时间，提示二者有相同的抗抑郁作用。抑郁模型大鼠经野生人参水煎剂联合吗啡治疗后，其抑郁行为得到显著改善。人参皂苷能减轻海马星形胶质细胞结构可塑性损伤和因长期注射皮质酮所致的抑郁样行为。

3. 抗老年痴呆　人参皂苷 Rg1 能促进神经干细胞增殖，并且在异体移植神经干细胞通过调节炎性相关因子水平发挥抗脑缺血作用的过程中发挥了协同增效的作用。Rg1、Rh1 不仅能够提高受损模型小鼠的记忆功能，还能保护大鼠皮质神经细胞。

4. 抗肿瘤　研究表明人参皂苷 Rg3 具有抑制肿瘤生长和转移的作用。Rg3 可诱导小鼠黑素瘤细胞 B16F10 凋亡，同时刺激淋巴细胞产生多种细胞因子，从而诱导 Lewis 肺癌细胞凋亡，且能抑制肝癌细胞生长和转移。

此外，人参还有抗动脉粥样硬化、抗骨性关节炎、调节免疫、抗衰老、抗疲劳等作用。

【临床研究】人参可治疗非小细胞肺癌、直肠癌、宫颈癌、糖尿病、病毒性肝炎、脓毒症等。

【用法用量】煎服，3～9g，挽救虚脱可用 15～30g，文火另煎兑服。也可研末吞服，一次 2g，每日 2 次。

【使用注意】不宜与藜芦、五灵脂同用。

粉葛 fenge（甘葛藤 gangeteng）

本品为豆科植物甘葛藤 *Pueraria thomsonii* Benth. 的干燥根，与葛根为同科同属植物。秋、冬两季采挖，除去外皮，稍干，截段或再纵切两半或斜切成厚片，干燥。主产于广西、广东、四川、云南等地。

【性味归经】甘、辛，凉。归脾、胃经。

【功效】解肌退热，生津止渴，透疹，升阳止泻，通经活络，解酒毒。

【应用】用于外感发热头痛，项背强痛，口渴，消渴，麻疹不透，热痢，泄泻，眩晕头痛，中风偏瘫，胸痹心痛，酒毒伤中。

【主要成分】主要含黄酮类成分葛根素、黄豆苷元、黄豆苷、黄豆苷元 8-O- 芹菜糖（1-6）葡萄糖苷等，香豆素类 6,7- 二甲基香豆素、6-牻牛儿基 -7，4'- 二羟基香豆素等。

【药理研究】同葛根

【临床研究】同葛根

【用法用量】煎服，10～15g。解肌退热、生津止渴、透疹、通经活络、解酒毒宜生用，升阳止泻宜煨用。

【使用注意】胃寒者慎用。夏日表虚汗多者忌用。

当归 danggui

本品为伞形科植物当归 *Angelica sinensis*（Oliv.）Diels. 的干燥根。秋末采挖，除去须根和泥沙，待水分稍蒸发后，捆成小把，上棚，用烟火慢慢熏干。分布于甘肃、四川、云南、陕西、贵州、湖北等地。

【性味归经】甘、辛，温。归肝、心、脾经。

【功效】补血活血，调经止痛，润肠通便。

【应用】

1.血虚诸证　本品甘温质润，长于补血，为补血之圣药。若气血两虚，常配黄芪、人参补气生血；若血虚萎黄、心悸失眠，常与熟地黄、白芍、川芎配伍。

2.血虚血瘀之月经不调、经闭、痛经　本品可补血活血、调经止痛，常与补血调经药同用，为妇科补血活血、调经止痛之要药，血虚、血瘀有寒者尤为适宜。用治妇女月经不调、闭经、痛经，证属血虚者，常与熟地黄、白芍、川芎等补血、活血药配伍。若兼血瘀者，可增加桃仁、红花等活血调经药。若月经不调、闭经、痛经，证属冲任虚寒、瘀血阻滞者，可配伍白芍、桂枝、吴茱萸等；证属肝郁气滞者，可配伍柴胡、白芍、白术等；证属肝郁化火、热迫血行者，可配伍牡丹皮、栀子、柴胡等；证属气血两虚者，可配伍人参、白术、熟地黄等。

3.虚寒腹痛，跌打损伤，痈疽疮疡，风寒痹痛　本品辛行温通，为活血行气之要药。配桂枝、芍药、生姜等同用，可治疗血虚血瘀寒凝之腹痛；与乳香、没药、桃仁、红花等同用，可治疗跌打损伤瘀血作痛；与银花、赤芍、天花粉等解毒消痈药同用，可活血消肿止痛，治疗疮疡初起肿胀疼痛；与黄芪、人参、肉桂等同用，可治疗痈疽溃后不敛；亦可与金银花、玄参、甘草同用，治疗脱疽溃烂，阴血伤败；可活血、散寒、止痛，治疗风寒痹痛、肢体麻木，常与羌活、防风、黄芪等同用。

4.血虚肠燥便秘　本品补血以润肠通便，用治血虚肠燥便秘。常以本品与肉苁蓉、牛膝、升麻等同用。

【主要成分】主要含挥发油成份藁本内酯、正丁烯基酞内酯、当归酮、香荆芥酚、马鞭草烯酮、黄樟醚、对乙基苯甲醛等，有机酸类成分阿魏酸、香草酸、烟酸、琥珀酸，还含多糖、维生素、氨基酸等。

【药理研究】

1.对造血系统作用　当归多糖是当归造血的主要活性成分之一，其造血机制与刺激造血相关细胞、分子等有关。当归多糖处理的骨髓基质细胞培养条件下，显著促进小鼠肌卫星细胞增殖与干细胞因子受体蛋白表达。

2.对循环系统作用　当归及其挥发油具有调节血管生成、抑制心肌细胞肥大和抗心律失常的作用。当归及其有机酸成分阿魏酸均具有抗动脉粥样硬化的作用。其阿魏酸成分具有对抗血栓素 A2 的作用，可增加前列环素的生物活性，抑制血小板凝聚。

3.对神经系统作用　当归可减轻缺氧时神经元的变性，并在激活 VEGF mRNA 中有一定的调控作用。当归注射液能够减少宫内缺氧后幼年大鼠神经胶质细胞胶质纤维酸性蛋白（GFAP）的表达，抑制新生大鼠大脑内 N– 甲基 D– 天冬氨酸受体亚单位 NR1 的表达。

此外，当归还有调节免疫、抗肿瘤、抗炎镇痛、调节子宫平滑肌、调节支气管平滑肌等作用。

【临床研究】当归与川芎配伍，如当归川芎散，可治疗慢性支气管炎、心悸、偏头痛等；配伍芍药，如当归芍药散，可治疗慢性盆腔炎、痛经、子宫肌瘤等；配伍黄芪，如当归补血汤，可治疗心肌缺血、子宫肌瘤等；配伍苦参，如当归贝母苦参丸，可治疗肠炎、胃炎等。

【用法用量】煎服，6 ～ 12g。生当归常用于血虚证、血虚便秘、痈疽疮疡等。酒当归善活血调经，常用于血瘀闭经、痛经、风湿痹痛、跌仆损伤等。传统认为，当归身偏于补血，当归头偏于止血，当归尾偏于活血，全当归偏于和血（补血活血）。

【使用注意】湿盛中满、大便溏泻者忌服。

山柰 shannai

本品为姜科植物山柰 *Kaempferia galanga* L. 的干燥根茎。冬季采挖，洗净，除去须根，切片，晒干。主产于广西，云南、广东、台湾亦产。

【**性味归经**】味辛，性温。归胃经。

【**功效**】行气温中，消食，止痛。

【**应用**】用于胸膈胀满，脘腹冷痛，饮食不消。

【**主要成分**】主要含挥发油成分对甲氧基肉桂酸乙酯、肉桂酸乙酯、正十四烷、苯烯、龙脑等，又含黄酮类成分山柰酚、山柰素，还含 α- 侧柏烯、α- 及 β- 蒎烯、苯甲醛、香桧烯、α 及 β- 水芹烯、对 - 聚伞花素、柠檬烯、4- 松油醇、α- 松油醇、优葛缕酮、茴香醛、乙酸龙脑酯、百里香酚、α- 松油醇乙酸酯、β- 榄香烯、δ- 芹子烯、β- 松油醇、异龙脑及维生素等。

【**药理研究**】

1.抗微生物　山柰具有显著的抗微生物活性。有研究表明山柰能够治疗湿疹、麻风、疥疮等皮肤病。山柰挥发油的体外抗真菌实验表明，山柰具有抑制须毛癣菌、絮状表皮癣菌、犬小芽胞菌、黑曲霉、酵母菌、新型隐球菌等作用。

2.抗氧化　山柰挥发油能有效清除 DPPH。山柰的甲醇提取物在具有清除 DPPH 能力的同时，也能够清除 2，2- 联氮 - 二（3- 乙基 - 苯并噻唑 -6- 磺酸）二铵盐（ABTS）和 NO。

3.抗炎　山柰挥发油可抑制角叉菜胶引起的足肿胀及棉球包埋法引起的大鼠肉芽肿。在体实验表明，山柰提取物能明显降低 LPS 引起的 RAW 264.7 巨噬细胞 NO 的增加，也能抑制由 5，5- 二甲基乙内酰脲（DMH）引起的大肠癌模型大鼠的炎性因子及标志物的表达。

此外，山柰还有镇痛、抗血栓形成、抗癌、降血脂等作用。

【**用法用量**】煎服，6～9g。

【**使用注意**】阴虚血亏、胃有郁火者忌服。

姜黄 jianghuang

本品为姜科植物姜黄 *Curcuma longa* L. 的根茎。主产于四川、福建等地，野生或栽培。冬季茎叶枯萎时采挖，除去须根，煮或蒸至透心，晒干，切厚片，生用。分布于江西、福建、台湾、广东、广西、四川、云南等地。

【性味归经】辛、苦，温。归肝、脾经。

【功效】活血行气，通经止痛。

【应用】

1. 气滞血瘀，胸胁刺痛，胸痹心痛，痛经闭经，癥瘕，跌仆肿痛　姜黄辛散温通，苦泄，善治气滞血瘀诸痛。治心血瘀滞之心胸刺痛，可配当归、木香、乌药等药用。治肝胃气滞寒凝之胸胁痛，可配枳壳、桂心、炙草。治气滞血瘀之痛经、经闭、产后腹痛，常与当归、川芎、红花同用。治跌打损伤之瘀肿疼痛，可配苏木、乳香、没药。

2. 风湿痹痛　本品辛散苦燥温通，外散风寒湿邪，内行气血，通经止痛，尤长于行肢臂而除痹痛，常配羌活、防风、当归等药用。

【主要成分】含有挥发油，主要成分为姜黄酮、芳姜黄酮、姜烯、水芹烯、香桧烯、桉油素、莪术酮、莪术醇、丁香烯龙脑、樟脑等；色素物主要为姜黄素、去甲氧基姜黄素；以及胭脂树橙和降胭脂树素和微量元素等。

【药理研究】

1. 抗肿瘤　姜黄提取物及姜黄素在胰腺癌、胃癌、结肠直肠癌、前列腺癌、肝癌、皮肤癌、乳腺癌、口腔癌及白血病等的不同阶段都显示出抑制作用。姜黄素能下调细胞周期蛋白 –B1（cyclin B1）、Bcl–xL 的表达，并且能够抑制人甲状腺癌 SW579 细胞在体外的增殖。

2. 抗菌　姜黄提取物具有广谱的抗菌活性，对金黄色葡萄球菌、肠球菌、枯草芽孢杆菌、大肠杆菌和铜绿假单胞菌等具有抑制作用。姜黄素可结合到肠炎沙门菌鞭毛上，促使细菌破裂，从而降低了肠炎沙门菌的活性。

3. 抗炎　姜黄及其活性成分的抗炎作用主要是通过降低炎性细胞因

药食同源与治未病

子的表达和分泌，介导多种炎症信号通路，调节炎症相关的细胞功能等来实现的。姜黄水煎液对胶原诱导性关节炎模型大鼠治疗后发现，姜黄能够减少滑膜组织充血及炎性细胞浸润，从而减轻大鼠的滑膜炎症反应。

4.抗氧化　姜黄中的姜黄素等化合物主要通过抑制氧化应激介导的活性氧（ROS）或脂质过氧化而表现出抗氧化作用。姜黄素具有强大的氧自由基清除剂作用，其抗氧化活性与维生素 C 和维生素 E 相当。

此外，姜黄还有保肝、降糖、降脂、神经保护、心脏保护等作用。

【临床研究】姜黄可治疗寻常痤疮、毛囊炎、皮肤癣菌病、霉菌性阴道炎、痛经、上肢风湿痹痛等。

【用法用量】煎服，3 ～ 10g。外用适量。

【使用注意】血虚无气滞血瘀者慎用，孕妇忌用。

党参 dangshen

本品为桔梗科植物党参 *Codonopsis pilosula*（Franch.）Nannf.、素花党参 *Codonopsis pilosula* Nannf. var. *modesta*（Nannf.）L.T.Shen 或川党参 *Codonopsis tangshen* Oliv. 的干燥根。秋季采挖，洗净，晒干。分布于东北及河北、河南、山西、陕西、甘肃、内蒙古、青海等地。

【性味归经】甘，平。归脾、肺经。

【功效】健脾益肺，养血生津。

【应用】

1.体质虚弱，气血不足，面色萎黄，以及病后产后体虚者宜食。

2.脾胃气虚而见神疲倦怠、四肢乏力、食少便溏、慢性腹泻，以及肺气不足而见咳嗽气促、气虚体弱易于感冒者宜食。

3.气虚血亏者宜食；慢性肾炎蛋白尿者宜食。

4.慢性贫血、萎黄病、白血病、血小板减少性紫癜及佝偻病患者宜食。

【主要成分】含挥发油、黄芩素葡萄糖苷、微量生物碱、氨基酸、多糖及皂苷，并含有丁香苷、正己基 –β–D– 吡喃葡萄糖苷、蒲公英赛醇、无羁萜等成分。

【药理研究】

1.对消化系统作用　具有抗溃疡、保护胃黏膜、调整胃肠运动的作用。党参炔苷对乙醇造成的胃黏膜损伤有很好的保护作用，有明显的抗溃疡作用。其胃黏膜保护作用机制可能与影响胃黏膜内前列腺素（PG）代谢有关。党参多糖也有抗溃疡作用，实验证明党参多糖提取物对多种大鼠胃溃疡模型均有明显的抗溃疡作用，对毛果芸香碱引起的胃酸增多有明显的抑制作用。

2.对中枢神经系统作用　党参水提取物和正丁醇提取物能与小剂量的中枢抑制剂产生协同作用，对大剂量抑制剂则产生拮抗作用，呈现双向调节作用。已报道党参具有改善记忆力、镇静、催眠、抗惊厥作用。

3.对血液和造血系统的作用　能促进造血功能、调节血压。党参多糖能促进脾脏代偿性造血功能。党参加丹参能对抗冠心病心绞痛患者血小板聚集，抑制血浆血酸素 A2（TXA2）合成而不影响前列环素（PGI2）的合成，其抑制效应与用量呈一定的量效关系。党参对血压有双向调节作用。

4.对内分泌系统作用　党参通过兴奋下丘脑、垂体，促进肾上腺皮质激素（ACTH）的释放，增强肾上腺皮质功能，增强下丘脑 – 垂体 – 肾上腺皮质轴功能。给小鼠灌胃、皮下或腹腔注射党参水煎液，均有显著升高血浆皮质酮水平作用。

此外，党参还具有增强机体免疫功能、抗炎、抗应激、抗缺氧、抗衰老等作用。

【临床研究】可治疗心血管系统疾病如低血压、妇科疾病及缓解应激反应造成的身体不适，治疗慢性萎缩性胃炎、幽门螺杆菌感染性胃病、功能性消化不良脾虚肝郁证等消化系统疾病，还可代替作为辅助药物提高西药疗效、降低不良反应。

【用法用量】煎服，9～30g。

【使用注意】实证、热证禁服；正虚邪实证不宜单独应用；不宜与藜芦同用。

西洋参 xiyangshen

本品为五加科植物西洋参 *Panax quinquefolium* L. 的干燥根。均系栽培品，秋季采挖，洗净，晒干或低温干燥。我国东北及北京、西安、江西等地有栽培。

【性味归经】甘、微苦，凉。归心、肺、肾经。

【功效】补气养阴，清热生津。

【应用】

1. 气阴两伤证　适用于热病或大汗、大泻、大失血耗伤元气及阴津所致神疲乏力、气短息促、自汗热黏、心烦口渴、尿短赤涩、大便干结、舌燥、脉细数无力等症。常与麦冬、五味子等养阴生津、敛汗之品同用。

2. 肺气虚及肺阴虚证　适用于火热耗伤肺脏气阴所致短气喘促、咳嗽痰少或痰中带血等症。可与养阴润肺的玉竹、麦冬，清热化痰止咳之川贝母等品同用。

3. 气阴两虚　西洋参可补心气、益脾气，兼能养肺阴、滋脾阴，治疗气阴两虚之心悸心痛、失眠多梦，可与补心气之甘草，养心阴、清心热之麦冬、生地等品同用；治疗脾气阴两虚之纳呆食滞、口渴思饮，可与健脾消食之太子参、山药、神曲、谷芽等品同用。肾阴不足之症亦可选用。

4. 热病气虚津伤口渴及消渴　适用于热伤气津所致身热汗多、口渴心烦、体倦少气、脉虚数者。常与西瓜翠衣、竹叶、麦冬等品同用。

【主要成分】根茎含人参皂苷 Ro、Rb1、Rb2、Rc、Rd、Re、Rg1及假人参皂苷 24（R）–F11，尚含精氨酸、天冬氨酸等 18 种氨基酸；又含挥发油、树脂等。

【药理研究】

1. 对中枢神经系统作用　人参皂苷具备调节中枢神经系统和外周神经系统的作用，总皂苷具备抑制和镇静中枢的作用。人参皂苷 Rg1 具备预防衰老、消除疲劳、提升记忆力等作用。饮用西洋参饮片的老鼠运动的时间比未饮用西洋参饮片者要持久，活力强。

2. 对心血管系统作用　服用西洋参有预防心律不齐、心肌缺血和心肌氧化的功效，西洋参对心血管系统具有良好的防护作用。其中，人参皂苷 Rb1 和 Re 对心肌缺血症状具备保护及降糖作用。对心肌梗死、血管氧化损伤等心血管系统的疾病，西洋参能够发挥辅助治疗作用。

3.对免疫系统影响　西洋参作为补气类中药，可以补充人体物质亏损，增强人体机能，从而提高抗病能力。研究表明西洋参中多糖具有免疫增强作用，并且其作用强于西洋参中皂苷类成分。西洋参中的多糖能够提高巨噬细胞的吞噬能力，从而增加其活性。

4.抗肿瘤　西洋参中的糖类及蛋白类物质在抗癌药物的使用中发挥着重要作用。研究表明，从西洋参中提取出的人参皂苷 Rg3 是公认的抗癌化合物，具有较强的抗增殖活性。西洋参中的人参皂苷 Rb1 是成分提取物中含量最丰富的人参皂苷，其肠道代谢物人参皂苷 Rh2 已被证明在体外具有强大的抗癌活性。

此外，西洋参还具有抗氧化、抗衰老、促进血液活力、降低血糖、调节胰岛素分泌等作用。

【临床研究】对高血压、心肌营养不良、冠心病、心绞痛等心脏病均有较好的疗效，尤其适用于改善由心脏病引起的烦躁、闷热、口渴；可减轻癌症患者放射治疗和化学治疗引起的不良反应，如咽干、恶心、消瘦、白细胞减少、胃口不佳、唾液腺萎缩；并能改变机体应激状态，减轻胸腺、淋巴腺组织萎缩等。

【用法用量】3～6g，另煎兑服。

【使用注意】不宜与藜芦同用。中阳衰微、胃有寒湿者忌服。

黄芪 huangqi

本品为豆科植物蒙古黄芪 *Astragalus membranaceus*（Fisch.）Bge. var. *mongholicus*（Bge.）Hsiao 或膜荚黄芪 *Astragalus membranaceus*（Fisch.）Bge. 的干燥根。春、秋两季采挖，除去须根和根头，晒干。主产于内蒙古、山西及黑龙江等地。

【性味归经】甘，微温。归肺、脾经。

【功效】补气升阳，固表止汗，利水消肿，生津养血，行滞通痹，托毒排脓，敛疮生肌。

【应用】

1. 脾胃气虚证　可配白术以补气健脾，配人参以增强补气作用，配桂枝、白芍、甘草等以补气温中，配附子以益气温阳固表。

2. 中气下陷证　凡脾阳不升、中气下陷而见久泻脱肛、内脏下垂者，黄芪能补中益气、升举清阳，常配人参、升麻、柴胡等以培中举陷。

3. 肺气虚及表虚自汗，气虚外感诸症　黄芪能补肺气、益卫气，以固表止汗。用治肺气虚弱，咳喘气短，常配紫菀、五味子等同用；治表虚卫阳不固的自汗，且易外感者，常配白术、防风同用，既可固表以止自汗，又能实卫而御外邪。

4. 气虚水湿失运的浮肿、小便不利　黄芪能补气利尿，故能消肿。常与防己、白术等同用。

5. 气血不足，疮疡内陷的脓成不溃或溃久不敛　黄芪能补气托毒、排脓生肌，治脓成不溃，常配当归、穿山甲、皂角刺等，以托毒排脓；治久溃不敛，可配当归、人参、肉桂等，以生肌敛疮。

【主要成分】黄酮类有山奈酚、槲皮素、异鼠李素、鼠李异柠檬素、熊竹素、芒柄花素、毛蕊异黄酮、二甲氧基异黄酮、异黄烷苷、二甲氧基二芪皂氢异黄酮、红芪木脂素、异甘草素、二甲氧基异黄烷、二异戊烯基异黄酮等；皂苷类含有皂苷Ⅰ、Ⅱ、Ⅲ、Ⅳ、Ⅴ、Ⅵ、Ⅶ，异黄芪皂苷Ⅰ、Ⅱ、Ⅲ及大豆皂苷Ⅰ等；多糖类主要为葡聚糖和杂多糖；还包含氨基酸、微量元素、维生素D、黏液质、苦味素、淀粉酶、亚麻酸、香豆精、核黄素、香草酸、尼克酸、异阿魏酸、阿魏酸、绿原酸、咖啡酸、烟酸、香豆素、淀粉E、胡萝卜素、甜菜碱、烟酰胺、亚油酸、叶酸、羽扇豆醇、β素谷甾醇、棕榈酸等其他多种成分。

【药理研究】

1. 免疫调节　多项研究表明，黄芪对机体免疫系统具有一定的调控作用。给予黄芪多糖溶液干预后，免疫低下小鼠巨噬细胞吞噬指数、吞噬率均显著升高。黄芪多糖也可显著升高环磷酰胺、荷瘤和放射损伤所致的免疫低下小鼠血清IgG含量。黄芪糖蛋白干预后，与胶原性关节炎模型小鼠相比，外周血中CD_3^+、CD_4^+、IL-17A$^+$、Th17细胞比例显著降低，CD_4^+、CD_{25}^+、Foxp$_3^+$、Treg细胞比例显著升高。

2. 心血管保护　黄芪甲苷可降低心肌梗死模型大鼠心肌组织损伤

程度，促进血管新生，其机制可能与调控蛋白激酶 D1/ 组蛋白脱乙酰酶 5/ 血管内皮生长因子信号通路有关。在对稳定型心绞痛患者治疗中，黄芪注射液组不仅可缓解冠心病患者临床症状，提高临床疗效，还能改善其发病的病理学基础，降低发病风险因素。此外，亦有研究表明，黄芪及其有效成分对心肌炎、心力衰竭、心肌纤维化等疾病具有一定的治疗效果。

3. 抗肿瘤　越来越多的研究表明，黄芪及其有效成分对不同恶性肿瘤均有一定的治疗作用。如黄芪甲苷可显著降低肝癌 H22 腹水瘤小鼠瘤细胞存活率、腹水量和最大结节直径等指标，其机制可能与抑制血管生成，降低转移相关基因、水通道蛋白表达有关。注射给予非小细胞肺癌患者黄芪多糖后，不仅可提高总有效率，有效降低其外周血中 VEGF、糖类抗原 125 及基质金属蛋白酶 –9（MMP–9）的含量，还可改善化学治疗引起的骨髓抑制等不良反应。

此外，黄芪还有神经保护、肝脏保护、降糖、延缓衰老、泌尿系统的保护、抗菌、抗病毒等方面作用。

【临床研究】主要应用在缺氧缺血性脑病、循环系统疾病、呼吸系统疾病、肾病、神经系统疾病及血糖、血压异常的治疗。

【用法用量】9 ～ 30g。

【使用注意】表实邪盛、湿阻气滞、肠胃积滞、阴虚阳亢、痈疽初起或溃后热毒尚盛者，均禁服。

天麻 tianma

本品为兰科植物天麻 *Gastrodia elata* Bl. 的干燥块茎。立冬后至次年清明前采挖，立即洗净，蒸透，敞开低温干燥。分布于吉林、辽宁、河北、河南、安徽、湖北、四川、贵州、云南、陕西、西藏等地。

【性味归经】甘、平。归肝经。

【功效】息风止痉，平抑肝阳，祛风通络。

【应用】

1. 头晕目眩　天麻为治眩晕的要药，其功用主要为平肝息风。用治肝阳上亢的眩晕。

2. 热病动风、惊痫抽搐等症　天麻虽无清热之功，却具有良好的息肝风、定惊搐的作用，为治疗肝风内动的要药，可用于高热动风、惊痫抽搐、角弓反张等症。

3. 头痛、痹痛、肢体麻木等症　用于风寒湿痹（偏重湿痹）肢体麻木瘫痪，治慢性风湿性关节炎。

【主要成分】本品主要含天麻苷、天麻素、天麻醚苷、天麻核苷、胡萝卜苷、巴利森苷 A、腺苷、微量生物碱、多糖等，另含镍、铬、钡、锰、锌、铜等微量元素。

【药理研究】

1. 催眠镇静　天麻素具有较为显著的镇静催眠作用。天麻素可直接透过血脑屏障，通过较高速度在脑组织中进行降解，形成天麻苷元，成为脑细胞膜苯二氮䓬（Bz）受体配基，达到镇静和抗惊厥的抑制中枢神经效果。

2. 抗惊厥　天麻素属于脂溶性物质，穿透血脑屏障后在抑制兴奋性氨基酸产生与释放方面有明显的作用，还能降低髓性细胞核分化抗原受体活性，避免钙离子的升高，进一步阻断 N- 甲基 -D- 天冬氨酸受体钙离子通路，从而达到抗惊厥的作用。

3. 抗眩晕　天麻素本身具备很好的营养细胞和改善血流动力学的优势，应用后能够在短时间内帮助患者消除椎基底动脉系统循环不良的情况，改善迷路炎或前庭神经元炎导致的恶心呕吐或眩晕耳鸣的症状。此外，天麻还具备对咖啡因出现中枢兴奋的抑制效果，有明显的延长催眠作用，还有助于扩张血管，提高血液的供氧能力，帮助患者解决偏头痛症状。长期临床应用中发现，与其他单独药物治疗眩晕与偏头痛相比，天麻素的疗效更为显著。

4. 镇痛　天麻素不但能够提高小鼠的基础痛阈值，还有一定程度降低炎症局部皮温和缓解踝关节肿胀疼痛程度的作用。可使小鼠的疼痛级别发生变化，引起该变化的机制或许与减少疼痛物质传递和神经冲动传入有关。此外还能激活镇痛在小鼠身上发挥的系统功能，抑制疼痛基因表达。

此外，天麻还具有保护心肌细胞、降压、抗血栓与抗血小板聚集、增强免疫力、改善记忆力、延缓衰老、对神经细胞的保护等多方面作用。

【临床研究】治疗颈动脉粥样硬化、颅脑外伤、眩晕、中风先兆、高血压、高脂血症、抑郁症头晕头痛、椎基底动脉供血不足、脑出血、神经焦虑症等。

【用法用量】用量 3 ～ 9g，煎服。

【使用注意】气血虚甚者慎服。

（杨波）

第二节　果实种子类

八角茴香 bajiaohuixiang

本品为木兰科植物八角茴香 *Illicium verum* Hook.f. 的干燥成熟果实，又名大茴香、八角，主产于亚热带地区。性味、功效与小茴香相似，但功力较弱，主要用作食物调味品。秋、冬两季果实由绿变黄时采摘，置沸水中略烫后干燥或直接干燥。

【性味归经】辛，温。归肝、肾、脾、胃经。

【功效】散寒止痛，理气和胃。

【应用】

1. 用治寒滞肝脉之疝气疼痛，肝经受寒之少腹冷痛，或冲任虚寒、气滞血瘀之痛经。现代研究报道，本品有镇痛作用，临床以之配伍香附、乌药等，治疗疝气属寒凝气滞者。

2. 用治胃寒气滞之脘腹胀痛，脾胃虚寒之脘腹胀痛、呕吐食少，常与健脾行气药配伍。

【主要成分】本品含挥发油 3% ～ 6%，主要成分为反式茴香脑、柠檬烯、莳酮、爱草脑、γ- 松油烯、α- 蒎烯、月桂烯等，少量的香桧烯、茴香脑、茴香醛等。另含脂肪油约 18%，其脂肪酸中主要为岩芹酸，还有油酸、亚油酸、棕榈酸、花生酸、山萮酸等。

【药理研究】

1. 抑菌 八角茴香油具有广谱的抗菌性，对金黄色葡萄球菌、枯草杆菌、大肠杆菌、黑曲霉、黄曲霉和桔青霉、酵母菌及黑曲霉菌、大肠埃希菌、痢疾杆菌等具有抑制作用，其中对霉菌的抑菌作用较强。

2. 镇痛 从八角茴香提取得到的莽草酸能够减少小鼠扭体次数，明显延长痛阈潜伏期，对小鼠具有显著的镇痛作用。从八角茴香中分离出来的倍半萜类化合物能够减轻尾巴压力疼痛和醋酸造成的扭体反应。

3. 抗氧化 八角茴香中含有大量具有抗氧化剂性能的酚类和类黄酮类化合物。八角茴香挥发油有温和的 DPPH 清除活性，且随着浓度的增加，清除活性增强。

此外，八角茴香还有抗病毒、升高白细胞、抗疲劳、抗癌等作用。

【临床研究】八角茴香可治疗腹部手术后腹胀、睾丸鞘膜积液等。

【用法用量】煎服，3 ～ 6g。外用适量。

【使用注意】阴虚火旺者慎用。

刀豆 daodou

本品为豆科植物刀豆 *Canavalia gladiata*（Jacq.）DC. 的成熟种子。主产于江苏、安徽、湖北、四川等地。秋季种子成熟时采收荚果，剥取种子，晒干，生用。

【性味归经】甘，温。归胃、肾经。

【功效】降气止呃，温肾助阳。

【应用】

1. 呃逆、呕吐 治中焦虚寒之呕吐、呃逆，常与丁香、柿蒂等同用。

2. 肾虚腰痛 治肾阳虚腰痛，可单用或配补肝肾强筋骨药杜仲、桑寄生、牛膝等。

【主要成分】主要含胺类成分刀豆氨酸、刀豆四胺、γ– 胍氧基丙胺、氨丙基刀豆四胺、氨丁基刀豆四胺等；还含赤霉素 A21（刀豆赤霉素Ⅰ）、赤霉素 A22（刀豆赤霉素Ⅱ）及蛋白质等。

【药理研究】刀豆中刀豆毒素具有脂氧酶激活作用。ConA 具有强力

第三章 药食同源物品

的促有丝分裂作用，有较好的促淋巴细胞转化反应的作用，能沉淀肝糖原，凝集羊、马、狗、兔、猪、大鼠、小鼠、豚鼠等动物及人红细胞。还能选择性激活抑制性 T 细胞，对调节机体免疫反应具有重要作用。

【临床研究】刀豆可治疗肾虚遗尿、尿频等。

【用法用量】煎服，6～9g。

【使用注意】胃热盛者慎服。

小茴香 xiaohuixiang（茴香 huixiang）

本品为伞形科植物茴香 *Foeniculum vulgare* Mill. 的干燥成熟果实。秋季果实初熟时采割植株，晒干，打下果实，除去杂质。全国各地均有栽培。本品有特异香气，味微甜、辛。

【性味归经】辛，温。归肝、肾、脾、胃经。

【功效】散寒止痛，理气和胃。

【应用】

1. 寒疝腹痛，痛经　用治寒滞肝脉之疝气疼痛、肝经受寒之少腹冷痛，或冲任虚寒、气滞血瘀之痛经。现代研究报道，本品有镇痛作用，临床以之配伍香附、乌药等，治疗疝气属寒凝气滞者。

2. 中焦寒凝气滞证　用治胃寒气滞之脘腹胀痛、脾胃虚寒之脘腹胀痛、呕吐食少，常与健脾行气药配伍。

【主要成分】本品含挥发油3%～6%，主要成分为反式茴香脑、柠檬烯、葑酮、爱草脑、γ- 松油烯、α- 蒎烯、月桂烯等，少量的香桧烯、茴香脑、茴香醛等。另含脂肪油约18%，其脂肪酸中主要为岩芹酸，还有油酸、亚油酸、棕榈酸、花生酸、山萮酸等。

【药理研究】

1. 对内脏系统的作用　小茴香能够调节胃肠功能、抗肝肾毒性、抗肝纤维化。小茴香具有促进胃肠运动及功能的恢复、改善肠道微生物平衡的作用，其水提物可降低大鼠血清中丙氨酸氨基转移酶、天冬氨酸氨基转移酶和透明质酸的水平，降低肝组织胶原纤维含量及下调 α- 平滑肌动蛋白、转化生长因子 -β1（TGF-β1）、TGF-β 受体 I 型（TGF-βR1）、信号传导蛋白 Smad2 mRNA 表达，从而抑制肝星状细胞活化，以减轻肝脏纤维化。也有研究表明小茴香对丙戊酸钠诱导的肝肾毒性具有保护作用。

2. 化学治疗作用　小茴香具有抗菌、抗病毒、抗肿瘤、抗寄生虫等作用。在抗菌、抗病毒方面，小茴香挥发油能够对抗 DNA 病毒、RNA 病毒，对链格孢菌、鲍曼不动杆菌、黑曲霉、枯草芽孢杆菌等 27 种细菌及真菌均有抑制作用。其甲醇提取物能够对抗短小芽孢杆菌和金黄色葡萄球菌，水煎液能够对抗产黄青霉菌。在抗肿瘤方面，小茴香中的茴香脑能够抑制前列腺癌细胞系 PC-3 细胞增殖、克隆和迁移，挥发油可增加乳腺癌细胞系 MCF-7 Bax 表达，降低 Bcl-2 表达。在抗寄生虫方面，小茴香水提取物对人芽囊原虫的抑制作用呈时间和浓度依赖性关系，且水提取物比甲醇提取物具有更强的杀虫和杀卵活性。

3. 解热、镇痛、抗炎　反式茴香脑可增加肺损伤小鼠 IL-10 表达，降低 IL-17 表达；小茴香等 4 种草药组成的制剂能够对抗离体豚鼠回肠模型痉挛，小茴香等 10 种草药混合水提物可显著降低家兔发热模型直肠温度。

此外，小茴香还具有抗焦虑、神经保护、改善认知功能障碍、降低血脂、抗氧化、抑制环磷酰胺诱导的遗传毒性等作用，同时也可影响内分泌系统和免疫系统的功能。

【临床研究】小茴香可治疗女性细菌性阴道病、原发性痛经、胃肠功能紊乱等。

【用法用量】煎服，3 ～ 6g。外用适量。

【使用注意】阴虚火旺者慎用。

山楂 shanzha（山里红 shanlihong）

本品为蔷薇科植物山里红 *Crataegus pinnatifida* Bge.var.*major* N.E.Br. 或山楂 *Crataegus pinnatifida* Bge. 的成熟果实。主产于河南、山东、河北等地，以山东所产量大质佳。多为栽培品，秋季果实成熟时采收，切片，干燥。生用或炒用。

【性味归经】酸、甘，微温。归脾、胃、肝经。

【功效】消食化积，行气散瘀，活血祛瘀止痛。

【应用】

1.饮食积滞　尤为消化油腻肉食积滞之要药。本品能促进脂肪消化，单味煎服或与其他消食药、理气药配伍。

2.泻痢腹痛，疝气痛　治泻痢腹痛，可单用或与木香、槟榔等同用。治疝气痛，常与橘核、荔枝核等理气散结药同用。

3.瘀阻胸痛，产后腹痛　治瘀滞胸胁痛，常与活血化瘀药配伍。治产后瘀阻腹痛、恶露不尽或痛经、闭经，常与活血化瘀、疏肝行气药配伍。

【主要成分】主要含有机酸类成分柠檬酸、绿原酸、枸橼酸单甲酯、枸橼酸二甲酯、枸橼酸三甲酯等，黄酮类成分槲皮素、金丝桃苷、牡荆素等，三萜类成分熊果酸、白桦脂醇等，还含有胡萝卜素、维生素 C、维生素 B_1 等。

【药理研究】

1.对心脑血管的作用　山楂具有降压、降脂、抗动脉粥样硬化、抗心律失常、抗心肌缺血、抑制脑神经细胞凋亡的作用。山楂总黄酮通过调节细胞内外 Ca^{2+} 交换及激活非选择性钾通道和内向整流钾通道，能够舒张大鼠离体血管。山楂果胶五糖能降低小鼠血清胆固醇、低密度脂蛋白和肝脏胆固醇水平，其机制与其降低甘油 $-3-$ 磷酸酰基转移酶和磷脂酸磷酸水解酶的活性、mRNA 及蛋白质表达水平相关。山楂叶总黄酮通过降低家兔血清中一氧化氮、C 反应蛋白及肿瘤坏死因子水平，提高 SOD、GSH-Px 含量，从而抑制动脉粥样硬化形成。

2.对消化系统的作用　山楂能够双向调节胃肠道、促进消化酶分泌、保护肝脏。山楂中的膳食纤维可以在不增加小鼠排便频率情况下，同时提高小肠推进率、缩短首粒排黑便时间和增加排便质量。其水煎剂通过降低小鼠血浆胃动素水平，缓解胃肠蠕动，以缓解肠易激惹症小鼠腹泻症状。山楂富含 VC、VB₂、胡萝卜素及多种有机酸，既能促进胃消化酶的分泌又能增强其活性，以达到消食开胃、增进食欲的作用。在肝脏保护方面，山楂主要通过增强肝脏抗氧化作用、降低炎症因子释放而发挥保护肝脏的作用。

3.抗癌作用　山楂酸和齐墩果酸为山楂中存在的五环三萜类化合物，二者均对人肺腺癌 A549 细胞生长具有抑制作用，并呈剂量依赖关系，其作用可能是通过抑制细胞内的糖原磷酸化酶活性而实现。而山楂果总黄酮可通过抑制肿瘤细胞 DNA 的生物合成，从而阻止细胞的分裂繁殖。

此外，山楂还有降糖、抗菌、增强免疫、抗氧化等作用。

【临床研究】山楂可治疗冠心病、心绞痛、高血压、高脂血症、慢性盆腔炎、子宫内膜炎、痛经、消化不良等。

【用法用量】煎服，9～12g，大剂量30g。生山楂、炒山楂多用于消食散瘀，焦山楂、山楂炭多用于肉食积滞、泻痢不爽。

【使用注意】脾胃虚弱者慎服。

乌梅 wumei（梅 mei）

本品为蔷薇科植物梅 *Prunus mume*（Sieb.）Sieb.et Zucc. 的近成熟果实。主产于浙江、福建、云南等地。夏季果实近成熟时采收，低温烘干后闷至皱皮、色变黑时即成，去核生用或炒炭用。全国各地均有栽培，主产于四川、浙江、福建、湖南、贵州。

【性味归经】酸、涩，平。归肝、脾、肺、大肠经。

【功效】敛肺止咳，涩肠止泻，生津止渴，安蛔止痛，收敛止血。

【应用】

1.肺虚久咳　治肺虚久咳或干咳无痰，常配伍其他敛肺止咳药用。

2.久泻久痢　治久泻久痢，可单用水煎服或与其他涩肠止泻药配伍。

3.虚热消渴　治虚热消渴，可单用水煎服或配伍天花粉、麦冬、葛根、人参等。

4.蛔厥腹痛、呕吐　本品味极酸，为安蛔止痛之要药，常配伍温脏安蛔之品。

5.崩漏，便血，尿血　治疗出血证，以下焦出血的崩漏下血、便血、尿血尤为多用。

【主要成分】主要含柠檬酸、苹果酸、琥珀酸、酒石酸、草酸等有机酸。另含挥发油、β- 谷甾醇、蜡醇、三萜类成分及碳水化合物、谷甾醇、蜡样物质及齐墩果酸样物质等。种子含苦杏仁苷和脂肪油。

【药理研究】

1. 抑菌　乌梅及其制剂对多种细菌具有抑制作用，如金黄色葡萄球菌、大肠埃希菌、绿脓杆菌、白色念珠菌、李斯特菌、肺炎球菌、伤寒杆菌等，有不同程度的抑制作用。

2. 镇咳　乌梅的核壳、种仁与净乌梅均有明显的镇咳作用，其中核壳和种仁的镇咳作用强于净乌梅。乌梅仁中含苦杏仁苷，因此推测苦杏仁苷是乌梅发挥镇咳作用的有效成分之一。

3. 镇静催眠及抗惊厥作用　乌梅水煎液能减少小鼠的自主活动次数，延长其睡眠持续时间，且能明显增加戊巴比妥钠阈下剂量小鼠的入睡只数，并可拮抗尼可刹米引起的小鼠惊厥。

4. 护肝作用　乌梅可治疗过氧化损伤，保护肝功能，其机制可能与加速强氧化性的过氧亚硝酸清除、减少脂质过氧化的发生、稳定细胞膜结构密切相关。乌梅可降低小鼠空腹血糖，增加肝糖原含量，提高肝匀浆中谷胱甘肽含量和总抗氧化能力，改善肝脏氧化应激及肝病的病理状态。

5. 对结肠炎的作用　乌梅对实验性溃疡性结肠炎有明显治疗效果，并可能通过提高病变组织的 SOD 活性与降低结肠组织中的 MDA 含量来发挥治疗作用。

此外，乌梅还有抗变态反应、抗肿瘤、抗氧化、抗纤维化、降脂、抑制黑色素、降糖、抑制结石形成等作用。

【临床研究】乌梅可治疗慢性咽喉炎、顽固性瘙痒、足跟痛、大肠息肉、乙型肝炎、过敏性结肠炎、霉菌性阴道炎及蛔虫引起的呕吐、腹痛等。

【用法用量】煎服，6～12g，大剂量可用至30g。外用适量，捣烂或炒炭研末外敷。止泻止血宜炒炭用。

【使用注意】表邪未解或内有实热积滞者均不宜服。

木瓜 mugua（贴梗海棠 tiegenghaitang）

本品为蔷薇科植物贴梗海棠 *Chaenomeles speciosa*（Sweet）Nakai 的干燥近成熟果实。主产于安徽、四川、湖北、浙江等地。夏、秋两季果实绿黄时采收，置沸水中烫至外皮灰白色，对半纵剖，晒干。切片，生用。

【性味归经】酸，温。归肝、脾经。

【功效】舒筋活络，和胃化湿。

【应用】

1. 风湿痹证　为治风湿痹痛、筋脉拘挛、关节屈伸不利之要药。治寒湿痹证，每与祛风湿散寒药配伍。治湿热痹证，宜与祛风湿清热药配伍。治肾虚腰膝酸重者当与补肝肾、强筋骨之品同用。治筋急项强，不可转侧者，可与活血通络药配伍。

2. 脚气水肿　为治脚气水肿之常用药，每配伍祛湿、行气之品。

3. 吐泻转筋　为治湿阻中焦而吐泻转筋之要药。偏寒者，常配燥湿散寒药。偏热者，多与清热利湿药同用。

此外，本品尚有消食作用，用于消化不良。并能生津止渴，可治津伤口渴。

【主要成分】主要含多糖、齐墩果酸、苹果酸、枸橼酸、酒石酸、维生素、皂苷及黄酮类。

【药理研究】

1. 镇痛、抗炎与增强免疫力　木瓜提取物可显著抑制小鼠毛细血管通透性增加，减少醋酸引起小鼠扭体次数，抑制二甲苯所致小鼠耳肿胀，且可提高热板法所致小鼠疼痛的阈值。经木瓜三萜灌胃后的佐剂性关节炎大鼠，可使其足爪肿胀减轻及相关炎性因子水平降低。

2. 保肝作用　木瓜多糖能降低 CCl_4 所致急性肝损伤小鼠的 ALT 活性，提高肝组织 GSH-Px、SOD 活性及降低 MDA 水平，从而减轻肝组织的病理损伤。其乙醇提取物也具有保护肝脏的作用。

3. 抗胃溃疡、肠损伤　木瓜三萜能保护吲哚美辛所致小鼠胃黏膜损伤，其机制可能与上调表皮生长因子、三叶因子 1（trefoil factor-1，TFF1）的表达水平，恢复胃黏膜防御屏障的功能有关。中药木瓜乙酸乙酯萃取部位对急性胃溃疡小鼠的胃黏膜损伤有一定的保护作用，其机制与增强内源性抗氧化系统功能及抑制 H^+ / K^+ - 腺苷三磷酸酶表达和活性，抑制 miR-423-5p / TFF1 / p53 信号通路异常激活有关。

4. 抗菌作用　木瓜乙醇提取物和水提物有广谱抑菌作用，既对革兰阴性菌如荧光假单胞菌等有抑制作用，对革兰阳性菌如枯草杆菌等也有较强的抑制作用，且光稳定和热稳定性好，在较高温度下仍能保持较强的抑菌活性。

5. 抗氧化作用　木瓜不同溶剂提取物均具有一定的清除自由基能力，总黄酮含量越高清除自由基的能力越大，抗氧化能力越强。同时，木瓜籽油亦具有较强的清除自由基能力和抗氧化能力，能够显著降低高血脂小鼠血清总胆固醇和甘油三酯含量，升高高密度脂蛋白的含量。

此外，木瓜还有抗肿瘤、减轻肺损伤等作用。

【临床研究】木瓜可治疗风湿性、类风湿性关节炎及急性病毒性黄疸型肝炎、急性菌痢、三叉神经痛、小便频数等。

【用法用量】煎服，6～9g。

【使用注意】内有郁热，胃酸过多，小便短赤者忌服。

火麻仁 huomaren（大麻 dama）

本品为桑科植物大麻 *Cannabis sativa* L. 的干燥成熟果实。全国各地均有栽培，主产于山东、河北、黑龙江、吉林、辽宁、江苏等地。秋季果实成熟时采收，除去杂质，晒干。生用，用时打碎。本品富油性，无臭、味淡。

【性味归经】甘，平。归脾、胃、大肠经。

【功效】润肠通便。

【应用】适用于老人、产妇及体弱津血不足的肠燥便秘。单用煮粥服有效，或常与润肠通便药同用。若兼有燥热而便秘较甚者，配伍泻热通便、行气之品。

【主要成分】含丰富的不饱和脂肪酸、油酸、亚麻酸、蛋白质、氨基酸、卵磷脂、矿物质及生物活性成分如谷甾醇、萜类化合物、维生素A、维生素E、维生素B$_1$、维生素B$_2$、植物甾醇等，其中多不饱和脂肪酸含量高达80%。

【药理研究】

1. 抗氧化、抗衰老　火麻仁油及提取物均具有抗氧化和抗衰老的作用。火麻仁油及甾醇均能延长家蚕各龄期生存时间。火麻仁油还能提高亚急性衰老模型小鼠皮肤内 SOD 活性，清除过氧化物，提高皮肤含水量，改善皮肤的形态功能，有明显的抗衰老作用。

2.镇痛、抗炎、抗血栓　火麻仁含有丰富的多不饱和脂肪酸，具有降脂、抑制血栓形成、预防心脑血管疾病等作用。火麻仁能降低衰老模型小鼠的血脂水平，其木脂素酰胺类提取物对小鼠急性肝损伤有保护作用。

3.改善记忆力　火麻仁油能增强 D- 半乳糖致衰老小鼠学习记忆能力，其机制可能与提高脑组织抗氧化及清除自由基的能力、减轻神经细胞膜脂质过氧化有关。

4.心肌损伤保护作用　火麻仁能够明显降低心脏缺血后再灌注所导致的心室纤维颤动发生率，改善心功能。

5.降血压　火麻仁乳剂给正常大鼠灌服后，血压可显著降低；麻醉犬股静脉注射火麻仁醇提物后，出现持久的降压作用，而且降压持续时间随剂量增加而延长；青年人服用火麻仁乳剂可使血压降低；高血压患者服用火麻仁可降低血压，且无不良反应。

此外，火麻仁还有抗疲劳、免疫调节、对胃肠功能双向调节、镇静、抗惊厥、改善睡眠等作用。

【临床研究】火麻仁可治疗便秘、神经性皮炎、高血压、慢性湿疹等。

【用法用量】煎服，10 ～ 15g。

【使用注意】食入量大可引起中毒，症状为恶心、呕吐、腹泻、四肢麻木、烦躁不安、精神错乱、昏迷、瞳孔散大等。

白果 baiguo（银杏 yinxing）

本品为银杏科植物银杏（白果树、公孙树）*Ginkgo biloba* L. 的干燥成熟种子。全国各地均有栽培，主产于广西、四川、河南、山东、湖北。秋季种子成熟时采收，除去肉质外种皮，洗净，稍蒸或略煮后烘干。用时打碎取种仁，生用或炒用。

【性味归经】甘、苦、涩，平。有毒。归肺、肾经。

【功效】敛肺定喘，止带缩尿。

【应用】

1. 痰多咳喘　善治咳喘痰多。治寒喘由风寒引发者，常配伍辛散宣肺之品。若治外感风寒而内有蕴热之喘咳气急、咳痰黄稠者，可与清热散邪、宣肺定喘之品同用。若治肺热燥咳，咳喘无痰，配天冬、麦冬、款冬花等。若治肺肾两虚之虚喘，配五味子、核桃仁等。

2. 带下白浊　为治带下白浊之常用药。治妇人带下证，若脾肾亏虚，带下色清，质稀量多者，常与补虚止带之品同用。若属湿热下注，带下色黄腥臭者，配清热利湿药。治肾虚湿阻，清浊不分，小便白浊，可单用本品或与萆薢、益智仁等同用。

3. 尿频、遗尿、遗精　可治尿频、遗尿、遗精，单用有效，亦可与补肾固精缩尿之品同用。

【主要成分】种子含蛋白质、脂肪、淀粉、氰苷、维生素 B_2 及多种氨基酸；外种皮含有毒成分白果酸、氢化白果酸、白果酚、白果醇等；肉质外种皮含白果酸、氢化白果酸、氢化白果亚酸、银杏二酚、白果醇和黄酮类化合物。

【药理研究】

1. 抗氧化　白果中黄酮类成分及萜内酯类成分等有较好的清除自由基的作用。白果总黄酮能清除 DPPH 自由基、$\cdot O_2^-$、ABTS 自由基，其中佛手、佛指、金坠、圆铃这四个品种白果中总黄酮的抗氧化能力以佛指总黄酮效果最佳。

2. 抗炎　白果可抑制二甲苯引起的小鼠耳郭肿胀，减轻角叉菜胶引起的足趾肿胀及抑制二甲苯所致小鼠皮肤毛细血管通透性增加，表现出良好的抗炎作用。

3. 神经保护　银杏内酯及白果内酯具有神经保护、抗细胞凋亡、恢复缺血区供血、抑制兴奋性毒性与能量代谢、调节星形胶质细胞的作用。银杏内酯 A 可抑制缺血再灌注模型小鼠 NF-κB 信号通路，下调大脑皮层 p53 mRNA、Caspase-3 表达。

4. 抗肿瘤　白果外种皮提取物联合化疗药物顺铂对 S180 荷瘤小鼠具有抗肿瘤作用且能增效减毒。白果中的银杏酸对胰腺癌的抑制作用与抑制驱动脂肪的生成有关。

此外，白果还有抗菌、降糖、免疫调节等作用。

【临床研究】白果可治疗肺结核、带下白浊、儿童多尿症、支气管哮喘等。

【用法用量】煎服，5～10g，捣碎用。

【使用注意】喘咳痰稠，难于咳出者不宜应用。生食或大量食用易引起中毒，小儿尤当注意。

白扁豆 baibiandou（扁豆 biandou）

本品为豆科植物扁豆 *Dolichos lablab* L. 的干燥成熟种子。主产于江苏、河南、安徽等地。秋季果实成熟时采收，晒干，生用或炒用。

【性味归经】甘，微温。归脾、胃经。

【功效】健脾化湿，和中消暑。

【应用】

1.脾气虚证　为健脾化湿之良药。治脾虚湿滞，食少，便溏，泄泻者，宜与健脾渗湿药配伍。用治脾虚湿浊下注，白带过多者，每与白术、苍术、芡实等配伍。

2.暑湿吐泻　治夏日暑湿伤中，脾胃不和，呕吐腹泻，可单用本品水煎服，或配伍其他化湿解暑之品。若暑热夹湿者，宜与清暑、渗湿之品同用。若暑月乘凉饮冷，外感于寒，内伤于湿之阴暑证，常与散寒解表、化湿和中之品配伍。

此外，本品有解毒和缓和呕吐的作用。治热毒恶疮，可单用捣末外敷。若解砒霜毒，单用本品生研，水绞汁饮。若解酒毒，多与豆蔻、砂仁、葛花等同用。若解河豚毒，多与芦根配伍。

【主要成分】本品含碳水化合物、蛋白质、脂肪、维生素、微量元素、泛酸、酪氨酸酶、胰蛋白酶抑制物、淀粉酶抑制物、血球凝集素A、B等成分。

【药理研究】

1.抗菌、抗病毒　白扁豆对痢疾杆菌具有一定抑制作用，其水提物对小鼠哥伦比亚SK（Columbia SK）病毒有抑制作用。经白扁豆种子纯化的 dolichin 抗菌蛋白，能对抗镰刀霉菌、丝核菌。白扁豆对食物中毒所起发的急性胃肠炎、呕吐等症状有解毒作用。

2. 抗氧化　白扁豆多糖能够清除 O_2^- 和 $\cdot OH$，提高 SOD、GSH-Px 活力，提高小鼠的抗氧化能力。

3. 对神经细胞缺氧性凋亡坏死的保护　白扁豆多糖可减少神经细胞 Bax 的表达，促进胚鼠神经细胞生长，阻断由缺氧引起的神经细胞生长抑制，且能阻止神经细胞缺氧凋亡。

4. 对酒精性肝病（ALD）的作用　白扁豆多糖可降低 ALD 模型大鼠的肝指数和血清中的转氨酶和脂类物质的水平，改善肝组织病理形态，上调 SOD、GSH-Px 的表达，控制 ALD 的发生发展。

此外，白扁豆还有调节免疫功能、提高造血功能、降糖等作用。

【临床研究】可治疗泄泻、胃癌、黄褐斑、慢性肾炎，还可解酒、河豚中毒等。

【用法用量】煎服，5～10g。炒后可使健脾止泻作用增强，故用于健脾止泻及作散剂服用时宜炒用。外用适量，煎汤洗或研成极细粉敷患处。

【使用注意】不宜与川乌、制川乌、草乌、制草乌、附子同用。本品含毒性蛋白，加热后毒性减弱，故生用宜慎。

决明子 juemingzi（小决明 xiaojueming）

本品为豆科植物决明 *Cassia obtusifolia* L. 或小决明 *Cassia tora* L. 的干燥成熟种子。秋季采收成熟果实，晒干，打下种子，除去杂质。

【性味归经】甘、苦、咸，微寒。归肝、大肠经。

【功效】清肝明目，平抑肝阳，润肠通便。

【应用】

1. 目疾　为治目疾之要药。治肝经风热上攻之目赤羞明，常配疏风清热明目药。治肝火上炎之目赤肿痛，常配清肝泄热明目之品。若治肝肾阴亏之目暗不明或青盲内障，须与补肝肾明目之品同用。

2. 头痛眩晕　治肝火上炎或肝阳上亢之头痛眩晕，可单品略炒，水煎代茶饮，或与清肝平肝之品配用。

3. 肠燥便秘　治内热肠燥之大便秘结，常与其他润肠通便药同用。

此外，本品能降低血浆总胆固醇和甘油三酯含量，临床以之配荷叶、山楂、何首乌等，治疗高脂血症。

【主要成分】本品主含大黄酸、大黄素、芦荟大黄素、橙黄决明子素、决明素等蒽醌类物质；以及决明苷、决明酮、决明内酯等萘并吡咯酮类物质。此外，尚含甾醇、脂肪酸、糖类、蛋白质等。

【药理研究】

1.降血脂　决明子提取物能明显降低高血脂动物血清低密度脂蛋白胆固醇、甘油三酯的含量，增加血清高密度脂蛋白胆固醇含量。乙醇、乙酸乙酯、正丁醇及水等极性较大的溶剂部位是其主要的降脂成分，且提取溶剂极性越大，不同部位提取物的降低血脂作用增强，其降血脂成分主要为苷类、多糖、蛋白质及蒽醌类等成分。

2.降压　决明子中的蛋白质、低聚糖及蒽醌苷可以不同程度降低实验大鼠的血压，其中决明子蒽醌苷可以明显降低肾源性高血压大鼠尾动脉收缩压，降低尿白蛋白、$β_2$-微球蛋白含量，改善高血压诱发的肾损伤。决明子蒽醌苷还可以显著抑制肾源性高血压所致心肌肥厚，改善心室舒张功能。

3.保肝　决明子正丁醇、乙酸乙酯、乙醇、二氯甲烷提取物及其水煎液均能降低转氨酶活性，且以正丁醇部位的保肝作用最为显著。决明内酯-9-O-二糖苷能保护叔丁基过氧化氢诱导的 HepG2 细胞死亡。决明子提取物能降低 ALT、AST、ALP、肝匀浆 MDA 含量，增加 SOD 和肝糖原的含量，从而保护 CCl_4 及 D-氨基半乳糖所致肝损伤。

4.明目　决明子水煎剂可以改善和促进视网膜的组织结构和功能，使睫状肌中乳酸脱氢酶活性增强，使眼组织中三磷酸腺苷的含量增加，从而保护视神经、防止眼结膜炎、青光眼等疾病。

5.抑菌　决明子中抗菌成分主要为蒽醌类成分，蒽醌类化合物具有显著的抑菌活性，对葡萄球菌、白喉杆菌、大肠杆菌等均有抑制作用，可以通过抑制蛋白合成、抑制细菌的呼吸代谢、干预细菌（真菌）生物膜形成等途径来实现抑菌作用。

此外，决明子还有抗氧化、泻下通便、抑制糖尿病并发症、抗肿瘤、抗基因毒、抗糖尿病等作用。

【临床研究】决明子可治疗高脂血症、高血压、中老年便秘、口腔溃疡等。

【用法用量】煎服，9～15g。用于润肠通便时不宜久煎。

【使用注意】气虚大便溏薄者不宜用。

龙眼肉 longyanrou（桂圆 guiyuan）

本品为无患子科植物龙眼 *Dimocarpus longan* Lour. 的假种皮。夏、秋两季采收成熟果实，干燥，除去壳、核，晒至干爽不黏。主要分布于广西、广东、福建和海南等地。

【性味归经】甘，温。归心、脾经。

【功效】补益心脾，养血安神。

【应用】

1. 心神不安　治思虑过度，劳伤心脾，气血不足所致惊悸怔忡、失眠健忘，与补气养血安神之品配伍。治阴血不足之失眠少寐，每配伍养阴安神之品。

2. 气血亏虚　可单用，开水冲服。

【主要成分】主要含葡萄糖、蔗糖、腺嘌呤和胆碱等。还含蛋白质、有机酸、脂肪及维生素 B_1、B_2、P、C 等成分。

【药理研究】

1. 增强免疫力　龙眼多糖口服液能升高小鼠胸腺指数、抗体指数，增加溶血斑数，增强细胞的吞噬率和吞噬指数。桂圆肉提取液可使小鼠碳粒廓清速率、脾重增加。

2. 抗焦虑　龙眼肉甲醇提取物可使小鼠冲突缓解试验饮水次数明显增加，表明龙眼肉具有显著的抗焦虑活性。

3. 调节内分泌　龙眼肉的乙醇提取物可显著降低雌性大鼠血清中催乳素的含量，而对雌二醇和睾丸酮只在大剂量时才显著减少，可增加大鼠血清中孕酮和促卵泡刺激素的含量，对促黄体生成素含量无影响。

4. 抗氧化　热水法提取的龙眼肉干品活性物质具有良好的抗氧化活性，可清除 DPPH 自由基。龙眼多糖对·O_2^-、·OH 均有不同程度的清除作用。龙眼肉水提取液高浓度时可升高 GSH-Px 活力。

5. 抗衰老　龙眼肉可以抑制体内的一种黄素蛋白酶——脑 B 型单胺氧化酶的活性，这种酶活性的升高可加速机体的老化过程。该提取液在

药食同源与治未病

试管内可抑制小鼠肝匀浆过氧化脂质的生成。龙眼肉提取液可选择性地对脑 B 型单胺氧化酶活性产生较强的抑制作用。

此外，龙眼肉还有抗菌、抗肿瘤、抗应激等作用。

【临床研究】龙眼肉可治疗失眠、心悸、眩晕、贫血等。

【用法用量】煎服，9 ~ 15g。

【使用注意】湿盛中满及有停饮、痰、火者忌服。

肉豆蔻 roudoukou

本品为肉豆蔻科植物肉豆蔻 *Myristica fragrans* Houtt. 的干燥种仁，亦名肉果（《本草纲目》）。4 ~ 6 月及 11 ~ 12 月各采一次，早晨摘取成熟果实，剖开果皮，剥去假种皮，再敲脱壳状的种皮，取出种仁，用石灰乳浸一天后，缓火焙干。热带地区广为栽培，主产于马来西亚及印度尼西亚。

【性味归经】辛，温。归脾、胃、大肠经。

【功效】涩肠止泻，温中行气。

【应用】

1. 脾肾虚寒，久泻不止　为治疗虚寒性泄泻之要药。治脾胃虚寒之久泄久痢，常配伍温中健脾、涩肠止泻之品。治脾肾阳虚，大便稀溏或五更泄泻者，常配伍温补脾肾之品。

2. 胃寒胀痛，食少呕吐　治胃寒气滞，脘腹胀痛，食少呕吐者，常配伍温中行气降逆之品。治食滞纳呆，每与温中行气消食之品同用。

【主要成分】主要含脂肪油、挥发油和肉豆蔻醚等，还含有淀粉、蛋白质及少量的蔗糖、多聚木糖、戊聚糖、色素、果胶等。脂肪油主含三肉豆蔻酸甘油酯和少量的三油酸甘油酯等。挥发油主含去氢二异丁香酚、香桧烯、α- 蒎烯、β- 蒎烯、松油 -4- 烯醇、γ- 松油烯等。

【药理研究】

1. 抗菌　肉豆蔻果肉、种仁及种子的乙酸乙酯及乙醇粗提物对变异链球菌、轻型链球菌、唾液链球菌、伴放线聚生杆菌、牙龈卟啉单胞菌、具核梭杆菌具有不同程度的抑制作用。肉豆蔻种子的丙酮、乙醇、甲醇、正丁醇和水提取物均有明显的抗菌活性，其中丙酮提取物对金黄色酿脓葡萄球菌和黑曲霉菌作用较强。

2. 抗炎　肉豆蔻中成分肉豆蔻木酚素对真菌蛋白酶混合鸡蛋乳清蛋白过敏原诱导小鼠哮喘模型有抑制作用，能抑制辅助型 T 细胞 2（Th$_2$）特定转录因子 GATA 的激活，对 Th$_2$ 细胞介导的过敏性肺炎具有抗炎作用。

3. 抗氧化　肉豆蔻水提物能够清除自由基，其丙酮提取物具有较强的抗氧化活性。小鼠灌喂肉豆蔻假种皮提取物后能抑制肝脏甘油醛 3- 磷酸脱氢酶，升高肌酸磷酸激酶、硫代巴比妥酸活性物质和琥珀酸脱氢酶水平。

4. 抗癌　肉豆蔻具有良好的抗癌活性，对结肠癌细胞、肺癌细胞等具有明显的抑制作用，其抗癌机制可能是抑制乳酸脱氢酶（LDH）的活性或改变线粒体功能等达到抗癌作用。肉豆蔻挥发油对乳腺癌细胞株 MCF-7、A-357 表皮皮肤癌症细胞株、结肠癌细胞株和人癌细胞 HepG2、SGC-7901、KB 的增殖有抑制作用。

5. 抗抑郁　肉豆蔻挥发油对小鼠行为绝望模型具有明显的抗抑郁作用，其抗抑郁机制可能与提高小鼠脑内 5- 羟色胺（5-HT）的含量有关；并且对慢性不可预知应激模型大鼠具有明显的抗抑郁作用，其抗抑郁机制可能与提高大鼠脑内 5-HT、多巴胺（DA）的含量有关，也可能与降低大鼠脑内单胺氧化酶的活性有关。

此外，肉豆蔻还有降糖、保肝、杀虫、防辐射、镇静、镇痛、止泻、抑制黑色素生成、抗溃疡等作用。

【临床研究】肉豆蔻可治疗腹泻、窦性心动过缓、原发性痛经等。

【用法用量】煎服，3 ～ 10g。内服须煨制去油用。

【使用注意】湿热泻痢及阴虚火旺者不宜使用。

余甘子 yuganzi

本品系藏族习用药材，为大戟科植物余甘子 *Phyllanthus emblica* L. 的干燥成熟果实。冬季至次春果实成熟时采收，除去杂质，干燥。

【性味归经】甘、酸、涩，凉。归肺、胃经。

【功效】清热凉血，消食健胃，生津止咳。

【应用】余甘子1998年已被我国卫生部列为药食两用的物品之一。余甘子虽很早就被药用，但至今尚无系统的考证资料。临床上主要用于治疗血热血瘀、消化不良、腹胀、咳嗽、口干等病症，常与诃子、毛诃子配伍，称为"大三果"，使用频率极高。现代研究发现，余甘子有抗氧化、抗病原微生物、抗肿瘤、抗突变、抗主动脉粥样硬化、抗疲劳、抗衰老、保肝、抗炎、降血糖、调血脂等作用。

【主要成分】余甘子含17种氨基酸，人体必需的8种氨基酸中除色氨酸外都含有。精粉的维生素C含量高达3500mg／100g，同时含有维生素 B_1、B_2、E、PP和胡萝卜素。微量元素有锌、锗、硒、铬、铁、铜、锰和常量元素钾、钠、钙、磷等。黄酮类化合物有槲皮素、汉黄芩素等。酚性化合物有没食子鞣质、山柰酚、邻苯三酚、油柑酚等。甾醇类化合物有 β- 谷甾醇、偶氮甘氨酸二甲酯等。有机酸类有没食子酸、并没食子酸、原诃子酸、诃子酸、柯黎勒酸、柯子裂酸、粘酸、油柑酸、鞣花酸等。还含有飞燕草素、鞣云实素。碳水化合物有 D- 葡萄糖、D- 果糖、蔗糖及果胶质等成分。

【药理研究】

1.抗氧化、清除自由基　余甘子抗氧化活性是其重要的药理作用之一，鞣质和多元酚类化合物是其抗氧化、清除自由基的药效物质基础。其没食子酸、逆没食子酸、异柯里拉京、诃子拉宁、粘酸 -1，4- 内酯 -3- 没食子酸酯等均有较强清除自由基的能力。

2.抗肿瘤　运用中药血清药理学的研究方法，发现余甘子在能够抑制小鼠肿瘤生长的同时，对免疫器官有极好的保护作用。此外，对余甘子的抗突变和抗肿瘤作用进行研究时，发现余甘子对体细胞和生殖细胞的 DNA 损伤均有保护作用，对小鼠移植性肿瘤也有一定的抑瘤作用。

3.改善记忆力、抗老年痴呆　不同剂量余甘子能够提高幼龄和老龄小鼠的记忆能力，且降低脑胆碱酯酶活性和总胆固醇水平。研究血脂及实验性动脉粥样硬化形成的病理学影响，结果发现余甘子能抑制主动脉粥样硬化的形成。另有研究表明余甘子可能通过调整家兔脂质代谢、提高抗氧化能力、减少脂质过氧化、保护内皮功能、抑制动脉内膜内皮素 -1 基因表达而起到防止兔实验性粥样斑块形成的作用。

4.抗 HIV　从余甘子中分离得到的假黄杨素 A 具有较强的抗 HIV

活性。对 41 种埃及药用植物抗 HIV 筛选中发现，IC_{50} 在 $10\mu g/mL$ 以下的有 5 种植物，其中包括余甘子。从余甘子中分离出活性很强的假黄杨素 A（30），其半数抑制浓度（IC_{50}）为 $3.9\mu mol/L$。

5. 抗动脉粥样硬化　余甘子果汁粉具有抑制食饵性高脂血症家兔颈动脉粥样硬化（AS）斑块发生的作用，具有保护细胞、抗炎、抑菌及抗氧化的作用。

此外，余甘子还有降脂减肥、抗癌、抗菌、抗炎、镇痛、保肝、降血压、抗疲劳及增强免疫力等作用。

【临床研究】余甘子可治疗肠胃炎、腹泻、咳嗽、便秘、消化不良、湿疹、口腔炎症、高血压、月经不调等。

【用法用量】3～9g，多入散剂服。

【使用注意】脾胃虚寒者慎服。

佛手 foshou

本品为芸香科植物佛手 *Citrus medica* L.var.*sarcodactylis* Swingle 的干燥果实。秋季果实尚未变黄或变黄时采收，纵切成薄片，晒干或低温干燥。

【性味归经】辛、苦、酸，温。归肝、脾、胃、肺经。

【功效】疏肝解郁，理气和中，燥湿化痰。

【应用】

1. 胸胁胀痛　治肝郁气滞及肝胃不和之胸胁胀痛、脘腹痞满等，常与柴胡、香附、郁金等同用。

2. 脘腹疼痛　治脾胃气滞之脘腹胀痛、呕恶食少等，常与木香、香附、砂仁等同用。

3. 咳嗽痰多　治咳嗽痰多、胸膺作痛者，常与丝瓜络、瓜蒌皮、陈皮等化痰药配伍。

【主要成分】主要含挥发油柠檬烯、γ- 萜品烯、α- 及 β- 松萜、芳樟醇、乙酸芳樟酯、橙花醛和香叶醛等，黄酮类成分香叶木素、香叶木苷、橙皮苷、3，5，6- 三羟基 -4'，7- 二甲氧基黄酮、新橙皮苷、甲基橙皮苷、橙皮素等，香豆素类成分佛手内酯、柠檬内酯、白当归素、5-

异戊烯基 –7– 甲氧基香豆素、β– 谷甾醇，6，7– 二甲氧基香豆素等，萜类成分柠檬苦素等，此外还含有多糖及有机酸等。

【药理研究】

1. 祛痰、止咳、平喘、抗炎　佛手醇提物、乙酸乙酯提取物及挥发油均有祛痰、止咳、平喘、消炎的作用。佛手挥发油对哮喘小鼠外周血、支气管肺泡灌洗液中肺组织中嗜酸性粒细胞（EOS）有抑制作用，减少肺组织中 EOS 浸润，拮抗气道炎性反应而发挥平喘作用。

2. 抗氧化　佛手中的黄酮、多糖和挥发油等均有抗氧化活性。佛手黄酮、果叶多糖有较强的清除 $\cdot O_2^-$ 和 $\cdot OH$ 的能力，在一定的浓度范围内，清除率随提取液浓度的增加而增加，且抗氧化作用逐渐增强。

3. 抗菌　佛手果挥发油对酵母菌、金黄色葡萄球菌、大肠杆菌、枯草杆菌等具有较强的抑制作用，对枯草杆菌的抑制作用最强；佛手叶挥发油仅对酵母菌有一定的抑制作用，而佛手枝挥发油无抑菌作用。

4. 免疫调节　佛手醇提液能显著提高小鼠免疫器官重量，延长小鼠常温下的耐疲劳能力和急性抗脑缺氧能力，结果表明佛手具有一定的增强体质、促进学习能力和增强免疫机能的作用。佛手多糖体外实验可提高免疫低下小鼠巨噬细胞产生 IL-6 的水平，表明它对体液免疫与细胞免疫的促进作用可能与增强巨噬细胞分泌 IL-6 有关。

此外，佛手还有抗肿瘤、抗抑郁、降血脂等作用。

【临床研究】佛手可治疗支气管炎、胃炎、消化性溃疡、水肿等。

【用法用量】煎服，3 ～ 10g。

杏仁（苦、甜）xingren（ku、tian）

本品为蔷薇科植物山杏 *Prunus armeniaca* L.var.*ansu* Maxim.、西伯利亚杏 *Prunus sibirica* L.、东北杏 *Prunus mandshurica*（Maxim.）Koehne. 或杏 *Prunus armeniaca* L. 的干燥成熟种子。夏季采收成熟果实，除去果肉和核壳，取出种子，晒干。主产于东北、华北各省。

【性味归经】苦，微温。有小毒。归肺、大肠经。

【功效】止咳平喘，润肠通便。

【应用】

1. 咳嗽气喘　为治咳喘之要药。随证配伍可治多种咳喘病证，无论外感内伤，凡邪壅肺气咳喘者，皆可应用。治风寒咳喘，常配伍发散风寒、宣肺平喘之品。治外感风热咳嗽，常配伍疏散风热、宣肺止咳之品。治燥热咳嗽、痰少难咯，可配清燥润肺之品。若属凉燥伤肺，咳嗽痰稀，鼻塞咽干者，又当配散寒宣肺化痰药。若治肺热咳嗽，痰盛气急，宜配伍清肺泄热、宣肺平喘药。

2. 肠燥便秘　治津枯肠燥便秘，常配伍润肠通便之品。若治血虚便秘，当配伍补血润肠之品。

【主要成分】主要含氰苷类成分苦杏仁苷，苦杏仁酶包括苦杏仁苷酶、樱叶酶、醇腈酶等，脂肪酸类成分油酸、亚油酸、棕榈酸等，还含雌酮、α-雌二醇及蛋白质等。

【药理研究】

1. 免疫调节　苦杏仁苷具有抑制佐剂性炎症、增强巨噬细胞的吞噬功能、调节免疫功能的作用。杏仁苷可降低大鼠胃蛋白酶活性，抑制佐剂性关节炎原发病变的足跖肿胀度，减轻继发病变的肿胀率，提高小鼠的廓清指数、吞噬指数，而苦杏仁苷对大鼠胃液酸度无明显影响。

2. 抗纤维化　苦杏仁苷能抑制肾脏成纤维细胞的增殖，且呈剂量依赖性。苦杏仁苷可明显降低二甲基亚硝胺诱导的肝纤维化大鼠肝组织羟脯氨酸（Hyp）含量，降低血清 ALT、AST 活性，减少肝脏胶原沉积，升高肝组织 GSH 活性。

3. 抗溃疡　采用小鼠束缚-冷冻应激性胃溃疡模型、大鼠醋酸烧灼溃疡模型及大鼠幽门结扎胃溃疡模型研究苦杏仁苷对胃溃疡的防治作用，发现苦杏仁苷能够减少幽门结扎所致的大鼠胃溃疡的溃疡面积，促进溃疡愈合。

4. 镇咳平喘　苦杏仁苷内服后，在体内 β-葡萄糖苷酶作用下分解为氢氰酸和苯甲酸，氢氰酸对呼吸中枢有一定的抑制作用，使呼吸运动趋于安静，从而达到镇咳平喘的作用。另有研究表明苦杏仁苷可促进患有油酸型呼吸窘迫症的动物的肺表面活性物质的合成，使病变得到改善。

5. 对消化系统作用　苦杏仁中的脂肪油能提高黏膜对肠内容物的润滑作用，故有润肠通便之功能。苦杏仁苷进入体内后分解产生氢氰酸和苯甲醛，而产生的苯甲醛可通过抑制胃蛋白酶的活性而影响消化功能。

此外，苦杏仁还有抗肿瘤、抗脑缺血、抗氧化、镇痛等作用。

【临床研究】 苦杏仁可治疗胃溃疡、十二指肠溃疡、慢性胃炎、胃痉挛、咳嗽、咳血、感冒、湿疹、荨麻疹等。

【用法用量】 煎服，5～10g。生品入煎剂宜后下。

【使用注意】 阴虚咳嗽及大便溏泄者忌用。本品有小毒，用量不宜过大。婴儿慎用。

附药：甜杏仁

甜杏仁为蔷薇科植物杏或山杏的部分栽培种而味甘甜的干燥种子。性味甘平。功效与苦杏仁近似，但功偏于滋润，养肺气而无宣散之力，药力较缓和。适用于肺虚久咳或津伤便秘等。煎服，5～10g。

【主要成分】 脂肪酸（包括单不饱和脂肪酸和多不饱和脂肪酸）、氨基酸、膳食纤维、蛋白质、维生素（富含维生素 E）和矿物质（如钙、镁、钾）、多元酚酸类、黄酮类等。

【药理研究】

1. 清除自由基和抗氧化　甜杏仁清除自由基和抗氧化作用的物质基础为天然维生素 E、多元酚酸类物质。甜杏仁壳中提取的酚酸类成分能有效清除 DPPH 自由基，其活性优于化学合成的抗氧化剂。

2. 抗突变、抗肿瘤　甜杏仁可明显降低环磷酰胺和丝裂霉素分别诱导的微核率，保护染色体，促进 DNA 修复。甜杏仁能降低氧化偶氮甲烷诱导大鼠结肠癌风险。

3. 调节血脂　甜杏仁可降低高脂血症模型大鼠血清低密度脂蛋白胆固醇、甘油三酯、总胆固醇水平，对预防与高血脂有关的一系列疾病有积极作用。

4. 肝细胞保护　甜杏仁皮提取物可有效对抗由过氧化叔丁醇诱导的脂质微粒过氧化和肝细胞凋亡；显著降低由 Fe^{2+} 参与催化、Cu^{2+}、H_2O_2 诱导的蛋白质羰基化水平；减少由乙二醛或甲基乙二醛诱导的谷胱甘肽耗竭型肝细胞的凋亡及活性氧（ROS）的生成。对氧化应激模型和羰基化作用模型等不同途径所产生的肝细胞毒性有保护作用。

此外，甜杏仁还有解酒、降血压、调节血糖、减肥、皮肤抗炎保湿、驱虫等作用。

沙棘 shaji

本品系蒙古族、藏族习用药材，为淡胡颓子科植物沙棘 *Hippophae rhamnoides* L. 的成熟果实。沙棘在中国、印度、俄罗斯、芬兰及蒙古等国家均有分布，我国主产于西南、华北、西北地区。野生或栽培，秋冬两季果实成熟时或天冷冻硬后采收，除去杂质，晒干或蒸后晒干，生用。

【性味归经】酸、涩，温。归脾、胃、肺、心经。

【功效】健脾消食，止咳祛痰，活血散瘀。

【应用】

1. 脾虚食少　本品能温养脾气，开胃消食；其味甘酸，又可化阴生津。能治疗脾气虚弱或脾胃气阴两伤，出现食少纳差、消化不良、脘胀腹痛、体倦乏力等症，可与芫荽子、藏木香、余甘子、石榴子等同用。

2. 咳嗽痰多　本品入肺经，能止咳祛痰，为藏医和蒙医治疗咳喘痰多较为常用的药物。可以单用，主治咳嗽。现代临床报道，以沙棘精口服液治疗慢性支气管炎，能明显缓解咳嗽、咯痰等症状；亦可配伍其他止咳祛痰药。

3. 瘀血诸证　本品具有活血祛瘀作用，可以治疗胸痹心痛、跌打损伤、妇女月经不调等多种瘀血证。因其较长于活血通脉，故以胸痹瘀滞疼痛者多用。单用有效。

【主要成分】主要含黄酮类成分，以槲皮素、山奈酚、异鼠李素、芦丁、儿茶素、芹菜素和杨梅素等为母核，糖原为葡萄糖、鼠李糖、槐糖、芸香糖等；脂肪酸类成分有棕榈酸、硬脂酸、油酸、亚油酸、亚麻酸；萜类和甾体类化合物有熊果酸、齐墩果酸、科罗索酸、桦木酸、路路通酸、2α-羟基乌苏酸等三萜酸类；还含有有机酸、酚类、生物碱、多糖类、维生素和微量元素等。

【药理研究】

1. 抗血栓形成　沙棘黄酮提取物能减轻 H_2O_2 对人脐静脉血管内皮细胞的损伤，明显缩短大鼠颈总动脉血栓形成时间、血栓长度，降低血栓的质量、血小板聚集率、红细胞比容及血液黏度。

2. 降脂　沙棘黄酮提取物可降低高脂饮食诱导的 C57BL/6 小鼠的甘

药食同源与治未病

油三酯和血糖，使体重减轻，其作用机制可能与抑制 PPAR-γ 表达及脂肪组织炎症、上调 PPAR-α 表达有关。

3.抗动脉粥样硬化　沙棘黄酮提取物能上调动脉粥样硬化模型大鼠自噬相关蛋白 Beclin-1 及微管相关蛋白 LC3 的表达，进一步减少内皮细胞粥样斑块或细胞浸润，阻止了氧化应激反应的进展，从而预防大鼠动脉粥样硬化。

4.降压　沙棘黄酮提取物可能通过提高胰岛素敏感性和阻断血管紧张素 Ⅱ 信号通路以降低高糖模型大鼠的收缩压。沙棘黄酮提取物可能通过抑制单核细胞趋化蛋白 1 的表达，以降低自发性高血压大鼠的收缩压及主动脉内膜厚度，改善高血压对靶器官的损伤。

5.增强免疫力　沙棘果实和叶片提取物对免疫系统具有不同程度的调节能力。通过研究沙棘粉对辐射损伤小鼠的保护及免疫功能作用，证明了沙棘粉对 X 射线辐射损伤小鼠具有一定的增强免疫力及保护作用，特别对于体液免疫有明显的调节作用。沙棘叶和果实的乙醇提取物能够抑制铬诱导的氧化损伤，且具有显著的细胞保护特性，证明了沙棘对机体具有抗氧化和免疫调节功效。

此外，沙棘还有降糖、抗肿瘤、抑菌、促进伤口愈合等作用。

【临床研究】沙棘可治疗高脂血症、高黏血症、冠心病、急慢性肝炎、胃溃疡、十二指肠溃疡、反流性食管炎、急慢性气管炎、宫颈糜烂等。

【用法用量】煎服，3 ～ 10g。

芡实 qianshi（芡 qian）

本品为睡莲科植物芡 *Euryale ferox* Salisb. 的干燥成熟种仁。秋末冬初采收成熟果实，除去果皮，取出种子，洗净，再除去硬壳（外种皮），晒干。主产于江苏、湖南、湖北、山东等地。

【性味归经】甘、涩，平。归脾、肾经。

【功效】益肾固精，补脾止泻，祛湿止带。

【应用】

1.遗精，滑精，小便白浊　治肾虚不固之遗精、滑精，常与金樱子相须为用，或配伍固肾涩精之品。治肾虚小便频数、遗尿或失禁，常与温肾缩尿药同用。治肾气不足，水湿不化而小便浑浊如米泔汁者，宜配伍健脾渗湿之品。

2. 脾虚久泻　治脾虚湿盛，久泻不愈，常与健脾益气、利湿止泻药同用。

3. 带下病　为治带下病之佳品。治脾虚湿浊下注或脾肾两虚之带下病，常配伍健脾益肾、渗湿止带之品。若治肾虚湿热带下，常与固肾、清热燥湿药配伍。

【主要成分】黄酮类、环肽类、葡糖基甾醇类化合物、脂类及烷烃类化合物、脑苷脂类化合物、多酚类等。

【药理研究】

1. 抗氧化　芡实的水提醇沉物和脂溶性物质都具有较好的清除自由基的作用。芡实多糖能提高 D- 半乳糖所致的衰老小鼠心、脑、肝、肾组织中 SOD、CAT、GSH-Px 的活性，抑制 MDA 的生成。

2. 降血糖　芡实种皮中提取的萜类成分能调节 STZ 建立糖尿病小鼠模型体质量恢复、血糖水平，改善胰腺形态及降低蛋白酪氨酸磷酸酶 1B 表达，使胰岛素受体底物蛋白表达增加。

3. 改善心肌缺血　芡实提取物能改善心肌损伤再灌注动物模型心肌细胞缺血情况，减小梗死面积，增加硫氧还蛋白 -1（thioredoxin-1，Trx-1）和其相关的蛋白 32（thioredoxin-related protein 32，TRP32）的表达。

4. 抗疲劳　芡实多糖能显著提高小鼠负重游泳时间，能改善机体的能量代谢，加速肝糖原的分解供能，减少蛋白质和含氮化合物的分解，从而降低血尿素氮的含量，具有抗疲劳作用。

此外，芡实还有降低尿蛋白、抑菌、抗癌、预防胃黏膜损伤、延缓衰老、改善学习记忆力等作用。

【临床研究】芡实可治疗慢性肾炎蛋白尿、慢性肾功能不全、糖尿病、乳糜血尿、慢性肠炎、中风后遗症等。

【用法用量】煎服，9 ～ 15g。

【使用注意】大小便不利者禁服。食滞不化者慎服。

花椒 huajiao（青椒 qingjiao）

本品为芸香科植物青椒 *Zanthoxylum schinifolium* Sieb.et Zucc. 或花椒 *Zanthoxylum bungeanum* Maxim. 的干燥成熟果皮。秋季采收成熟果实，晒干，除去种子和杂质。主产于河北、山西、陕西、甘肃、河南等地。

【性味归经】辛，温。归脾、胃、肾经。

【功效】温中止痛，杀虫止痒。

【应用】

1. 中寒腹痛，寒湿吐泻　常用于中寒腹痛。治外寒内侵之脘腹冷痛、呕吐，可与温中散寒药配伍。若治脾胃虚寒之脘腹冷痛、呕吐、不思饮食，常与温中健脾药配伍。如治夏伤湿冷之泄泻不止，以之与肉豆蔻同用。

2. 虫积腹痛　本品有驱蛔杀虫之功。治蛔厥腹痛，手足厥逆，烦闷吐蛔，常与味酸辛苦药配伍。治小儿蛲虫病之肛周瘙痒，可单用煎液作保留灌肠。

3. 湿疹，阴痒　治阴痒，可与燥湿止痒药配伍。若治湿疹瘙痒，可单用或与清热燥湿药配伍煎汤外洗。

【主要成分】主要包括挥发油、生物碱、酰胺、香豆素、木质素、黄酮、三萜、甾醇、烃类和脂肪酸类等。挥发油化学组分主要有萜类、醇类、酮类、醛类、烯烃类、酯类及环氧化合物类等；生物碱成分包括青花椒碱、屈菜红碱、香草木宁碱、和帕落平碱、伪茵芋碱、茵芋碱、白鲜碱、青花椒碱等；山椒素类为酰胺类代表；香豆素的主要类型有简单香豆素和吡喃香豆素两类；木脂素大多为双环氧木脂素，多数为游离状态，也有少数是以苷的形式存在。

【药理研究】

1. 抗肿瘤　花椒挥发油对嗜铬细胞瘤细胞、人肺癌 A549 细胞株、Caski 肿瘤细胞具有一定的杀伤作用，也能够抑制 H22 肝癌细胞、HeLa 细胞增殖并激发细胞凋亡，但不能通过提高机体的免疫功能来对抗肿瘤。

2. 镇痛　花椒中的茵芋碱、1，8- 桉叶素可能是其镇痛的活性成分之一。花椒醚提取物和水提液均能缓解醋酸引起的小鼠腹腔毛细血管通透性增强，抑制二甲苯引起小鼠耳肿胀和角叉菜胶引起的大鼠足趾肿胀，减少乙酸引起的小鼠扭体反应次数。

3.对消化系统作用　花椒具有抗溃疡、调节胃肠平滑肌、抗腹泻及保肝的作用。花椒水提物对水浸应激性小鼠胃溃疡、吲哚美辛－乙醇所致的小鼠胃溃疡及结扎引起的大鼠胃溃疡具有抑制作用。花椒挥发油可抑制离体家兔结肠自律性收缩及乙酰胆碱和 $CaCl_2$ 引起的结肠收缩。花椒醚提取物、水提物均能抑制小鼠腹泻，其中花椒醚提取物还能抑制 CCl_4 诱导的肝损伤大鼠血清 ALT 升高。

4.对心血管系统作用　花椒水提物和醚提物对大鼠血栓的形成有明显的抑制作用，能明显延长实验性血栓形成的时间，有效预防血栓的形成。此外，花椒水提物及醚提物对冰水应激状态下儿茶酚胺分泌增加所引起的心脏损伤有一定的保护作用，可以减少心肌内酶及能量的消耗，同时提高机体的活力水平。花椒能明显延长血浆凝血酶原、部分凝血酶时间，推测花椒的抗栓、抗凝作用可能与血小板功能、血管内皮细胞的抗凝成分有关。

此外，花椒还有抗菌杀虫、抗氧化、降血脂、麻醉等作用。

【临床研究】花椒可治疗胆道蛔虫病、阴道霉菌白带，中期妊娠引产后可利用花椒回乳。

【用法用量】煎服，3～6g。外用适量，煎汤熏洗。

【使用注意】阴虚火旺者忌服。孕妇慎服。

赤小豆 chixiaodou

本品为豆科植物赤小豆 *Vigna umbellata* Ohwi et Ohashi 或赤豆 *Vigna angularis* Ohwi et Ohashi 的干燥成熟种子。秋季果实成熟而未开裂时拔取全株，晒干，打下种子，除去杂质，再晒干。主产于广东、广西、江西等地。

【性味归经】甘、酸，平。归心、小肠经。

【功效】利水消肿，解毒排脓。

【应用】用于水肿胀满，脚气浮肿，黄疸尿赤，风湿热痹，痈肿疮毒，肠痈腹痛。可配红枣治疗水肿。湿热黄疸可配伍麻黄、连翘等。治疗痈疮初期红肿热痛，可单用研粉，用蜂蜜、醋调敷患处，还可煎汤外洗。家常食疗煮赤小豆粥、赤豆苡仁汤等利水消肿。

【主要成分】主要含蛋白质、脂肪、糖类、胡萝卜素、维生素 A、维生素 B、烟酸、多酚、皂苷类、黄酮类、鞣质和磷脂等。

【药理研究】

1. 利尿 通过赤小豆石油醚萃取部位、三氯甲烷萃取部位、乙酸乙酯萃取部位、正丁醇萃取部位及水提物对小鼠尿量影响实验发现，三氯甲烷及正丁醇萃取部位具有显著的利尿作用，是赤小豆的主要利尿部位。

2. 免疫调节 赤小豆、枸杞子等混合提取物能够增加小鼠腹腔巨噬细胞对鸡红细胞的吞噬率，增强 ConA 诱导的淋巴细胞转化能力，促进 IL-2 的产生。

【临床研究】赤小豆可治疗小儿急性淋巴结炎和痄腮、小儿化脓性脑膜炎并发硬脑膜下积液、脚癣等。

【用法用量】煎服，9～30g。外用适量，研末调敷。

【使用注意】外感恶寒及尿频者不可用。

枣 zao（大枣 dazao、黑枣 heizao）

本品为鼠李科植物枣 *Ziziphus jujuba* Mill. 的干燥成熟果实。秋季果实成熟时采收，晒干。全国大部分地区有产，主产于河北、河南、山东、四川、贵州等地。

【性味归经】甘，温。归脾、胃、心经。

【功效】补中益气，养血安神。

【应用】

1. 脾气虚证 为调补脾胃、药食两宜之佳品。治脾气虚弱，消瘦，食少倦怠，便溏者，可单用本品煮粥服，或与人参配伍，疗效更佳。若治脾虚寒湿，食少泄泻者，宜与白术、干姜、鸡内金等同用。

2. 血虚脏躁 本品是治疗血虚脏躁之要药。治血虚烦闷不得眠者，可单用。治妇女血虚脏躁，也可单用取效。

此外，本品有保护胃气、缓解药物峻烈之性或毒性的作用，可保护脾胃。

【主要成分】主要含三萜类成分白桦脂酮酸、齐墩果酸、熊果酸、山楂酸等；皂苷类成分有大枣皂苷Ⅰ、Ⅱ、Ⅲ、酸枣仁皂苷A、酸枣仁皂苷B、大枣苷等；生物碱类成分有光千金藤碱、N- 去甲基荷叶碱、巴婆碱、无刺枣碱A、普罗托品、小檗碱等；黄酮类成分有芦丁、槲皮素、棘苷等。还含香豆素类化合物、甾体类化合物、多糖、氨基酸、微量元素等。

【药理研究】

1. 保护肝脏　大枣多糖类、三萜酸类具有保护肝脏的作用。其中，大枣多糖能够改善 CCl_4 所致小鼠急性肝损伤的血清 SOD、CAT、GSH-Px、MDA 水平。大枣中的三萜酸类也对 CCl_4 所致肝损伤具有保护作用。

2. 抗氧化、抗衰老　大枣多糖类、黄酮类及糖苷类具有抗氧化的作用。大枣多糖能够清除 $\cdot O_2^-$、$\cdot OH$ 及 H_2O_2。大枣多糖能明显抑制衰老模型小鼠免疫器官的萎缩，延缓脑组织的老化，且大枣多糖组均优于香菇多糖组。其黄酮类具有清除自由基、抑制生物膜上多不饱和脂肪酸的过氧化的作用。

3. 抗肿瘤　大枣多糖类、三萜酸类具有抗肿瘤的作用。大枣多糖提取物能明显抑制肝癌细胞的增殖，对 S-180 肿瘤细胞具有杀伤作用，从大枣中分离的蛋白多糖具有抗黑色素瘤的作用。大枣三萜酸类对多种肿瘤细胞有选择性细胞毒性，可诱导肿瘤细胞凋亡，抑制 COX-1、COX-2 活性。

4. 对免疫系统的作用　大枣中多糖含量较高，可有效提高机体免疫力，免疫增强作用明显。大枣多糖能增强小鼠腹腔巨噬细胞的吞噬功能及小鼠红细胞免疫功能，并对环磷酰胺所致免疫抑制具有明显的拮抗作用。大枣能有效地促进小鼠脾细胞组织结构和免疫功能的改善。水煎大枣能够促进呼吸道黏膜免疫分子分泌性免疫球蛋白（sIgA）的分泌，增强黏膜免疫的功能。

5. 造血功能　大枣具有显著的补气生血活性，水提取物灌胃能够明显改善气血双虚模型小鼠症状，其机制是通过使血清粒-巨噬细胞集落刺激因子升高，使气血双虚小鼠出现兴奋免疫和促进骨髓造血的药理作用。

此外，大枣还有抗疲劳、降脂、调节血糖、抗炎、抑制黑色素生成、抗缺氧、改善肠道功能等作用。

【临床研究】大枣可治疗过敏性紫癜、贫血、慢性肝炎、老年习惯性便秘、抑郁症等。

【用法用量】煎服，6～15g。

【使用注意】湿盛脘腹胀满、食积、虫积或有积滞、痰热咳嗽者忌服。

罗汉果 luohanguo

本品为葫芦科植物罗汉果 *Siraitia grosvenorii*（Swingle）C. Jeffrey ex A. M. Lu et Z. Y. Zhang 的干燥果实。秋季果实由嫩绿色变深绿色时采收，晾数天后，低温干燥。分布于广西、广东、海南、贵州等热带、亚热带山区。

【性味归经】甘，凉。归肺、大肠经。

【功效】清肺利咽，化痰止咳，生津止渴，润肠通便。

【应用】

1. 咳嗽咽痛　治肺热咳嗽，或津伤口渴，咽喉干痛，失声，可单用泡水服，或配北沙参、浙贝母、胖大海等。治老年肺燥久咳，配百合、玉竹等。

2. 肠燥便秘　可单用加蜂蜜泡服，或与火麻仁、郁李仁、瓜蒌仁等润肠通便药同用。

【主要成分】果中主要含三萜苷类、黄酮类，还含大量葡萄糖、果糖，又含锰、铁、镍等 20 多种无机元素，以及蛋白质和维生素 C、E 等。种仁含油脂成分，其中脂肪酸有亚油酸、油酸、棕榈酸等。

【药理研究】

1. 抑菌、消炎　罗汉果对龋齿的主要致病菌和口腔细菌体表现出显著的抑制作用，对入侵人体的细菌也通过对淋巴系统的作用等产生消炎的效果。罗汉果水浸出液对变链菌的生长、产酸和黏附能力具有抑制作用。罗汉果提取物通过阻止 MAPK 信号通路的激活，从而抑制由外源 LPS 引起的 NF-κB 异位，使 iNOS 与 COX-2 的蛋白水平降低。

2. 降血糖　罗汉果苷具备三萜皂苷结构，研究表明三萜皂苷具备降血糖作用。罗汉果皂苷可使四氧嘧啶诱导的糖尿病小鼠血糖明显降低，并改善糖尿病小鼠血脂异常。

3.抗氧化　罗汉果提取物和罗汉果苷可改善高脂小鼠的 GSH-Px 和 SOD 的水平。罗汉果提取物通过转录子 Nrf 2-Keap-ARE 激活自由基清除酶的表达，来减轻小鼠因胡椒基丁醚的摄入引起的肝癌。体外实验证实罗汉果提取物、罗汉果苷 V 和 11- 氧化 - 罗汉果苷 V 都具有较强的抗氧化活性和清除活性氧自由基能力。

4.止咳祛痰　罗汉果水提取物可抑制浓氨水或二氧化硫诱发的小白鼠咳嗽，使小鼠气管酚红排泌量和大鼠气管排痰量增加，其祛痰作用显著。

此外，罗汉果还有保肝、抗癌、免疫调节、调节胃肠道、抗凝血等作用。

【临床研究】罗汉果可治疗慢性支气管炎、哮喘、咽喉炎、百日咳、便秘、急性扁桃体炎等。

【用法用量】煎服，9 ～ 15g。

【使用注意】脾胃虚寒者忌服。

郁李仁 yuliren（欧李 ouli、郁李 yuli、长柄扁桃 changbingbiantao）

本品为蔷薇科植物欧李 *Prunus humilis* BuBge.、郁李 *Prunus japonica* Thunb. 或长柄扁桃 *Prunus pedunculata* Maxim. 的干燥成熟种子。前两种习称 "小李仁"，后一种习称 "大李仁"。夏、秋两季采收成熟果实，除去果肉和核壳，取出种子，干燥。分布于江西、湖南、广东、广西、贵州等地，广西部分地区已作为重要的经济作物栽培。

【性味归经】辛、苦、甘，平。归脾、大肠、小肠经。

【功效】润肠通便，利水消肿。

【应用】

1.肠燥便秘　用治大肠气滞之肠燥便秘，常配伍润肠药。若治产后肠胃燥热之大便秘结，配伍清热养阴药、泻下药。

2.水肿胀满，脚气浮肿　治水肿胀满、脚气浮肿，可配伍利水消肿药。

【主要成分】含山奈苷、郁李仁苷、苦杏仁苷、脂肪油、挥发性有机酸、皂苷、多糖、植物甾醇、纤维素、熊果酸等。

【药理研究】

1.促进肠蠕动、促进排便　采用炭末法测定小肠的推进距离，郁李仁对小鼠小肠运动作用最直接，其所含的郁李仁苷有强烈的泻下作用，其次是脂肪油。

2.抗炎　从郁李仁中提取的两种蛋白质成分对大鼠进行静脉注射，发现郁李仁可减轻大鼠足关节浮肿，具有抑制炎症的作用。

3.止咳平喘　郁李仁含有苦杏仁苷，该成分在体内可产生氢氰酸，对呼吸中枢具有镇静作用，以此达到镇咳平喘作用，大剂量服用易引起中毒。本品所含的皂苷能够促进支气管黏膜增厚，内服还具有祛痰作用。此外，有机酸也具有镇咳祛痰作用。

此外，郁李仁还有抗惊厥、扩张血管、降压等作用。

【临床研究】郁李仁可治疗肠燥便秘、年老体弱和产后津枯便秘、习惯性便秘、慢性肾炎、幽门梗阻、支气管哮喘、水肿等。

【用法用量】煎服，6～10g。

【使用注意】孕妇慎用。

青果 qingguo

本品为橄榄科植物橄榄 *Canarium album* Raeusch. 的成熟果实，又名橄榄。我国南方及西南各地多有生产，主产于广东、广西、福建、云南、四川等地。秋季果实成熟时采收，洗净，鲜用或晒干，打碎生用。

【性味归经】甘、酸，平。归肺、胃经。

【功效】清热解毒，利咽，生津。

【应用】

1.咽喉肿痛，咳嗽痰稠，烦热口渴　本品性平偏寒，功能清热解毒、生津利咽、化痰止咳。用治风热上袭或热毒蕴结而致咽喉肿痛，常与硼砂、冰片、青黛等同用；若用治咽干口燥，烦渴音哑，咳嗽痰黏，可单用鲜品熬膏服用，亦可与金银花、桔梗、芦根等同用。

2. **鱼蟹中毒** 本品甘平解毒,《随息居饮食谱》记载单用鲜品榨汁或煎浓汤饮用,可解河豚之毒。

此外,本品又有解毒醒酒之效,可单用青果 10 枚煎汤饮服,用于饮酒过度。

【主要成分】 本品含蛋白质、脂肪、碳水化合物、钙、磷、铁、抗坏血酸、挥发油、多酚类、黄酮类、三萜类,以及氨基酸、脂肪酸、鞣质等。

【药理研究】

1. **解酒护肝** 青果制成的青果解酒饮对急性酒精性肝损伤大小鼠可降低大小鼠醉酒率,降低血清 ALT、AST 及肝匀浆 ALT 水平,改善肝组织病理状态。青果解酒饮可改善肝脏脂质代谢紊乱,明显提高肝损伤模型的 SOD 活性,加速清除自由基,减少 LPO 的生成,从而稳定细胞膜结构,减轻肝脏损害。

2. **抗菌消炎** 青果对大肠杆菌、金黄色葡萄球菌、枯草杆菌、酿酒酵母、土星汉逊酵母、娄地青霉、黑曲霉、黑根霉、桔青霉、黄曲霉等具有较显著的抑制效果,其中黄酮类物质及没食子酸可能是其抑菌防腐的药效物质基础。青果水 / 醇浸提液对痢疾杆菌、绿脓杆菌及变形杆菌也有较明显的抑菌作用。

3. **利咽止咳** 青果具有利咽止咳的作用,其所含没食子酸、东莨菪内酯和滨蒿内酯可能是青果的主要清热利咽成分,三者共同发挥利咽止咳作用。

4. **抗氧化** 橄榄中总黄酮提取物对 $\cdot OH$ 和 DPPH 及 $\cdot O_2^-$ 均具有较强的清除能力,且抗氧化活性优于 2,6- 二叔丁基 –4– 甲基苯酚(BHT)和叔丁基对羟基茴香醚(BHA)。利用橄榄叶提取液结构分析表明抗氧化成分为木犀草素、没食子酸、槲皮素和穗花杉双黄酮。

此外,青果还有抗乙肝病毒、解河豚毒、增强免疫系统及抗肿瘤活性、调节血脂、降血糖等作用。

【临床研究】 青果可治疗高脂血症、咳嗽、咽喉肿痛等。

【用法用量】 煎服,5 ～ 10g。

枳椇子 zhijuzi（枳椇 zhiju）

本品为鼠李科枳椇属植物北枳椇 *Hovenia dulcis* Thunb.、枳椇 *Hovenia acerba* Lindl. 和毛果枳椇 *Hovenia trichocarpa* Chun et Tsiang 的成熟种子，亦有用带花序轴的果实。10 ～ 11 月果实成熟时采收，将果实连果柄摘下，晒干，或碾碎果壳，筛出种子，除去杂质，晒干，生用。分布于华北、华东、中南、西南及陕西、甘肃等地。

【性味归经】甘，平。归胃经。

【功效】解酒毒，止渴除烦，止呕，利大小便。

【应用】

1.醉酒　治饮酒多，熏蒸五脏，津液枯燥，血泣，小便并多，肌肉消烁，专嗜冷物寒浆，可与麝香配伍。饮酒过度，成痨吐血，可与白茅根、白及、甘蔗等配伍。

2.热病烦渴，小便不利　治热病烦渴，小便不利，可与知母等配伍。治伤暑头晕，可与竹叶同用。

3.水肿　用于水湿停蓄所致水肿、小便不利，可与茯苓、猪苓、泽泻等同用。

【主要成分】枳椇皂苷 C、D、G、G'、H，北枳椇皂苷 A1、A2、B1、B2，生物碱化合物黑麦草碱，以及山奈酚、双氢山奈酚、洋芹素、杨梅黄素、槲皮素、双氢杨梅黄素、十八烯酸甲酯、十六烷酸甲酯、9–氧代壬酸甲酯、十九烷酸甲酯和大黄素等。

【药理研究】

1.解酒护肝　枳椇子乙酸乙酯提取部位可降低急性酒精中毒小鼠血清 ALT 活性和肝脏 MDA 含量，提高小鼠肝脏乙醇脱氢酶（ADH）、SOD 活性和 GSH 含量，表明枳椇子具有解酒护肝的作用。枳椇子解酒的功效可能是通过促进胃肠运动加快乙醇在胃肠道的排空而实现。实验发现枳椇子水提液可加快急性酒精中毒小鼠胃排空速度，同时又能加快小肠蠕动。

2.抗实验性肝纤维化　枳椇子甲醇提取物能显著降低 CCl_4 造成的肝纤维化大鼠模型血清透明质酸（HA）、Ⅰ型前胶原（PCⅠ）、Ⅲ型前胶原

（PCⅢ）及 TGFβ1 含量，减轻肝脏胶原纤维增生程度，说明枳椇子具有抗早期肝纤维化作用。

3.抗病毒　枳椇子中的黄酮类成分表现出体外抗呼吸道合胞病毒（RSV）活性，其机制可能与枳椇子可影响 RSV 胞内复制、抑制 RSV 空斑形成有关。

4.降尿酸　枳椇子降尿酸作用的物质基础可能是黄酮类成分，枳椇总黄酮具有显著的抗黄嘌呤氧化酶活性，且枳椇子乙醇提取物也能够在体外抑制黄嘌呤氧化酶活性，表明枳椇子具有降尿酸作用。

此外，枳椇子还有抗肿瘤、降血糖、抗炎、免疫调节、中枢神经抑制、抗突变等作用。

【临床研究】枳椇子可治疗酒精性肝病、高脂血症等。

【用法用量】煎服，10～15g。

【使用注意】脾胃虚寒者禁服；多食发蛔虫；多食损齿。

枸杞子 gouqizi（宁夏枸杞 ningxiagouqi）

本品为茄科植物宁夏枸杞 *Lycium barbarum* L. 的干燥成熟果实。夏、秋两季果实呈红色时采收，热风烘干，除去果梗，或晾至皮皱后晒干，除去果梗。分布于甘肃、宁夏、新疆、内蒙古、青海等地。

【性味归经】甘，平。归肝、肾经。

【功效】滋补肝肾，益精血，明目。

【应用】

1.精血亏虚证　为养血补精之要药。治肝肾精血亏虚所致腰膝酸软、头晕眼花、须发早白、脱发及肾虚不育，可单用本品浸酒服，或与黄精共用，或与滋肾精养肝血之品配伍以增效。治肾精不足之腰酸遗泄、自汗盗汗、耳聋眼花，与其他滋肾益精之品同用。若治血虚萎黄、失眠多梦，宜与养血安神药配伍。若治阴虚消渴，可单取本品嚼食或熬膏服，或与养阴生津之品配伍。

2.肝肾亏虚，眼目昏花　为治肝肾亏虚所致两目干涩、视物昏花之常品，常与其他补肝肾明目药同用。

【主要成分】本品主要含枸杞子多糖，以及生物碱类成分甜菜碱、莨菪亭等，还含粗脂肪、粗蛋白、硫胺素、核黄素、烟酸、胡萝卜素、抗坏血酸、尼克酸、β- 谷甾醇、亚油酸、微量元素及氨基酸等成分。

【药理研究】

1.抗氧化　枸杞子中含有的多糖、黄酮、类胡萝卜素等具有良好的抗氧化活性。枸杞提取物能明显提高谷氨酸引起的 PC12 细胞氧化应激损伤后的 GSH-Px、SOD、CAT 的水平，减少活性氧和 Ca^{2+} 生成，从而降低 PC12 细胞中谷氨酸诱导产生的氧化毒性。

2.护肝　枸杞提取物对扑热息痛诱导的肝炎大鼠模型的肝脏具有保护作用，可降低血清中氧化应激指数、AST、ALT 的水平，可明显改善肝组织 I 期、III 期损伤。另对 CCl_4 引起的肝损伤也有很好的保护作用。

3.降血糖　枸杞中含有的枸杞多糖具有明显的降血糖作用，对糖尿病并发症也有良好的作用效果。从枸杞中分离出一种酸性多糖 LBP-S-1，经体外和体内血糖实验后发现，LBP-S-1 通过增加葡萄糖代谢及胰岛素分泌，促进胰腺 β 细胞增殖，有明显的降血糖作用和胰岛素增敏活性。

4.对免疫功能的调节作用　研究表明，枸杞能显著提高机体的非特异性免疫抵抗力，小鼠灌服枸杞子水提取液或肌注醇提取物和灌服枸杞多糖均可提高巨噬细胞的吞噬能力。枸杞对 T 淋巴细胞增殖和亚群稳定也具有一定的调节作用。老年人服用枸杞制剂后，淋巴细胞应答能力显著提高。此外，枸杞多糖对脾脏和胸腺 T 细胞有显著刺激作用，灌注枸杞多糖可提高小鼠脾脏 T 淋巴细胞的增殖功能，增强 CTL 的杀伤率。同时枸杞对体液免疫功能也具有调节作用。

此外，枸杞子还有抗肿瘤、抑菌、抗衰老、抗诱变等作用。

【临床研究】枸杞子可治疗肥胖症、高脂血症、男性不育症、妊娠呕吐、萎缩性胃炎等。

【用法用量】煎服，6 ～ 12g。

【使用注意】外邪实热、脾虚有湿及泄泻者忌服。

栀子 zhizi

本品为茜草科植物栀子 *Gardenia jasminoides* Ellis 的干燥成熟果实。

9～11月果实成熟呈红黄色时采收，除去果梗和杂质，蒸至上汽，或置沸水中略烫取出，干燥。分布于中南、西南及江苏、安徽、浙江、江西、福建、台湾等地。

【性味归经】苦，寒。归心、肺、三焦经。

【功效】泻火除烦，清热利湿，凉血解毒，外治扭挫伤痛。

【应用】

1.热病烦闷　为治热病心烦、躁扰不宁之要药，可与透热除烦之淡豆豉同用。若治热病高热烦躁、神昏谵语，宜配清热泻火解毒药。

2.湿热黄疸，热淋　治湿热蕴结肝胆所致黄疸，与清利肝胆、利湿退黄之品配伍。治热淋涩痛，常配清热利尿通淋药。

3.淋证涩痛，血热吐衄　治血热妄行的吐血、衄血，每与其他凉血止血药配伍；若三焦火盛迫血妄行之吐血、衄血，须配黄芩、黄连、黄柏等。若治血淋、尿血，宜配伍清热利尿、凉血止血之品。

4.热毒疮疡，目赤肿痛　治疮疡红肿热痛，常配伍其他清热解毒药。亦治肝胆火热上攻之目赤肿痛，每与大黄同用。

5.跌打肿痛　本品外用能消肿止痛。治跌打损伤，瘀肿疼痛，取生栀子研粉，用黄酒调成糊状，外敷。

【主要成分】主要含异栀子苷、去羟栀子苷、栀子酮苷、山栀子苷等环烯醚萜苷类，熊果酸等有机酸，栀子素等黄酮类，以及藏红花素和藏红花酸、熊果酸等三萜类化合物。

【药理研究】

1.保肝利胆　栀子苷能够增加正常大鼠及由异硫氰酸 -1- 萘脂诱导的肝损伤大鼠的胆汁分泌。栀子提取物可能通过促进动物体内磷酸尿苷的生物合成，抑制 D- 半乳糖胺与尿苷的结合，从而促进胆汁排泄，发挥保肝作用。栀子提取物能降低酒精性肝损伤模型大鼠血清 TC、TG、ALT、AST 及 MDA 含量，提高 GSH-Px、TNF-α 和 IL-6 表达。栀子提取物和栀子苷能够降低肝微粒体中细胞色素 P4503A 免疫相关蛋白密度。

2.降糖　对 C57BL/6 小鼠采用一次性注射 90mg/kg STZ 后结合 4 周喂养高脂饲料的方法建立糖尿病小鼠模型，栀子苷治疗后，使小鼠血糖水平降低，血浆胰岛素水平升高，口服糖耐量改善，且能促进胰岛 β 细胞增殖。长时间摄入栀子可降低正常大鼠血糖、糖化血红蛋白、胰岛素及 C– 肽含量，但是会导致胰岛组织增生肥大且炎性细胞浸润。

3.促进胰腺分泌　栀子能通过清除重症急性胰腺炎时胰腺亚细胞器氧自由基，阻止脂质过氧化，保护胰腺亚细胞器结构和功能的正常。栀子及其提取物有降胰酶活性效应。栀子苷能明显降低胰淀粉酶，其酶解产物京尼平对增加胰胆流量作用最强且持续时间较短。

4.对胃功能影响和泻下　栀子总苷显著抑制幽门结扎大鼠胃溃疡的发生，减少胃液量，降低胃液中游离酸度与总酸度及胃液中胃蛋白酶活性。

此外，栀子还有降压、调脂、神经保护、抗炎、抗氧化、抗疲劳、抗血栓等作用。

【临床研究】栀子可治疗小儿发热、食管炎、口疮、扭挫外伤、冠心病、急性病毒性肝炎、高胆红素血症等。

【用法用量】煎服，6～10g。外用生品适量，研末调敷。生栀子走气分而清热泻火，焦栀子及栀子炭入血分而凉血止血。又传统认为，栀子皮（果皮）偏于达表而祛肌肤之热，栀子仁（种子）偏于走里而清内热。

【使用注意】脾虚便溏者慎用。

砂仁 sharen（阳春砂 yangchunsha、绿壳砂 lukesha、海南砂 hainansha）

本品为姜科植物阳春砂 Amomum villosum Lour.、绿壳砂 Amomum villosum Lour.var.xanthioides T.L.Wu et Senjen 或 海 南 砂 Amomum longiligulare T.L.Wu 的干燥成熟果实。夏、秋两季果实成熟时采收，晒干或低温干燥。分布于福建、广东、广西、云南、海南等地。

【性味归经】辛，温。归脾、胃、肾经。

【功效】化湿开胃，温脾止泻，理气安胎。

【应用】

1.湿阻中焦证，脾胃气滞证　为醒脾调胃之要药。常用治湿阻气滞所致脘腹胀痛等脾胃不和诸证，尤宜于寒湿气滞者，常与燥湿行气药配伍；若脾胃气滞者，可与行气止痛药配伍；若兼脾胃虚弱者，可配健脾益气药。

2.脾胃虚寒吐泻 治脾胃虚寒之呕吐、泄泻，可单用研末吞服，或与温胃散寒药同用。

3.气滞妊娠恶阻及胎动不安 治妊娠呕逆不能食者，可单用本品炒熟研末服，或配生姜、陈皮、竹茹等；若治气滞妊娠恶阻、胎动不安，常与理气安胎药同用；若气血不足，胎动不安者，可与益气养血安胎药配伍；若肾虚而胎元不固者，又宜配补益肝肾之品以固胎元。

【主要成分】砂仁种子含挥发油，油中含乙酸龙脑酯、樟脑、樟烯、柠檬烯、β-蒎烯、苦橙油醇及α-蒎烯、莰烯、桉油精、芳樟醇、α-胡椒烯、愈创木醇等。另含黄酮类成分。

【药理研究】

1.胃肠保护 砂仁挥发油可明显下调胃液、胃酸、胃泌素分泌和胃蛋白酶活性，使前列腺素E2分泌及血管活性肠肽表达增加，延长胃排空及番泻叶诱导大鼠排稀便的时间，减少稀便次数。

2.抗溃疡 胃溃疡发病机制主要是胃黏膜的攻击因子与防御因子之间失去平衡，过度分泌的胃酸和胃蛋白酶与胃溃疡的发病关系极为密切。砂仁能够调节攻击因子与防御因子间的平衡，以达到保护胃黏膜的作用。砂仁挥发油可显著抑制幽门结扎大鼠胃液、胃酸、胃泌素分泌和胃蛋白酶活性，下调血小板活化因子，防止溃疡发生发展。

3.镇痛、消炎、止泻 砂仁提取物对致热痛小鼠的痛阈时间具有延长作用，减少醋酸引起的小鼠扭体次数，同时可明显减轻二甲苯导致的小鼠耳肿胀。砂仁抗腹泻机理主要表现在抗炎方面，砂仁提取物能够显著抑制番泻叶所致小鼠腹泻、冰醋酸所致小鼠疼痛和离体家兔小肠平滑肌的运动。

4.抑菌 砂仁的石油醚、甲醇提取物对革兰阳性和革兰阴性细菌具有一定的抑制作用。砂仁对枯草芽孢杆菌、大肠杆菌、沙门菌、葡萄球菌、铜绿假单胞菌及肺炎克雷伯菌有较强的抑制效果，并且表现出较强的抗氧化活性。

此外，砂仁还有调节肠道菌群、降脂、降血糖、抗氧化等作用。

【临床研究】砂仁可治疗妊娠呕吐、月经不调、痛经、慢性盆腔炎、遗尿症、慢性浅表性胃炎等。

【用法用量】煎服，3～6g，后下。

【使用注意】阴虚血燥者慎用。

胖大海 pangdahai

本品为梧桐科植物胖大海 *Sterculia lychnophora* Hance. 的干燥成熟种子。4～6月果实成熟开裂时采取成熟种子，晒干。分布于越南、印度、马来西亚、泰国及印度尼西亚等国。我国广东湛江、海南、广东、云南已有引种。

【性味归经】甘，寒。归肺、大肠经。

【功效】清热润肺，利咽开音，润肠通便。

【应用】

1. 咽喉肿痛，咳嗽失音　为治肺热咽痛声哑、失音之佳品。可单味泡服，或配伍清热利咽之品。治肺热燥咳、干咳少痰，常与润肺止咳药配伍。

2. 燥热便秘　治燥热便秘伴头痛、目赤、牙痛等，可单味泡服，或配清热泻火药以增效。

【主要成分】主要含多糖类成分，由 D- 半乳糖、L- 鼠李糖、蔗糖组成的多糖；以及有机酸类成分 2，4- 二羟基苯甲酸等；还含胡萝卜苷等。

【药理研究】

1. 抑菌　胖大海提取液对乙型链球菌、肺炎双球菌、金黄色葡萄球菌具有抑制作用，其中对肺炎双球菌抑菌作用最强，对金黄色葡萄球菌有较好的抑菌效果。

2. 抑制结石形成　胖大海提取液对草酸钙结石有一定的防治作用。采用 X 射线衍射、红外光谱、扫描电子显微镜等方法，发现胖大海提取液可使正常人尿液中二水草酸钙（COD）晶体在溶液中的热力学稳定性增强，从而阻断了 COD 晶体向热力学更稳定态的一水草酸钙（COM）晶体转变，这种阻断作用呈一定的剂量依赖性；不仅如此，胖大海提取液也能减小 COD 晶体的尺寸，从而阻止草酸钙结石的形成。

3. 降压作用　胖大海仁（去脂干粉）制成 25% 溶液，静脉注射、肌肉注射或口服均可使犬、猫血压明显下降，并认为降压原理与中枢有关。

胖大海可改善博来霉素所致的间质性肺病模型大鼠的肺组织病变，可能是通过降低肺组织 TGF–β1、VEGF 表达及提高肺组织中 PPARγ 表达来实现。

此外，胖大海还有缓泻、止痛等作用。

【临床研究】胖大海可治疗红眼病、咽喉病、便秘、尿石症、高血压等。

【用法用量】2～3 枚，沸水泡服或煎服。

香橼 xiangyuan（枸橼 juyuan、香圆 xiangyuan）

本品为芸香科植物枸橼 *Citrus medica* L. 或香圆 *Citrus wilsonii* Tanaka. 的干燥成熟果实。秋季果实成熟时采收，趁鲜切片，晒干或低温干燥。香圆亦可整个或对剖两半后，晒干或低温干燥。分布于江苏、浙江、福建、陕西、湖北、湖南、广东、广西、四川、云南等地。

【性味归经】辛、苦、酸，温。归肝、脾、肺经。

【功效】疏肝解郁，理气和中，燥湿化痰。

【应用】

1. 肝郁胁痛　治肝郁胸胁胀痛，常与柴胡、郁金、佛手等同用。

2. 脘腹胀痛　治脾胃气滞之脘腹胀痛、嗳气吞酸、呕恶食少，常与行气止呕药同用。

3. 咳嗽痰多　治痰多咳嗽、胸闷不舒等，常与生姜、半夏、茯苓等同用。

【主要成分】本品枸橼及香圆均含橙皮苷、柠檬酸、苹果酸、鞣质、维生素 C 及挥发油等。

【药理研究】

1. 清除自由基和抑菌　香橼挥发油对黑曲霉和青霉有较强的抑制活性，同时具有较强清除 DPPH 自由基的能力。香橼精油的抗氧化能力随着质量浓度的增大而增强，可清除 DPPH 自由基、·OH 及 H_2O_2。香橼精油对大肠杆菌、酵母菌、金黄色葡萄球菌、黑曲霉等具有不同程度的抑制作用。

2.抗抑郁　对药香橼、佛手具有改善抑郁大鼠下丘脑－垂体－甲状腺（HPT）轴和下丘脑－垂体－肾上腺（HPA）轴功能的作用。采用慢性不可预见性温和应激配合孤养复制抑郁症大鼠模型，经对药香橼、佛手治疗后，可提升大鼠体质量、糖水偏爱率，提高三碘甲状腺原氨酸、游离甲状腺素、游离三碘甲状腺原氨酸、促甲状腺激素释放激素的含量，明显降低皮质醇含量。

3.抗炎　香橼所含的橙皮苷对豚鼠因缺乏维生素C而致的眼睛球结膜血管内细胞凝聚及毛细血管抵抗力降低有改善作用，能降低马血细胞之凝聚。与栓塞饲料或与致粥样硬化饲料共同喂养大鼠，均可延长大鼠存活时间。能刺激缺乏维生素C的豚鼠的生长速度，增加豚鼠肾上腺、脾及白细胞中维生素C的含量。

4.抗病毒　橙皮苷加入小泡性口炎病毒前，将小鼠纤维细胞放于200μg/mL的橙皮苷中预先孵化处理，能保护细胞不受病毒侵害约24小时。预先处理HeLa细胞能预防流感病毒的感染，但其抗病毒的活性可被透明质酸酶所消除。

此外，香橼所含的橙皮苷有预防冻伤和抑制大鼠晶状体的醛还原酶作用。

【临床研究】香橼可治疗乳腺炎、功能性消化不良、寻常型银屑病等。

【用法用量】煎服，3～9g。

【使用注意】阴虚血燥及孕妇气虚者慎服。

桃仁 taoren（桃 tao、山桃 shantao）

本品为蔷薇科植物桃 *Prunus persica*（L.）Batsch. 或山桃 *Prunus davidiana*（Carr.）Franch. 的干燥成熟种子。果实成熟后采收，除去果肉和核壳，取出种子，晒干。分布于河北、山西、陕西、甘肃、山东、河南、四川、云南等地。

【性味归经】苦、甘，平。归心、肝、大肠经。

【功效】活血祛瘀，润肠通便，止咳平喘。

【应用】

1.瘀血证　治瘀血闭经、痛经、产后瘀滞腹痛，每与红花相须为用。治跌打损伤，瘀肿疼痛，常配活血止痛之品；治热壅血瘀之肺痈、肠痈，每与清热解毒、消痈排脓药同用。

2.肠燥便秘　治肠燥便秘，常配其他润肠通便药。

【主要成分】主要含脂类成分甘油三酯等，苷类成分苦杏仁苷、野樱苷等，还含糖类、蛋白质、氨基酸、苦杏仁酶、尿囊素酶等。

【药理研究】

1.心血管保护　桃仁及其提取物具有增加局部血流量、降低血液黏度、改善血液流变学等作用。桃仁水煎液能降低瘀热、寒瘀证大鼠的全血黏度、红细胞压积、红细胞电泳时间、卡松曲服应力等指标，且对瘀热证大鼠血浆环磷酸腺苷 – 蛋白激酶（cAMP-PKA）通路有抑制作用，增强寒瘀证大鼠血浆 cAMP-PKA 通路，由此表明桃仁水煎液对 cAMP-PKA 信号通路具有双向调节的作用，以减轻血管损伤。

2.神经保护　桃仁水提物和胆碱酯酶抑制剂他克林均可升高大鼠海马区细胞外乙酰胆碱浓度，其中桃仁水提物对胆碱酯酶的抑制时间长于他克林。桃仁乙醇提取物可减少东莨菪碱造成的小鼠记忆获得障碍的避暗错误次数，延长氯霉素造成的记忆巩固障碍的避暗潜伏期，缩短静脉滴注 40% 乙醇造成的记忆再现障碍的通过水迷宫时间，且能提高小鼠大脑匀浆中的 SOD 活性，降低 MDA 含量。桃仁醇提物可降低 D- 半乳糖诱导的亚衰老模型大鼠脑内及血清中乙酰胆碱酯酶活性及 MDA 含量，提高 SOD 和 H_2O_2 活性，增强小鼠的学习记忆能力。

3.免疫调节　桃仁及其提取物能够对免疫系统进行双向调节。桃仁水提物可提高寒凝血瘀证模型大鼠的肝巨噬细胞数量。对于由免疫亢进而引起的炎症反应，桃仁既可以对免疫反应有一定的调节作用，又能抑制机体炎症反应。

此外，桃仁还有抗肿瘤、促进黑色素合成、保护呼吸系统、护肝等作用。

【临床研究】桃仁可治疗跌打损伤、过敏性荨麻疹、口疮、产后尿潴留、心绞痛、慢性胃炎等。

【用法用量】煎服，5 ～ 10g。

【使用注意】过量有毒，可危及生命。便溏者及孕妇慎用。

桑椹 sangshen

本品为桑科植物桑 *Morus alba* L. 的干燥果穗。4～6月果实变红时采收，晒干，或略蒸后晒干。主产于江苏、浙江、湖南、四川、河北等地。

【性味归经】甘、酸，寒。归心、肝、肾经。

【功效】滋阴补血，生津润燥。

【应用】

1.阴血亏虚证　治肝肾阴血亏虚，症见头晕耳鸣，视物昏花，须发早白，心悸失眠，可单用熬膏常服；或与其他滋阴补血药配伍。

2.津伤内燥　治津伤口渴、内热消渴，每配伍养阴生津之品。治肠燥便秘，常与养阴润肠之品配伍。

【主要成分】主要含糖、鞣酸、维生素、亚油酸等成分。

【药理研究】

1.免疫调节　桑椹多糖是桑椹发挥免疫调节作用的物质基础。桑椹水提物是受体 TLP4 的一种新的活化剂，能够诱发 Th1 细胞的免疫应答，调节免疫功能。桑椹乙醇溶液对腹腔炎症有较好的抑制作用，可调节脾脏细胞活化，从而使免疫细胞倾向 Th2 的免疫反应。而桑椹乙醇不溶物主要成分以多糖及蛋白质为主，具有明显的抗炎作用，这可能是桑椹中较具有潜力的免疫活性成分。桑椹多糖可使卵白蛋白诱导小鼠发生特异性免疫反应的 Th2 细胞激素明显下降，抑制血清 IgG1 的生成，减少腹腔细胞 TNF-α 的分泌。

2.保护神经细胞　桑椹花色苷和氧化白藜芦醇对神经系统有良好的保护作用。桑椹能保护由毒素引起的帕金森病模型上的多巴胺能神经元。桑椹中的氧化白藜芦醇可抑制帕金森病模型的神经毒性。桑椹提取物可保护过氧化氢环境中的 PC12 细胞，提取物对模拟缺血、缺糖的 PC12 细胞有保护作用，桑椹花色苷中的矢车菊素 –3–*O*– 葡萄糖苷对脑缺血模型小鼠的神经细胞具有保护作用。

3.抗氧化　桑椹具有较强的抗氧化能力，其抗氧化的能力与花色苷等物质的含量有关。桑椹能够提高早衰老鼠的抗氧化能力和认知能力。桑椹色素提取液可抑制脂质过氧化作用，能够清除·OH、DPPH 自由基和 ABTS 自由基，具有较强的抗氧化能力。

此外，桑椹还有保护心脑血管系统、抗癌等作用。

【临床研究】桑椹可用于治疗慢性肝炎、糖尿病、高血压、高血脂、老年便秘、胃溃疡、结肠炎、十二指肠溃疡、眼疾等。

【用法用量】煎服，9～15g。

【使用注意】脾胃虚寒便溏者忌用。

橘红 juhong（桔红 juhong）

本品为芸香科植物橘 *Citrus reticulata* Blanco 及其栽培变种的干燥外层果皮。秋末冬初果实成熟后采收，用刀削下外果皮，晒干或阴干。在江苏、安徽、浙江、湖北、湖南、广东、广西、海南、四川、贵州、云南等地均有栽培。

【性味归经】辛、苦，温。归肺、脾经。

【功效】理气宽中，燥湿化痰。

【应用】

1.脾胃气滞证　本品辛行温通，有行气止痛、健脾和中之功，因其苦温而燥，故寒湿中阻之气滞最宜。治疗中焦寒湿脾胃气滞，症见脘腹胀痛、恶心呕吐、泄泻等，常与苍术、厚朴等同用。若食积气滞，脘腹胀痛者，可配山楂、神曲等同用。若外感风寒、内伤湿滞之腹痛、呕吐、泄泻，可配藿香、苏叶等同用。若脾虚气滞，腹痛喜按、不思饮食、食后腹胀、便溏舌淡者，可与党参、白术、茯苓等同用。若脾胃气滞较甚，脘腹胀痛较剧者，每与木香、枳实等同用，以增强行气止痛之功。

2.呕吐、呃逆　治疗呕吐、呃逆，常配伍生姜、竹茹、大枣；若脾胃寒冷而呕吐不止，可配生姜、甘草同用。

3.湿痰、寒痰咳嗽　本品为治痰之要药。治湿痰咳嗽，多与半夏、茯苓等同用。若治寒痰咳嗽，多与干姜、细辛、五味子等同用。若脾虚失运而致痰湿犯肺者，可配党参、白术同用。

4.胸痹　治疗胸痹胸中气塞短气，可配伍枳实、生姜。

【主要成分】主要含挥发油，其主要成分为柠檬烯，还含有川陈皮素、橙皮苷、新橙皮苷、橙皮素、对羟福林、黄酮化合物及黄酮类成分等。

【药理研究】桔红中所含的橙皮苷具有维持渗透压、增强毛细血管韧性、缩短出血时间、降低胆固醇等作用，可用于心血管系统疾病的辅助治疗。

【用法用量】煎服，3～10g。

【使用注意】阴虚燥咳及咳嗽气虚者慎用。

益智仁 yizhiren（益智 yizhi）

本品为姜科植物益智 *Alpinia oxyphylla* Miq. 的干燥成熟果实。夏、秋间果实由绿变红时采收，晒干或低温干燥。分布于海南及广东南部，主产于广东。

【性味归经】辛，温。归脾、肾经。

【功效】暖肾固精缩尿，温脾止泻摄唾。

【应用】

1.肾虚遗尿，小便频数，遗精白浊　本品尤善于固精缩尿。治遗精滑精，常与乌药、山药等同用；治下焦虚寒，小便频数，常配固肾缩尿药。

2.脾寒腹泻，腹中冷痛，口多唾涎　治脾胃虚寒之脘腹冷痛，常与干姜、吴茱萸、小茴香等同用。若中气虚寒，食少，多唾涎，可单用本品含服，或与理中丸、六君子汤等同用。

【主要成分】主要含挥发油，油中主要成分为桉油精、姜烯、姜醇等。还含 1-7- 二苯基庚烷类成分、B 族维生素、维生素 C、氨基酸、脂肪酸及微量元素锰、锌、钾、钠、钙等。

【药理研究】

1.抗癌　益智酮甲、益智酮乙可抑制十四烷佛波醇酯（TPA）引起的炎症，进而抑制表皮鸟氨酸脱羧酶的活性及母鼠皮肤癌细胞的增长。从益智中分离的二苯基庚烷类化合物的抗肿瘤活性和它们的抗炎作用紧密相关。益智酮甲和益智酮乙能够抑制由 TPA 诱导的皮肤癌恶化过程中

NF-κB、2- 加氧酶和 iNOS 的活性，从而达到其抗肿瘤的目的。

2. 心血管保护　益智的甲醇提取物对豚鼠左心房有较强的正性肌力作用。益智的甲醇提取部位对兔的大动脉有拮抗钙活性作用，其中圆柚醇是其活性成分。从益智的乙酸乙酯部位分离得到的益智酮甲具有强心作用，益智酮甲发挥强心作用可能与抑制心肌的钠泵、钾泵有关。

3. 对神经系统作用　益智果实乙醇提取物对原代培养的鼠神经细胞具有保护作用。其水提取物能明显改善东莨菪碱导致的大鼠记忆获得障碍，乙醇提取物对神经细胞 tau 蛋白的磷酸化有抑制作用。

4. 对免疫系统作用　益智的水提取部位对免疫球蛋白 E 诱导的过敏性反应具有明显的抑制作用。甲醇提取部位分离得到的化合物可抑制脂多糖引起的鼠腹膜巨噬细胞中 NO 的产生。

此外，益智仁还有镇痛、抗溃疡、抑制胃损伤、止泻、抑制胃肠收缩、抗氧化、抗衰老、护肝等作用。

【临床研究】益智仁可治疗脑血管性痴呆、前列腺增生、遗尿、小儿多涎症、小儿脑发育不全等。

【用法用量】煎服，3 ~ 10g。

【使用注意】阴虚火旺者禁服。

莱菔子 laifuzi（萝卜 luobo）

为十字花科植物萝卜 *Raphanus sativus* L. 的干燥成熟种子。夏季果实成熟时采割植株，晒干，搓出种子，除去杂质，再晒干。全国各地皆产，主产于河北、河南、浙江、黑龙江等地。

【性味归经】辛、甘，平。归肺、脾、胃经。

【功效】消食除胀，降气化痰。

【应用】

1. 饮食停滞，脘腹胀痛，大便秘结，积滞泻痢　尤善行气消胀，治食积气滞所致脘腹胀痛或疼痛、嗳气吞酸，大便秘结，或积滞泻痢，常与山楂、神曲、陈皮等同用；若治食积气滞兼脾虚者，常配健脾药。

2. 痰壅气逆，喘咳痰多，胸闷食少　用治痰壅气逆所致喘咳痰多、胸闷不舒、食少，单用本品为末服，或与化痰止咳药配伍。

【**主要成分**】主要含莱菔素、芥子碱、脂肪油、β- 谷甾醇、糖类及多种氨基酸、维生素等。

【**药理研究**】

1.镇咳 莱菔子具有较好的镇咳作用，可延长浓氨水引咳的小鼠咳嗽潜伏期。莱菔子醇提取物和炒莱菔子醚提取物具有较强的镇咳、祛痰作用，小剂量炒莱菔子水提取物有一定的平喘作用，且以莱菔子为主要组成的莱菔子散能够通过驱除顽痰以治疗支气管哮喘。

2.抗氧化 莱菔子水提取物可有效清除 DPPH 自由基、·OH。莱菔子水溶性生物碱对载脂蛋白 E（ApoE）基因敲除小鼠具有抗氧化和保护内皮细胞的作用，其机制与提高小鼠血清 NO 含量和 SOD 活性、降低 MDA 含量有关。

3.增强胃肠道动力 莱菔子有促胃肠动力作用。选用葡聚糖蓝 –2000 作为胃肠内标记物，实验结果表明莱菔子水煎液能明显提高大鼠的小肠推进比。莱菔子水煎剂对豚鼠体外胃窦环行肌条、胃体胃底纵肌、回肠平滑肌及家兔离体胃、十二指肠平滑肌的收缩力有不同程度的增强作用。此外，莱菔子油、莱菔子水提浸膏均有一定的通便效果。

4.降血压、降血脂 芥子碱硫氰酸盐是莱菔子中的降压活性物质。莱菔子水溶性生物碱具有激活一氧化氮 – 心肌一氧化氮合酶系统、扩张血管、降低血压的作用，可能通过抗氧化损伤来保护靶器官。实验结果显示，莱菔子能够降低高脂血症模型小鼠血脂水平，其降血脂作用随剂量的增加而增强，其机制可能与莱菔子中水溶性生物碱使高密度脂蛋白胆固醇的含量升高有关。另外，莱菔子油中含有的亚麻酸、棕榈酸和油酸也具有降血脂的作用。

此外，莱菔子还有抗菌、抗突变、抗癌、改善泌尿系统等作用。

【**临床研究**】莱菔子可治疗消化系统疾病，如便秘、腹胀、胃炎、肠梗阻、急性水肿型胰腺炎等；以及循环系统疾病，如高血压、高脂血症等；可用于治疗支气管哮喘。此外，莱菔子还可治疗肿瘤、排尿功能障碍等。

【**用法用量**】煎服，5～12g。生用吐风痰，炒用消食下气化痰。

【**使用注意**】气虚及无食积、痰滞者慎用。

莲子 lianzi

本品为睡莲科植物莲 *Nelumbo nucifera* Gaertn. 的干燥成熟种子。秋季果实成熟时采割莲房，取出果实，除去果皮，干燥，或除去莲子心后干燥。我国大部分地区有分布，主产于湖南、湖北、福建、江苏、浙江、江西。

【性味归经】 味甘、涩，性平。归脾、肾、心经。

【功效】 补脾止泻，止带，益肾涩精，养心安神。

【应用】

1.脾虚泄泻　治脾虚久泄，食欲不振，常与人参、茯苓、白术等同用。

2.带下　为治脾虚、肾虚带下之常用药。治脾虚带下者，常与茯苓、白术、山药等同用。治脾肾两虚之带下清稀、腰膝酸软者，可与山茱萸、山药、芡实等同用。

3.肾虚遗精滑精、遗尿尿频　治肾虚精关不固之遗精滑精、遗尿尿频，常与芡实、龙骨等同用。

4.虚烦，心悸，失眠　治心肾不交之虚烦、心悸、失眠者，常与酸枣仁、茯神、远志等同用。

【主要成分】 主要含黄酮类化合物槲皮素、金丝桃苷、芦丁等，还含淀粉、蛋白质、脂肪、多聚糖等，脂肪中脂肪酸组成有肉豆蔻酸、棕榈酸、油酸、亚油酸、亚麻酸等。

【药理研究】

1.抗衰老　水提莲子粗多糖（LSP1）和纯化后多糖（LSP2）的总抗氧化能力、SOD 活性和 DPPH 自由基清除率均随多糖浓度的升高而增大，莲子多糖 LSP1 的总抗氧化能力和 SOD 活性均高于 LSP2，而 DPPH 清除率低于 LSP2。莲子多糖能明显提高雄性果蝇的抗·O_2^- 能力，极显著提高雌性果蝇清除·OH 能力。莲子多糖能上调 CuZnSOD 基因、MnSOD 基因和 CAT 基因来延长果蝇寿命。

2.增强免疫力　莲子多糖能够提高免疫抑制小鼠腹腔巨噬细胞和脾细胞分泌的 IL-1α 和 IL-2 活性，促进 ConA 或脂多糖刺激的脾细胞增殖，同时降低血清可溶性 IL-2 受体水平，表现出较好的增强免疫效果。

3. 抑菌　莲子多酚能够抑制金黄色葡萄球菌、沙门菌、大肠杆菌、枯草芽孢杆菌和李斯特菌等。

4. 抗氧化　50% 乙醇提取莲子抗氧化物质，通过体内和体外抗氧化实验研究其抗氧化活性，结果表明莲子的醇提取物表现出较好的自由基清除活性。

5. 抗抑郁　通过小鼠强迫游泳实验证明，莲子的乙醇提取物能够显著缩短其静止期，表现出明显的抗抑郁作用。进一步实验显示其发挥抗抑郁作用的成分为莲心碱、甲基莲心碱、异莲心碱，这些生物碱的中枢作用很可能与 5-HT 神经传递有关，尤其是小鼠中的 5HT-1A 受体。

【临床研究】莲子可治疗消化科疾病，如肠易激综合征、慢性萎缩性胃炎、溃疡性结肠炎等；呼吸科疾病，如慢性阻塞性肺病、支气管哮喘等；儿科疾病，如小儿呼吸道感染等。还可用于治疗遗精、滑精等。

【用法用量】煎服，6～15g。

【使用注意】邪气实者不宜使用。

黄芥子 huangjiezi（芥子 jiezi）

本品为十字花科植物芥 *Brassica juncea*（L.）Czern.et Coss. 的干燥成熟种子。夏末秋初果实成熟时采割植株，晒干，打下种子，除去杂质。

【性味归经】辛，温。归肺经。

【功效】温肺豁痰利气，散结通络止痛。

【应用】

1. 寒痰咳喘，悬饮胸胁胀痛　治寒痰壅肺，气逆咳嗽、痰多清稀、胸闷者，常与苏子、莱菔子同用。若痰饮停滞胸膈成胸胁积水，咳喘胸满胁痛者，可配伍甘遂、大戟等。治冷哮日久，可与细辛、甘遂、麝香等研末，于夏令外敷肺俞等穴，或以白芥子注射液进行穴位注射。

2. 痰滞经络，关节麻木疼痛，痰湿流注，阴疽肿毒　治痰湿阻滞经络之肢体麻木或关节肿痛，可配伍马钱子、没药、肉桂等，亦可单用研末，醋调敷患处。治痰湿流注，阴疽肿毒，常配伍鹿角胶、肉桂、熟地等药。

【主要成分】主要含芥子碱、白芥子苷、4- 羟基 -3- 吲哚甲基芥子油苷、脂肪油、蛋白质及黏液质、多种氨基酸等。

【药理研究】

1. 镇咳、祛痰、平喘 复方白芥子散可明显松弛豚鼠气管平滑肌，从而延长哮喘潜伏期，减少小鼠咳嗽次数。通过建立豚鼠哮喘模型研究白芥子涂方巴布剂治疗哮喘的效果，结果表明巴布剂能够预防和控制实验性哮喘发作，并减轻发作程度。

2. 抗炎镇痛 白芥子具有较强的抗炎镇痛作用。白芥子醇提物能明显抑制二甲苯导致的小鼠耳肿胀，显著抑制醋酸导致的小鼠毛细血管通透性增加，并能提高小鼠痛阈，减少扭体次数。

3. 对前列腺增生的作用 白芥子乙醇提取物可明显抑制由丙酸睾酮所致去势小鼠前列腺增生，显著降低血清酸性磷酸酶活力，而水煎提取物无抑制前列腺增生活性；白芥子水煎物的镇痛效果明显强于其他醇提物。

此外，白芥子还有抗肿瘤、防辐射、抑菌等作用。

【临床研究】黄芥子可治疗面神经麻痹、宫寒不孕等。白芥子可治疗肺炎、支气管哮喘、关节炎等。

【用法用量】煎服，3 ～ 9g。外用适量。

【使用注意】久咳肺虚及阴虚火旺者忌用；消化道溃疡、出血者及皮肤过敏者忌用。用量不宜过大，以免引起腹泻。不宜久煎。

紫苏子（籽）zisuzi

本品为唇形科植物紫苏 *Perilla frutescens*（L.）Britt. 的干燥成熟果实。秋季果实成熟时采收，除去杂质，晒干。产于湖北、江苏、河南、山东、江西、浙江、四川等地。

【性味归经】辛，温。归肺、大肠经。

【功效】降气化痰，止咳平喘，润肠通便。

【应用】

1. 痰壅气逆，咳嗽气喘 治痰壅气逆之咳嗽痰多、食少胸痞，常与白芥子、莱菔子同用。上盛下虚之久咳痰喘、胸膈满闷，常与半夏、厚朴、肉桂等同用。若风寒外束、痰热内蕴之咳喘、痰多色黄，常与麻黄、桑白皮、苦杏仁等同用。

2. 肠燥便秘　常与火麻仁、瓜蒌仁等同用。

【主要成分】主要含脂肪酸类成分油酸、亚油酸、亚麻酸等，以及酚酸类成分迷迭香酸等，还含氨基酸、维生素及微量元素等。

【药理研究】

1. 降血脂　大豆肽和紫苏子油制成的制剂降脂肽可以显著降低高血脂模型大鼠的血清中 TC 及 TG 浓度，明显升高 HDL–C 水平，停止灌胃 1 周后，仍可使血清中 TG 维持在较低水平。紫苏子油对大鼠脂代谢紊乱有预防作用，对兔实验性高脂血症有改善作用。

2. 促进学习记忆能力　紫苏子油可减少小鼠跳台错误次数，能明显提高小鼠水迷路测验的正确百分率，缩短到达终点时间，并能促进小鼠脑内核酸及蛋白质的合成，调节小鼠脑内单胺类神经递质水平。紫苏子促进学习记忆能力作用的机制可能是与其富含的 α- 亚麻酸有关。

3. 止咳、平喘作用　紫苏子油可延长喷雾组织胺和乙酰胆碱所致支气管哮喘小鼠出现喘息性抽搐的潜伏期。小鼠经紫苏子油治疗后，咳嗽潜伏期明显延长，咳嗽次数显著减少。

此外，紫苏子还有抗衰老、抗过敏等作用。

【临床研究】紫苏子可治疗高脂血症、阻塞性睡眠呼吸暂停综合征、肺炎、扁平疣、乳腺增生等。

【用法用量】煎服，3 ～ 10g。

【使用注意】脾虚便溏者慎用。

黑芝麻 heizhima（脂麻 zhima）

本品为脂麻科植物脂麻 Sesamum indicum L. 的干燥成熟种子。秋季果实成熟时采割植株，晒干，打下种子，除去杂质，再晒干。主产于山东、河南、湖北、四川、安徽、江西、河北。

【性味归经】甘，平。归肝、肾、大肠经。

【功效】补肝肾，益精血，润肠燥。

【应用】

1. 精血亏虚，头晕眼花，耳鸣耳聋，须发早白，病后脱发　常用于肝肾不足、精血亏虚所致头晕眼花、耳鸣耳聋、须发早白、病后脱发，与桑叶配伍为丸服；亦常配巴戟天、熟地黄等补肾益精养血之品，以延年益寿。

2. 肠燥便秘　可用于精亏血虚之肠燥便秘，单用或与当归、肉苁蓉、火麻仁等润肠通便之品同用。

【主要成分】主要含脂肪酸类成分油酸、亚油酸、棕榈酸、花生酸等。还含芝麻酚、β-谷甾醇、植物蛋白等。

【药理研究】

1. 保护心血管　芝麻素能降低原癌基因（c-fos）蛋白表达，逆转肾性高血压伴高血脂大鼠心肌肥厚，并能够抑制代谢综合征大鼠心肌损伤，抑制心肌重构。芝麻素能降低动脉粥样硬化兔血清中总胆固醇及低密度脂蛋白水平，减小其主动脉粥样斑块面积，下调主动脉壁血管细胞黏附分子-1（VCAM-1）表达，从而预防和减轻动脉粥样硬化。

2. 护肝　芝麻素对慢性肝损伤有明显的保护作用，可改善 CCl_4 诱导的慢性肝损伤大鼠肝细胞损害和坏死，对乙酰氨基酚引起的急性肝损伤也具有显著改善作用，可抑制或延缓肝脏纤维化产生。

3. 抗氧化、抗衰老　黑芝麻可显著提高 SOD 活性，显著降低 MDA 含量。其具有较强的抗氧化活性，是因其含木脂素类和生育酚类成分，这些成分可有效清除细胞内自由基，减少细胞内过氧化反应，延缓细胞衰老。

此外，黑芝麻还有调节脂代谢、降压、抗炎、抗肿瘤、抗癌、肾脏保护等作用。

【临床研究】黑芝麻可用于须发早白、肠燥便秘等。

【用法用量】煎服，9～30g。

【使用注意】大便溏泄者不宜服用。

胡椒 hujiao

本品为胡椒科植物胡椒 *Piper nigrum* L. 的干燥近成熟或成熟果实。

秋末至次春果实呈暗绿色时采收，晒干，为黑胡椒；果实变红时采收，用水浸渍数日，擦去果肉，晒干，为白胡椒。产于广东、广西、海南及云南等地。

【性味归经】辛，热。归胃、大肠经。

【功效】温中散寒，下气，消痰。

【应用】

1. 胃寒呕吐，腹痛泄泻，食欲不振　用治胃寒脘腹冷痛、呕吐，可单用研末入猪肚中炖服，或与高良姜、荜茇等同用。治反胃、不欲饮食，可与半夏、姜汁为丸服。治脾胃虚寒之泄泻，可与吴茱萸、白术等同用。

2. 癫痫痰多　治痰气郁滞、蒙蔽清窍的癫痫痰多，常与荜茇等分为末服。

此外，胡椒作为调味品，有开胃进食的作用。

【主要成分】含挥发油，黑胡椒含 1.2% ～ 2.6%，白胡椒约含 0.8%，油中主要成分为胡椒醛、二氢香芹醇、氧化石竹烯等。还含有胡椒碱、胡椒林碱、胡椒油、胡椒新碱等。

【药理研究】

1. 抗癌　胡椒碱是胡椒的主要活性成分，该成分可抑制多种类型癌细胞的增殖和存活，其机制与激活凋亡信号通路及抑制细胞周期的进程有关。胡椒碱对大鼠脑胶质瘤细胞 C6 的生长具有抑制作用，对子宫颈癌 HeLa 细胞具有较强的细胞毒性，通过分子对接研究推测胡椒碱可能是表皮生长因子受体酪氨酸激酶的抑制剂。

2. 抗菌　胡椒中的生物碱及挥发油具有较强的抗菌效果。胡椒提取物的乙酸乙酯萃取部位抑制枯草芽孢杆菌生长，石油醚萃取部位可抑制大肠埃希菌和金黄色葡萄球菌生长。黑胡椒的水解产物能够对抗金黄色葡萄球菌、蜡样芽孢杆菌、大肠埃希菌、克雷伯肺炎菌、伤寒沙门菌、绿脓杆菌等。

3. 抗炎与免疫调节　胡椒碱可抑制 LPS 刺激所致 SW480，HT-29 细胞分泌 IL-8，通过拮抗病原体诱导肠上皮细胞表达抗菌肽防御素，从而发挥其抗肠炎的作用。胡椒碱可以抑制多克隆和抗原特异性的小鼠 T 淋巴细胞的增殖，但不影响细胞的活力。胡椒中含有的几内亚胡椒酰胺（guineensine）化合物也具有较强的抗炎作用。

此外，胡椒还有抗氧化、对中枢神经系统的调节保护、降糖、降脂、杀虫等作用。

【临床研究】胡椒可治疗消化不良、寒痰、胃肠气胀、肠炎、支气管炎、风湿、感冒等。

【用法用量】每次 0.6 ～ 1.5g，研粉吞服。外用适量。

【使用注意】阴虚有火者忌服。

榧子 feizi

本品为红豆杉科植物榧 *Torreya grandis* Fort. 的干燥成熟种子。秋季种子成熟时采收，除去肉质假种皮，洗净，晒干。分布于安徽、江苏、浙江、福建、江西、湖南、湖北等地。

【性味归经】甘，平。归肺、胃、大肠经。

【功效】杀虫消积，润肺止咳，润燥通便。

【应用】

1.钩虫病，绦虫病，虫积腹痛　本品对蛔虫、钩虫、绦虫、姜片虫等多种肠道寄生虫引起的虫积腹痛均可使用。治蛔虫病，常与使君子、苦楝皮同用。治钩虫病，单用或与槟榔、贯众同用。治绦虫病，与槟榔、南瓜子同用。

2.小儿疳积　治小儿疳积，面色萎黄、形瘦腹大、腹痛有虫者，可与使君子、槟榔、木香等同用。

3.肺燥咳嗽　以轻症为宜，可与川贝母、瓜蒌仁、北沙参等同用。

4.肠燥便秘　治痔疮便秘，单用炒熟嚼服，亦可与火麻仁、郁李仁、瓜蒌仁等同用，治肠燥便秘。

【主要成分】种子含 54.3% 的脂肪油，不饱和脂肪酸含量高达74.88%，油中主要成分为亚油酸、硬脂酸、油酸。并含麦朊、甾醇、草酸、葡萄糖、多糖、挥发油、鞣质等。

【药理研究】

1.杀虫　有研究表明，浓度为 50mg/mL 的榧子提取物对温室白粉虱的校正死亡率为 91.48%，室内毒力也最强。

2.抗氧化　对 DPPH 自由基和·OH 均表现出较强的清除作用。

3.抗病毒　榧子 75% 乙醇提取物的乙酸乙酯和氯仿萃取物在细胞病变效应（CPE）、细胞内 HIVRNA 相对量和培养上清中病毒载量三个指标上均显示明显抑制 HIV-1 病毒的活性。

【临床研究】榧子可治疗钩虫病、胆道蛔虫病、蛲虫病、肠蛔虫病。

【用法用量】煎服，9～15g。

【使用注意】大便溏薄者不宜用。

酸枣 suanzao（酸枣仁 suanzaoren）

本品为鼠李科植物酸枣 *Ziziphus jujuba* Mill.var.*spinosa*（Bunge）Hu ex H.F.Chou 的干燥成熟种子。秋末冬初采收成熟果实，除去果肉和核壳，收集种子，晒干。分布于辽宁、内蒙古、河北、河南、山东、山西、陕西、甘肃、安徽、江苏等地。

【性味归经】甘、酸，平。归肝、胆、心经。

【功效】养心补肝，宁心安神，敛汗，生津。

【应用】

1.虚烦不眠，惊悸多梦　为养心安神之要药，尤宜于心肝阴血亏虚，心失所养之虚烦不眠、惊悸多梦，常与知母、茯苓、川芎等同用。治心脾气血亏虚，惊悸不安，体倦失眠者，常与黄芪、当归、人参等补气养血药配伍。治阴虚血少，心悸失眠，虚烦神疲，梦遗健忘，手足心热，口舌生疮，舌红少苔，脉细而数者，常与生地黄、五味子、丹参等配伍。

2.体虚多汗　常用治体虚自汗、盗汗，每与五味子、山茱萸、黄芪等益气固表止汗药同用。

3.津伤口渴　可用治津伤口渴者，常与生地黄、麦冬、天花粉等养阴生津药同用。

【主要成分】主要含三萜皂苷类成分酸枣仁皂苷 A、B 等，生物碱成分有荷叶碱、欧鼠李叶碱、原荷叶碱、去甲异紫堇定碱、右旋衡州乌药碱等，黄酮类成分有斯皮诺素、当药素等；还含挥发油、糖类、蛋白质及有机酸等。

【药理研究】

1.镇静催眠　酸枣仁水煎液及皂苷、黄酮类、脂肪油等均能发挥镇静催眠的作用，主要是通过抑制中枢神经、影响深睡状态、延长深睡时间而发挥镇静催眠效果。研究发现，酸枣仁皂苷 A 通过调节 γ- 氨基丁酸（GABA）受体亚基 mRNA 表达和下调肠黏膜系统相关炎症细胞因子的分泌，共同发挥其镇静催眠作用。酸枣仁黄酮类化合物斯皮诺素能显著抑制 5–HT1A 激动剂 8- 羟基 – 丙胺 – 四氢萘（8–OH–DPAT）的效果以发挥镇静催眠作用。

2.抗抑郁　酸枣仁抗抑郁作用的机制与单胺类神经递质的调节有关。其总黄酮可以降低前额叶中 DA 和 5–HT 的含量而达到抗抑郁功效，皂苷成分能明显提高 5–HT 及去甲肾上腺素（NE）水平，且显著抑制单胺氧化酶 A（MAOA）和单胺氧化酶 B（MAOB）表达，同时不同程度地提高抗氧化能力，从而发挥抗抑郁作用。此外，酸枣仁抗抑郁作用与免疫系统的调节也有关。

3.抗焦虑　研究发现，酸枣仁醇提物、酸枣仁碱 A、黄酮类化合物斯皮诺素主要通过调节 GABAA 受体表达，从而发挥抗焦虑作用。

4.对心脏作用　酸枣仁对心血管系统在降压、降脂、抗心肌缺血、抗心律失常等方面发挥一定作用。酸枣仁皂苷可以通过增强心肌细胞膜 PKCε 的表达而发挥保护心肌细胞的作用。研究发现，酸枣仁皂苷 A 还是一种钙离子通道阻滞剂，可显著影响心肌细胞膜上的 L 型钙通道电流，缓解心律失常等心血管疾病。此外，酸枣仁脂肪油能发挥正性肌力作用。

此外，酸枣仁还有增强免疫、抗老年痴呆、抗脂质过氧化、抗缺氧等作用。

【临床研究】酸枣仁可治疗神经衰弱、更年期综合征、肢体酸痛、腰痛、头痛等。

【用法用量】煎服，10 ～ 15g。

【使用注意】凡有实邪郁火及患有滑泄症者慎服。

橘皮 jupi（陈皮 chenpi）

本品为芸香科植物橘 *Citrus reticulata* Blanco 及其栽培变种的干燥成熟果皮。药材分为"陈皮"和"广陈皮"。采摘成熟果实，剥取果皮，晒干或低温干燥。产于福建、浙江、广东、广西、江西、湖南、贵州、云南、四川等地。

【性味归经】苦、辛，温。归肺、脾经。

【功效】理气健脾，燥湿化痰。

【应用】

1.脾胃气滞、湿阻之脘腹胀痛、食少吐泻　为治脾胃气滞、湿阻之脘腹胀满、食少吐泻之佳品，对寒湿阻滞中焦者最为适宜。脾胃气滞病情较轻者可单用，较甚者可与木香、枳实等同用。寒湿阻滞脾胃者，可与苍术、厚朴等同用。食积气滞，脘腹胀痛者，可配伍山楂、神曲等。若脾虚气滞，纳差、食后腹胀者，可与人参、白术、茯苓等同用。

2.呕吐，呃逆　为治呕吐、呃逆之佳品。属寒者，可单用研末，也可配伍生姜。因热者，可配伍竹茹、栀子等。若虚实错杂有热者，可配人参、竹茹、大枣等。

3.湿痰寒痰，咳嗽痰多　为治湿痰、寒痰之要药。治湿痰咳嗽，常与半夏、茯苓等同用。治寒痰咳嗽，可与干姜、细辛、半夏等同用。

4.胸痹　治痰气交阻之胸痹，胸中气塞、短气者，可配伍枳实、生姜等。

【主要成分】主要含挥发油、黄酮或黄酮类成分、有机胺和微量元素等。挥发油主要为柠檬烯、γ- 松油烯等；黄酮类成分主要为橙皮苷、新皮苷、陈皮素、柚皮苷、新柚皮苷等。

【药理研究】

1.对消化系统　陈皮对胃肠平滑肌的作用是双向的。陈皮提取物能抑制动物离体胃肠平滑肌运动。在体内实验中，陈皮水煎剂可促进大鼠胃排空及小鼠胃肠推进运动。此外，陈皮提取物有利胆作用，对消化酶具有促进作用。

2.对心血管系统　陈皮对心脏有兴奋作用，可增强心肌收缩力、升高血压、扩张冠脉，其水提物注射液对实验动物具有强心作用，水溶性生物碱可升高大鼠血压。

3. 抗氧化　橙皮苷可减少羟自由基引起的红细胞膜脂质过氧化产生的 MDA 含量，明显提高膜脂流动性和细胞膜重新封闭能力，对膜氧化损伤具有保护作用。桔皮苷具有显著清除活性氧的能力，并可降低髓过氧化物酶的活性。

此外，陈皮还有抗菌、平喘、抗肿瘤、抗过敏等作用。

【临床研究】陈皮可用于预防术后腹胀、肿瘤、高血压、冠心病、功能性消化不良等。

【用法用量】煎服，3～10g。

【使用注意】本品辛散苦燥，温能助热，故内有实热、舌赤少津者慎用。

薏苡仁 yiyiren（薏苡 yiyi）

本品为禾本科植物薏米 *Coix lacryma-jobi* L.var.*ma-yuen*（Roman.）Stapf. 的干燥成熟种仁。秋季果实成熟时采割植株，晒干，打下果实，再晒干，除去外壳、黄褐色种皮和杂质，收集种仁。我国大部分地区均产，主产于福建、河北、辽宁。

【性味归经】甘、淡，凉。归脾、胃、肺经。

【功效】利水渗湿，健脾止泻，除痹，排脓，解毒散结。

【应用】

1. 水肿，脚气浮肿，小便不利　常用于脾虚湿盛之水肿腹胀、小便不利，可与茯苓、白术、黄芪等药同用。治水肿喘急，以之与郁李仁汁煮饭服食。治脚气浮肿，可与防己、木瓜、苍术同用。

2. 脾虚泄泻　尤宜治脾虚湿盛之泄泻，常与人参、茯苓、白术等同用。

3. 湿痹拘挛　常用治湿痹而筋脉拘急疼痛者，可与独活、防风、苍术等同用；治湿热痿证，两足麻木，萎软肿痛者，常与黄柏、苍术、牛膝同用。用治温病初起或暑湿邪在气分，头痛恶寒，胸闷身重者，常配伍苦杏仁、白蔻仁、滑石等药。

4.肺痈，肠痈　治肺痈胸痛，咳吐脓痰，常与苇茎、冬瓜仁、桃仁等同用。治肠痈，可与附子、败酱草、牡丹皮合用。另外，薏苡仁能解毒散结，临床可用于赘疣、癌肿。

【主要成分】主要含脂类成分甘油三油酸酯、α-单油酸甘油酯等，甾醇类成分有顺－、反－阿魏酰豆甾醇和顺－、反－阿魏酰菜油甾醇等，苯并唑酮类成分有薏苡素等；还含葡聚糖、酸性多糖 CA-1、CA-2、薏苡仁多糖等。

【药理研究】

1.抗肿瘤　薏苡仁油具有抗肿瘤作用，薏苡仁的乙醇提取部位能够减轻小鼠埃利希腹水癌引起的腹水潴留，薏苡茎叶的水提物和乙醇提取物对人肝癌细胞 HepG2、人胃癌细胞 SGC-7901 和人宫颈癌 HeLa 细胞均有抑制作用。薏苡仁的甲醇提取物在体内和体外均能诱导人肺癌 A549 细胞凋亡和细胞周期停滞，即减少细胞有丝分裂，阻止细胞增殖。

2.增强机体免疫力　薏苡仁多糖的不同组分能拮抗脾虚水湿不化大鼠模型的免疫功能降低。薏苡仁水提液能显著提高免疫低下小鼠腹腔巨噬细胞的吞噬百分率和吞噬指数，促进溶血素及溶血空斑形成，促进淋巴细胞转化。

3.降糖　腹腔注射薏苡多糖能降低正常小鼠、四氧嘧啶糖尿病模型小鼠和肾上腺素高血糖小鼠的血糖水平，且呈量效关系。薏苡多糖能抑制肝糖原分解和肌糖原酵解，并有抑制糖异生作用，从而达到降低血糖的目的。通过对 45 例糖尿病患者的临床试验发现，薏苡仁醇提物的疗效优于对照组降糖消渴胶囊。

4.抗炎镇痛　薏苡素具有温和的镇痛抗炎作用，对癌性疼痛及炎症反应有一定的缓解作用。薏苡仁汤对大鼠蛋清性关节炎、棉球性肉芽肿及因二甲苯所致的小鼠耳郭肿胀等均有明显的抑制作用。

此外，薏苡仁还有调节血脂代谢、抑制骨质疏松、镇静、抗氧化等作用。

【临床研究】薏苡仁可用于原发性非小细胞肺癌、原发性肝癌、胃癌、扁平疣、类风湿关节炎等。

【用法用量】煎服，9～30g。清利湿热宜生用，健脾止泻宜炒用。

【使用注意】本品性质滑利，孕妇慎用。

覆盆子 fupenzi

本品为蔷薇科植物华东覆盆子 *Rubus chingii* Hu 的干燥果实。夏初果实由绿变绿黄时采收，除去梗、叶，置沸水中略烫或略蒸，取出，干燥。主产于浙江、福建、湖北等地。

【性味归经】甘、酸，温。归肝、肾、膀胱经。

【功效】益肾固精缩尿，养肝明目。

【应用】

1.肾虚不固，遗精滑精，遗尿尿频，阳痿早泄　治肾虚遗精、滑精、阳痿、早泄、不孕者，常与枸杞子、菟丝子、五味子等药同用。治肾虚遗尿、尿频者，可与桑螵蛸、补骨脂、益智仁等药同用。

2.肝肾不足，目暗昏花　治肝肾不足，目暗不明者，可单用，或与枸杞子、桑椹子、菟丝子等药同用。

【主要成分】主要含有机酸类成分鞣花酸、覆盆子酸等。还含黄酮类、山奈酚 –3–*O*– 芸香糖苷、萜类、多糖、生物碱、香豆素等。

【药理研究】

1.抗肿瘤　覆盆子中富含鞣花酸，而鞣花酸对肿瘤细胞的增长具有抑制作用。覆盆子种子水提取物能够抑制人结肠癌细胞，覆盆子水提取物对人原发性肝癌细胞的增殖具有抑制作用。

2.降糖、降脂　湖北掌叶覆盆子水提取物可明显降低四氧嘧啶诱导高糖模型的血糖。覆盆子酮能促进 HepG2 细胞对葡萄糖的消耗及人胰岛素受体底物蛋白（IRS–1）的表达，明显降低胰岛素信号传导通路中酪氨酸磷酸酶（SHP–1）mRNA 表达量，表明覆盆子酮通过影响 IRS–1 及 SHP–1 的表达量达到降血糖的目的。覆盆子酮能明显降低由高脂饲料喂养所致的高血脂模型大鼠的血脂，同时对肝脏具有保护作用。

3.改善学习记忆力、抗衰老　覆盆子乙酸乙酯部位、氯仿部位和全药材均可缩短自然衰老大鼠逃避潜伏期，升高脑组织中胆碱乙酰转移酶（ChAT）、SOD、H_2O_2 酶活性，明显降低乙酰胆碱酯酶（AchE）活性及 MDA 含量，提示覆盆子有效部位能有效改善自然衰老大鼠的学习记忆能力。覆盆子多酚提取物能够阻止血管紧张素 II 诱导的血管平滑肌细胞衰老，该过程与上调 SOD 和 GSH-Px 的表达有关。

此外，覆盆子还有抗氧化、抗炎、抗血栓等作用。

【临床研究】覆盆子可治疗男性不育症、遗尿、痤疮等。

【用法用量】煎服，6～12g。

【使用注意】阴虚火旺、膀胱蕴热而小便短涩者忌用。

草果 caoguo

本品为姜科植物草果 *Amomum tsao-ko* Crevost et Lemaire 的干燥成熟果实。秋季果实成熟时采收，除去杂质，晒干或低温干燥。主产于云南、广西、贵州等地。

【性味归经】辛、温。归脾、胃经。

【功效】燥湿温中，除痰截疟。

【应用】

1.寒湿内阻，脘腹胀痛，痞满呕吐　本品辛温燥烈，气浓味厚，其燥湿、温中之力皆强于草豆蔻，故多用于寒湿偏盛之脘腹冷痛、呕吐泄泻、舌苔浊腻。常与吴茱萸、干姜、砂仁、半夏等药同用。

2.疟疾寒热，瘟疫发热　本品可芳香辟浊、温脾燥湿、除痰截疟，多配常山、知母、槟榔等同用。治瘟疫发热，常与青蒿、黄芩、贯众等配伍。

【主要成分】主要含挥发油，油中含桉油精、2- 癸烯醛、香叶醇、2- 异丙基苯甲醛、柠檬醛等。此外含淀粉、油脂及多种微量元素。

【药理研究】

1.调节胃肠　草果挥发油有明显抑制小鼠肠蠕动的作用。其挥发油能增加大鼠胃液分泌量、胃黏膜血流量和血清胃泌素。草果水煎液可抑制乙酰胆碱引起的小鼠腹痛。

2.降糖降脂　草果极性部位含有大量的儿茶素和表儿茶素，可以通过抑制脂肪吸收和促进脂肪氧化的途径达到减肥降脂的目的。草果甲醇提取物可以明显降低小鼠血浆和肝脏的甘油三酯和血糖，且具有抗氧化活性。草果提取物可抑制脂肪酶和 α- 葡萄糖苷酶活性，从而发挥降低血糖的作用。

3. 抗肿瘤 草果挥发油在高浓度下有显著的抗肿瘤活性，而对人体正常细胞系的细胞毒性较低。草果挥发油对人癌细胞系的细胞毒性有选择性，其中对 HePG2 最敏感。

此外，草果还有抗氧化、防霉、抗炎镇痛等作用。

【临床研究】草果可治疗妊高症腹胀、剖宫产术后腹胀、乙型肝炎、急性结膜炎等。

【用法用量】煎服，3～6g。

【使用注意】阴虚血燥者慎用。

山茱萸 shanzhuyu

本品为山茱萸科植物山茱萸 *Cornus officinalis* Sieb. et Zucc. 的干燥成熟果肉。秋末冬初果皮变红时采收果实，用文火烘或置沸水中略烫后，及时除去果核，干燥。产于浙江、河南、安徽、陕西、山西、四川等地。

【性味归经】酸、涩，微温。归肝、肾经。

【功效】补益肝肾，收涩固脱。

【应用】

1. 用于肝肾不足之头晕目眩、耳鸣、腰酸等症。

2. 山茱萸酸涩收敛，能益肾固精，用于遗精、遗尿、小便频数及虚汗不止等症。对肾阳不足引起的遗精、尿频均可应用。

3. 对于虚汗不止，本品又有敛汗作用，可与龙骨、牡蛎等同用。

此外，本品又能固经止血，可用治妇女体虚、月经过多等症。

【主要成分】果肉含鞣质成分、糖苷成分及多种氨基酸，还含葡萄糖、果糖、蔗糖、熊果酸、没食子酸、苹果酸、酒石酸及维生素 A 等。又含挥发油，其中含量较多的成分有异丁醇、丁醇、异戊醇、糠醛、β-苯已醇、甲基丁香油酚、榄香脂素等。

【药理研究】

1. 抗肿瘤 山茱萸多糖可诱导人宫颈癌 HeLa 细胞凋亡，抑制肿瘤细胞增殖，其作用机制可能是与降低肿瘤细胞的 Bcl-2 基因表达有关。山茱萸多糖也可以通过上调 Klotho 蛋白表达，抑制 PI3K/Akt 信号通路活化，抑制人肝癌细胞株 HepG2 细胞增殖，促进 HepG2 凋亡，发挥抗肿瘤作用。山茱萸提取物在体内外对 Lewis 肺癌细胞均有明显抑制作用，其作用机制与其对肿瘤细胞的增殖抑制作用和干扰细胞周期分布有关。

2. 降血糖　山茱萸醇提取物对正常大鼠的血糖无明显影响，而对由肾上腺素或四氧嘧啶诱发的糖尿病模型动物有明显降血糖的作用，并能降低高血糖动物的全血黏度和血小板聚集性。山茱萸总萜可以改善血脂代谢紊乱，对高血糖具有持续的控制效果，对机体的糖、脂等代谢过程起到调节作用，在一定程度上具有治疗糖尿病作用。

3. 抗炎　山茱萸水煎剂可明显抑制醋酸引起的小鼠腹腔毛细血管通透性增高、大鼠棉球肉芽组织增生，抑制二甲苯所致的小鼠耳郭肿胀及蛋清引起的大鼠足垫肿胀，并能降低大鼠肾上腺内抗坏血酸含量。山茱萸总苷不仅能抑制由角叉菜胶所致的大、小鼠非特殊性足爪肿胀，对弗氏完全佐剂所致的免疫性炎症模型——大鼠佐剂性关节炎也有明显的抑制作用。

此外，山茱萸还具有保护心肌、调节骨代谢、保护神经元、抗氧化、保护肝脏、调控视黄醇、抗衰老等多种药理作用。

【临床研究】治疗身体虚弱、头晕乏力、腰膝酸软、阳痿遗精、尿频尿急、贫血和放疗化疗引起的白细胞减少症。

【用法用量】内服煎汤，6 ～ 12g。

【使用注意】命门火炽、肝阳上亢及素有湿热、小便不利者禁服。

荜茇 biba

本品为胡椒科植物荜茇 *Piper longum* L. 的干燥近成熟或成熟果穗。产于广东、云南等地。9 ～ 10 月间果穗由绿变黑时采收，除去杂质，晒干，生用。

【性味归经】辛，热。归胃、大肠经。

【功效】温中散寒，下气止痛。

【应用】

1. 中寒脘腹冷痛，呕吐，泄泻　本品辛散温通，能温中散寒止痛，降胃气，止呕呃。常与干姜、厚朴、附子等配伍，用治胃寒脘腹冷痛、呕吐、呃逆、泄泻等。与白术、干姜、肉豆蔻等同用，可治脾胃虚寒之腹痛冷泻。

2.寒凝气滞，胸痹心痛，头痛，牙痛　治寒凝气滞之胸痹心痛，常与檀香、延胡索、高良姜等同用。治感寒头痛，可与川芎、藁本等药配伍。以本品配胡椒研末，填塞龋齿孔中，可治龋齿疼痛。

【主要成分】果实含胡椒碱、棕榈酸、四氢胡椒酸、挥发油等。

【药理研究】

1.调节血脂　荜茇的胡椒碱衍生物能显著降低小鼠血清中总胆固醇含量。荜茇宁衍生物同样能够降低高脂血症大鼠甘油三酯、总胆固醇、低密度脂蛋白，升高高密度脂蛋白。

2.抗肿瘤　荜茇酰胺具有抗肿瘤作用，能够抑制肿瘤细胞增殖，促进肿瘤细胞凋亡，进而对多种肿瘤产生抑制作用。其胡椒碱衍生物胡椒酸钾也具有抗肿瘤细胞增殖的作用。

3.胃炎的治疗　荜茇挥发油能够显著缓解应激性及消炎痛、利血平、无水乙醇所致的大鼠胃溃疡。荜茇挥发油乳剂对大鼠结扎幽门型胃溃疡、胃液量、胃液总酸度均有显著抑制作用。

此外，荜茇还有抗炎、抗菌、护肝、神经保护等作用。

【临床研究】荜茇可用于治疗牙痛、偏头痛、心绞痛、高脂血症等。

【用法用量】煎服，1～3g。外用适量，研末塞龋齿孔中。

【使用注意】实热郁火、阴虚火旺者均忌服。

（于纯森）

第三节　花类

丁香 dingxiang

本品为桃金娘科植物丁香 *Eugenia caryophyllata* Thunb. 的干燥花蕾，习称公丁香。主产于坦桑尼亚、马来西亚、印度尼西亚；我国广东、海南有栽培。通常在9月至次年3月，当花蕾由绿色转红时采摘，晒干。本品气芳香浓烈，味辛辣、有麻舌感；以个大、色红棕、油性足、能沉于水、香气浓郁者为佳。

【性味归经】辛，温。归脾、胃、肺、肾经。

【功效】温中降逆，散寒止痛，温肾助阳。

【应用】

1. 胃寒呕吐、呃逆　为治疗胃寒呕吐、呃逆之要药，常与温中补气降逆药物配伍。现代研究报道，本品可促进胃液分泌，增强消化功能，减缓胃肠排空及肠蠕动，从而起到止呕、止泻作用。

2. 脘腹冷痛　用治中寒脘腹冷痛，常与其他温中散寒、行气止痛药配伍。

3. 阳痿　适用于肾阳不足，下元虚冷，男子阳痿尿频，女子寒湿带下等。但单用力弱，须与补肾助阳药配伍。

【主要成分】以挥发油居多，油中主要成分是丁香酚、异丁香酚、丁香油酚、乙酰丁香油酚、乙酸丁香酚酯、α–丁香烯、β–丁香烯、甲基正戊基酮、甲基水杨酸甲酯等；尚含齐墩果酸、熊果酸、鼠李素、山奈素等。

【药理研究】

1. 抗氧化　丁香的抗氧化功能主要以黄酮和多酚类化合物为物质基础，其中抗氧化活性最重要的成分是丁香酚，其对核黄素–甲硫氨酸光照还原生成的活性氧也具有一定的清除作用，丁香酚能抑制黄嘌呤氧化酶活性，也可抑制化学反应产生的超氧化物，由此可以推断，丁香酚具有直接捕获超氧化物的能力。丁香多酚对 H_2O_2 诱导氧化损伤的大鼠嗜碱性粒细胞（RBL）具有显著的保护作用。

2. 抗菌　丁香中的有效抑菌成分有丁香酚、乙酰丁香酚、丁香烯、水杨酸甲酯、甲基正戊基酮及苯甲醛等，其中最主要的抑菌成分为丁香酚。丁香酚对金黄色葡萄球菌、幽门螺旋杆菌、绿脓杆菌、痢疾杆菌和伤寒杆菌等一系列致病菌都有非常明显的抑制和杀灭的效果。

3. 解热镇痛　丁香酚可通过抑制脑内前列腺素（PG）的合成产生解热作用。丁香外用可明显提高小鼠机械性压痛阈值。丁香石油醚提物和丁香水提物均可显著延长小鼠痛觉反应潜伏期和显著减少小鼠因冰醋酸刺激引起的扭体反应次数。丁香油可消毒龋齿腔，破坏其神经，从而减轻牙痛。

4.对消化系统的作用　丁香能使胃黏膜充血，促进胃液分泌，又能刺激胃肠蠕动，有芳香健胃、排降肠道气体、温中散寒、降逆止呃的作用。

5.对消化系统的作用　丁香酚对热敏神经元的放点活动均表现出增频效应，而对冷敏神经元则表现为抑频效应。

此外，丁香还有抗血小板凝聚、抗凝、抗血栓形成、抗腹泻、利胆和抗缺氧等作用。

【临床研究】丁香可治疗小儿腹泻、腮腺炎、急性胃肠炎、乙型肝炎、痹证、头痛、妊娠呕吐、体股癣、手足癣、牙周炎、牙髓炎、口腔溃疡等。

【用法用量】煎服，1～3g。外用适量。

【使用注意】热证及阴虚内热者忌用，畏郁金。

代代花 daidaihua

本品为芸香科植物代代花 *Citrus aurantium* L.var.*amara* Engl. 的花蕾。别名为玳玳花、酸橙花、回青橙花等。5～6月采收，低温干燥，主产于江苏、浙江，我国东南部诸省均有栽培。

【性味归经】甘、微苦，平。归肝、胃经。

【功效】理气宽中，开胃止呕。

【应用】用于治疗胸腹满闷胀痛、恶心呕吐、食积不化等。

【主要成分】主要含有萜品醇、柠檬烯、棕榈酸、癸醛、壬醛、十二烷酸、乙酸芳樟酯、乙酸橙花酯、乙酸香叶酯、柚皮苷、新橙皮苷、苦橙苷、酸橙黄酮、枸橼皮素辛弗林、N-甲基酪胺等。

【药理研究】

1.抗炎　代代花黄酮类成分有良好的抗炎作用。代代花总黄酮能减轻甲醛所致小鼠足踝浮肿，柚皮苷可抑制由静脉注射微血管增渗素诱导的大鼠毛细血管通透性增强。

2.抗菌　代代花挥发油类能抑制红色毛癣菌、白色念珠菌、绿脓杆菌、大肠杆菌、金黄色葡萄球菌等。代代花总黄酮对革兰阴性菌也具有一定的抑制效果。

3. 抗肿瘤　代代花总黄酮具有较强的癌细胞杀伤作用，其中橘皮素能够抑制人乳腺癌细胞和人结肠癌细胞增殖。代代花中含有的 D- 柠檬烯通过清除自由基、诱导肿瘤细胞凋亡，从而抑制肿瘤生长和转移。

此外，代代花还有降脂、抗氧化、调节胃肠运动功能和拟交感等作用。

【临床研究】代代花可治疗消化不良、小儿脱肛、胃痛、慢性胃病等。

【用法用量】煎服，10 ～ 15g。

【使用注意】孕妇慎用。

白扁豆花 baibiandouhua

本品为豆科植物扁豆 *Dolichos lablab* L. 的未成熟花蕾。主产于江苏、河南、安徽等地。每年 7 ～ 8 月间采收未完全开放的花，晒干或阴干。

【性味归经】甘，平。归脾、胃经。

【功效】健脾和胃，消暑化湿。

【应用】

1. 暑热神昏，湿滞中焦，下痢脓血，夏日腹泻　可用治中暑湿热头痛、恶寒烦躁、口渴欲饮、胃腹疼痛、吐泻等，可配伍藿香、竹叶、荷叶，煎水作茶饮，或做馄饨食。

2. 暑热头昏，心烦不安　用治暑热引起的身热头昏、心烦不安等症，可与荷叶、淡竹叶等同用，水煎作茶饮。

【主要成分】主要含有原花青苷、黄酮类、花青素、香豆精，以及芦丁、木犀草素、大波斯菊苷、野漆树苷和甘露醇等成分。

【药理研究】白扁豆花与金银花、槐花、代代花、菊花的水提物及其复配物具有抗氧化作用，能有效清除 DPPH 自由基。在 AAPH 诱导红细胞溶血实验中，白扁豆花提取物表现出较弱的抑制作用。

【临床研究】可治疗胃肠型感冒、胆囊炎、胃脘痛、菌痢、肠炎等。

【用法用量】煎服适量。外用适量。

金银花 jinyinhua（忍冬 rendong）

本品为忍冬科植物忍冬 *Lonicera japonica* Thunb. 的干燥花蕾或待初开的花。夏初花开放前采收，干燥。金银花在全国很多地区种植广泛，其中山东产量最大，河南质量最优，为其道地产地。

【性味归经】甘，寒。归肺、心、胃经。

【功效】清热解毒，疏散风热。

【应用】

1. 疮痈疗肿　为治疮痈之要药。治疮痈初起，红肿热痛，与清热解毒、活血散结之品配伍。若治疗疮，疮形如粟、坚硬根深，多配伍清热解毒药。治脱疽热毒内蕴，溃烂腐臭，疼痛剧烈，须与解毒散结、活血止痛之品配伍。治肠痈腹痛，常与清热消痈、活血止痛药同用。治肺痈咳吐脓血，每与清泻肺热、消痈排脓之品同用。

2. 风热表证，温热病　本品是治疗风热表证、温病初起的常用药，可用于外感温热病的各个阶段。治风热表证或温病初起，常与连翘相须为用。若治温热病热入气分，宜与清热泻火之品石膏、知母等同用。若热入营血，高热神昏、斑疹吐衄者，当与清热凉血之品配伍。

3. 咽喉疼痛，热毒痢疾　治咽喉肿痛，不论热毒内盛或风热外袭者均适用，前者与解毒利咽之品同用，后者与散风热、利咽喉药配伍。治热毒痢疾，大便脓血者，可单用本品浓煎频服，或配伍清热解毒止痢药。

此外，本品经蒸馏成金银花露，有清热解暑的作用，用治暑热烦渴及小儿热疖、痱子等。

【主要成分】主要含有机酸类成分绿原酸、异绿原酸、咖啡酸、棕榈酸、肉豆蔻酸、原儿茶酸、阿魏酸等，黄酮类成分有木犀草素、忍冬苷、金丝桃苷、槲皮素等，挥发油中功效成分主要为芳樟醇和棕榈酸，环烯醚萜类有二甲氧基-裂环马钱素、裂环马钱素等，还含有三萜及皂苷类等。

【药理研究】

1. 解热抗炎　金银花可使二甲苯所致小鼠耳肿胀减轻，使血清中的 TNF-α 和 IL-6 的含量降低。金银花可显著抑制脂多糖刺激的一氧化氮

药食同源与治未病

和前列腺素 E2 生成。金银花对 LPS 诱导的 BV-2 小神经胶质细胞具有抗炎作用，其机制与通过抑制 NF-κB 活化从而下调促炎细胞因子和趋化因子的表达有关。

2. 抗病毒　金银花具有良好的抗病毒作用，其中金银花中含有的绿原酸成分能够显著降低 RSV 诱导的 TLR3、TBK1、p-IRF3 蛋白高表达，进而下调 RSV 诱导的 IFN-β 高表达。

3. 抗菌　金银花水煎液对金黄色葡萄球菌、大肠埃希菌、枯草芽孢杆菌、白色念珠菌、黑曲霉等均有一定的抑制效果。金银花乙醇浸提液对大肠杆菌、枯草芽孢杆菌及藤黄八叠球菌有明显的抑制作用。

4. 抗氧化　金银花水提物的乙酸乙酯萃取部位体外抗氧化活性较强，可能与乙酸乙酯部位中的 β- 谷甾醇和黄酮类成分有关。金银花水提液可使 H_2O_2 诱导的受损人脐静脉内皮细胞（HUVECs）中一氧化氮的含量增加，减少乳酸脱氢酶释放，从而减轻 H_2O_2 诱导的 HUVECs 损伤。金银花中咖啡酰奎宁酸类化合物通过阻止活性氧簇的产生和 Caspase-3 的激活，从而保护双氧水引起的心肌细胞坏死和凋亡。金银花水提物能增加高脂血症大鼠血清中 SOD 和 GSH-Px，降低 MDA 水平，从而抑制氧化应激反应。

此外，金银花还有抗肿瘤、保肝利胆、保护肺脏、降血糖、降血脂、神经保护、增强免疫力、抗血小板聚集等作用。

【临床研究】金银花可治疗急性感染性疾病、感冒、流感、肺部感染、急性菌痢、钩端螺旋体病、毛囊炎、慢性前列腺炎、急性扁桃体炎等。

【用法用量】煎服，6～15g。疏散风热、清泻里热以生品为佳；炒炭宜用于热毒血痢；露剂多用于暑热烦渴。

【使用注意】脾胃虚寒及气虚疮疡脓清者忌用。

菊花 juhua（菊 ju）

本品为菊科植物菊 *Chrysanthemum morifolium* Ramat. 的干燥头状花序。9～11 月花盛开时分批采收，阴干或焙干，或熏、蒸后晒干。药材按产地和加工方法不同，分为"亳菊""滁菊""贡菊""杭菊""怀菊"。

全国各地均有栽培，药用菊花以河南、安徽、浙江栽培最多。

【性味归经】甘、苦，微寒。归肺、肝经。

【功效】散风清热，平肝明目，清热解毒。

【应用】

1. 风热感冒，温病初起　常用治风热感冒，或温病初起，温邪犯肺，出现发热、头痛、咳嗽等症状，每与桑叶相须为用，常配伍连翘、薄荷、桔梗等。

2. 肝阳上亢，头痛眩晕　常用治肝阳上亢之头痛眩晕，每与石决明、珍珠母、白芍等平肝潜阳药同用；若肝火上攻而眩晕、头痛，及肝经热盛、热极动风者，可与羚羊角、钩藤、桑叶等清肝热、息肝风药同用。

3. 目赤肿痛，眼目昏花　用治肝经风热之目赤肿痛，与疏散风热药配伍。治肝火上攻之目赤肿痛，可与决明子、石决明、夏枯草等清肝明目药同用。

4. 疮痈肿痛　常与金银花、生甘草同用。

【主要成分】主要含挥发油、菊苷、腺嘌呤、胆碱、黄酮、水苏碱、维生素、氨基酸及刺槐素等。挥发油含龙脑、樟脑、菊油环酮等。黄酮类有木犀草素 –7– 葡萄糖苷、大波斯菊苷、刺槐苷。

【药理研究】

1. 对心血管系统　菊花醇提取物能显著增加心肌收缩力，对戊巴比妥造成衰竭的离体蟾蜍心脏具有较好的正性肌力作用，并且能明显增加冠状动脉血流量。菊花醋酸乙酯提取物可延长心肌细胞的有效不应期动作电位产生，缓解大鼠心脏心律失常及易颤，从而提高大鼠心脏电生理稳定性。

2. 神经及肝的保护　菊花提取物对实验动物的神经系统具有保护作用，其机制是通过降低 MPP ＋诱导的细胞毒性、PARP 蛋白水解、减弱 ROS 水平及控制 Bcl–2、Bax 的表达来改善神经母细胞瘤系 SH–SY5Y 的细胞活力。菊花乙醇提取物和多糖能够保护 CCl_4 诱导的小鼠肝损伤，其机制与降低血清 ALT、AST 及 MDA 的含量，阻止自由基与抑制脂质过氧化有关。

3. 抗氧化、调节机体免疫力　通过不同溶剂提取的菊花提取物均有较强的抗氧化作用，其中80%乙醇作为提取溶剂得到的提取物的总还原能力和清除自由基的能力均最强，石油醚作为提取溶剂的菊花提取物还原 DPPH 自由基、$\cdot O_2^-$、$\cdot OH$ 的能力最弱。

此外，菊花还有抑菌、抗病毒、抗炎、抗肿瘤、降血糖等作用。

【临床研究】菊花可治疗偏头痛、眩晕、眼疾、急慢性咽炎、溃疡性结肠炎等。

【用法用量】煎服，5～10g。黄菊花偏于疏散风热，白菊花偏于平肝、清肝明目。

【使用注意】气虚胃寒而食少泄泻之病，宜少用之。凡阳虚或头痛而恶寒者均忌用。

槐花 huaihua（槐米 huaimi）

本品为豆科植物槐 *Sophora japonica* L. 的干燥花及花蕾。夏季花开放或花蕾形成时采收，及时干燥，除去枝、梗及杂质。前者习称"槐花"，后者习称"槐米"。河北、山东、河南、江苏、广东、广西、辽宁等地为主产区。

【性味归经】苦，微寒。归肝、大肠经。

【功效】凉血止血，清肝泻火。

【应用】

1. 血热便血，痔血，血痢，崩漏，吐血，衄血　可用治血热妄行所致各种出血之证，对大肠火盛之便血、痔血、血痢最为适宜。用治新久痔血，常配伍黄连、地榆等。用治血热便血，常与荆芥穗、枳壳等配伍。

2. 肝热目赤，头痛眩晕　治肝火上炎之目赤肿痛、头痛眩晕，可单用煎汤代茶服，或配伍夏枯草、菊花等。

【主要成分】主要含黄酮类成分槲皮素、槐花芦丁、异鼠李素等，三萜皂苷类成分有赤豆皂苷 I II V 和大豆皂苷 I、III 及槐花皂苷 I、II、III等。

【药理研究】

1. 止血　槐花中芦丁、槲皮素和鞣质均具有止血作用，同时槐花含有红细胞凝集素，对红细胞有凝集作用，可缩短凝血时间，且炭制后凝血作用更强。槐花生品、炭品均能显著缩短正常大鼠血浆复钙和出血时间，其中炭品作用优于生品。槐花制炭后的提取物槐树皂苷Ⅰ、异鼠李素-3-O-芸香糖苷、芦丁和鞣质的止血作用均明显增加。

2. 抗氧化　槐花乙醇提取物具有抗氧化能力、自由基清除能力、超氧阴离子清除能力。槐花粗多糖对 DPPH 和 H_2O_2 具有较强的清除能力。

3. 降血糖　槐花醇提物具有较好的降尿酸及降血糖活性，同时能促进 3T3-L1 前脂肪细胞分化。

4. 对毛细血管的影响　槐花中的成分芸香苷及其苷元槲皮素能保持毛细血管正常的抵抗力，减少血管通透性，可使因脆性增加而出血的毛细血管恢复正常的弹性。槲皮素可增强豚鼠、大鼠皮肤毛细血管的抵抗力，降低血管通透性，其对毛细血管稳定性的作用较芸香苷强 1/3。

此外，槐花还有保护肠胃、增强免疫力、降血压等作用。

【临床研究】槐花可治疗痔疮、银屑病、银屑病关节炎、过敏性紫癜、脓血便、高血压、高脂血症、冠心病等。

【用法用量】煎服，5～10g。外用适量。止血多炒炭用，清热泻火宜生用。

【使用注意】脾胃虚寒及阴虚发热而无实火者慎用。

山银花 shanyinhua（华南忍冬 huananrendong）

本品为忍冬科植物灰毡毛忍冬 *Lonicera macranthoides* Hand.–Mazz.、红腺忍冬 *Lonicera hypoglauca* Miq.、华南忍冬 *Lonicera confusa* DC. 或黄褐毛忍冬 *Lonicera fulvotomentosa* Hsu et S.C.Cheng 的干燥花蕾或带初开的花。夏初花开放前采收，干燥。产于我国南方各地。

【性味归经】甘，寒。归肺、心、胃经。

【功效】清热解毒，疏散风热。

【应用】

1. 痈肿疔疮，喉痹，丹毒　为治热毒疮痈之要药，适用于各种热毒壅盛之外痈、内痈、喉痹、丹毒。治疮痈初起，红肿热痛者，可单用煎服，并用药渣外敷患处，亦可与当归、赤芍、白芷等配伍。治疗疔疮肿毒，坚硬根深者，常与野菊花、蒲公英等同用。治肠痈腹痛，常与红藤、败酱草、当归等配伍。治肺痈咳吐脓血，常与鱼腥草、芦根、薏苡仁等药配伍。治咽喉肿痛，可与板蓝根、山豆根、马勃等同用。治血热毒盛，丹毒红肿者，可与大青叶、板蓝根、紫花地丁等配伍。

2.风热感冒，温病发热　治温病初起，身热头痛，咽痛口渴，常与连翘、薄荷、牛蒡子等同用。治温病气分热盛而壮热烦渴，可与石膏、知母等药同用。治热入营分，身热夜甚，神烦少寐，可与生地黄、玄参等同用。治热入血分，高热神昏，斑疹吐衄等，常与连翘、生地黄等配伍。且本品能清解暑热，可煎汤代茶饮治外感暑热。

3.热毒血痢　可用治热毒痢疾，下痢脓血，单用浓煎服，或与黄连、黄芩、白头翁等同用。

【主要成分】本品含有机酸类成分绿原酸、异绿原酸、咖啡酸等，黄酮类成分有木犀草苷、忍冬苷、金丝桃苷、槲皮素等。还含挥发油、环烯醚萜苷、三萜皂苷等。

【药理研究】

1.抗菌　山银花对链球菌、肺炎双球菌、葡萄球菌、绿脓杆菌、白喉杆菌均有明显的抑制效果。研究表明，高剂量的山银花能明显降低金黄色葡萄球菌感染所致的小鼠死亡率。

2.抗病毒　山银花黄酮提取物能阻断伪狂犬病毒（PRV）的吸附，阻碍病毒增殖及中和病毒包膜蛋白，且阻断吸附作用随药物浓度增加而增强。

3.解热　灰毡毛忍冬黄酮提取物能显著抑制皮下注射新鲜啤酒酵母菌诱导的发热大鼠模型的发热趋势，且能显著降低大鼠体温。

此外，山银花还有抗氧化、抗动脉粥样硬化、保肝、抗肿瘤等作用。

【临床研究】山银花可治疗过敏性鼻炎、咳嗽、变异性哮喘、荨麻疹等。

【用法用量】煎服，6～15g。疏散风热、清泻里热以生品为佳；炒炭宜用于热毒血痢；露剂多用于暑热烦渴。

【使用注意】脾胃虚寒及气虚疮疡脓清者忌用。

玫瑰花 meiguihua

本品为蔷薇科植物玫瑰 *Rosa rugosa* Thunb. 的干燥花蕾。春末夏初花将开放时分批采摘，及时低温干燥。主产于江苏、浙江、福建、山东、四川、河北等地。

【性味归经】甘、微苦，温。归肝、脾经。

【功效】行气解郁，和血，止痛。

【应用】

1.肝胃气痛，食少呕恶　治疗肝胃不和之胸胁脘腹胀痛、呕恶食少，可与香附、佛手、砂仁等配伍。

2.月经不调，经前乳房胀痛　治肝郁气滞之月经不调，经前乳房胀痛，可与当归、川芎、白芍等配伍。

3.跌仆伤痛　治疗跌打损伤，瘀肿疼痛，可与当归、川芎、赤芍等配伍。

【主要成分】主要含挥发油（玫瑰油）香茅醇、牦牛儿醇、橙花醇、丁香油酚、苯乙醇等。还含有槲皮苷、鞣质、脂肪油、有机酸、β- 胡萝卜素等。

【药理研究】

1.对心脑血管作用　玫瑰花中的黄酮和挥发油均可以有效防治心脑血管疾病。采用中药系统药理学方法筛选的玫瑰花黄酮和挥发油的共同靶点都与心肌保护有关。玫瑰总黄酮通过抑制脑缺血再灌注损伤后血清中的 S-100β释放，降低神经功能缺失评分，减少脑梗死面积，改善大脑皮质区的病变情况。

2.抗氧化　玫瑰花氯仿提取物、乙酸乙酯提取物、石油醚提取物、水提物对·OH、·O_2^- 有不同程度的清除作用。其多糖具有较强抗氧化能力，可以有效清除·OH 和 DPPH 自由基。

3.抑菌　玫瑰花挥发性和芳香性成分是其抑菌的物质基础。玫瑰花露能够抑制金黄色葡萄球菌、大肠杆菌、枯草芽孢杆菌，β- 苯乙醇是其主要抑菌成分。大马士革玫瑰提取的新异黄酮类化合物可抑制耐甲氧西林金黄色葡萄球菌活性。

此外，玫瑰还有抗肿瘤、降糖、利胆、解毒等作用。

【临床研究】玫瑰花可治疗慢性肝炎、慢性痢疾、痛经等。

【用法用量】煎服，3 ～ 6g。

【使用注意】阴虚火旺者慎服。

松花粉 songhuafen（马尾松 maweisong）

本品为松科植物马尾松 *Pinus massoniana* Lamb.、油松 *Pinus tabulieformis* Carr. 或同属数种植物的干燥花粉。春季花刚开时采摘花穗，晒干，收集花粉，除去杂质。主产于浙江、江苏、辽宁、吉林、湖北等地。

【性味归经】甘，温。归肝、脾经。

【功效】收敛止血，燥湿敛疮。

【应用】用于外伤出血，湿疹，黄水疮，皮肤糜烂，脓水淋漓。

【主要成分】主要含挥发油、氨基酸、维生素、微量元素、蛋白酶、黄酮类化合物等。

【药理研究】

1. 抗疲劳　松花粉含丰富的 VC、VE、β- 胡萝卜素、微量元素硒和黄酮类物质，这些成分可降低运动后的自由基浓度，从而减缓运动疲劳的产生。松花粉能显著延长小鼠负重游泳时间，降低运动后小鼠血乳酸含量和血清尿素氮含量，增加肝糖原含量。

2. 调节血糖血脂　松花粉能降低高脂血症模型大鼠总胆固醇、甘油三酯含量，同时升高高密度脂蛋白胆固醇含量。富铬松花粉高剂量组能够显著降低四氧嘧啶所致糖尿病小鼠血糖水平，表明破壁富铬松花粉有降低血糖的作用。松花粉中富含磷脂、甾醇、VC、VE 及微量元素 Se、Mg、Zn 等成分，在调节脂类物质代谢、维持内环境稳态等过程中发挥重要作用，从而能有效控制心血管疾病发生发展。

3. 保护肝脏　松花粉中含有维生素、矿物质、氨基酸和蛋白质等成分，这些成分对肝脏具有一定的保护作用。松花粉可减轻酒精性肝损伤造成的脂肪在肝细胞积累。松花粉总黄酮能够降低 CCl_4 引起的小鼠肝损伤所致 ALT、AST 的含量升高，升高肝脏中 SOD 含量，降低 MDA 的量。

此外，松花粉还有调节激素水平、增强免疫、抗癌等作用。

【临床研究】松花粉可治疗或辅助治疗糖尿病、慢性前列腺炎、高脂血症。外用可治疗复发性口腔溃疡、新生儿皮肤湿疹等。

【用法用量】外用适量，撒敷患处。

【使用注意】阴虚血燥者慎用。

西红花 xihonghua（藏红花 zanghonghua）

本品为鸢尾科植物番红花 Crocus sativus L. 的干燥柱头，又名"藏红花""番红花"。9～10月选晴天早晨采收花朵，摘下柱头，烘干，即为干红花；若再加工，使油润光亮，则为湿红花，以干红花品质较佳。置阴凉干燥处密闭保存。

【性味归经】甘，平。归心、肝经。

【功效】活血化瘀，凉血解毒，解郁安神。

【应用】经闭癥瘕，产后瘀阻，温毒发斑，忧郁痞闷，惊悸发狂。

【主要成分】主要含藏红花素、藏红花酸二甲酯、藏红花苦素、类胡萝卜素、萜类、黄酮类和少量生物碱等成分。

【药理研究】

1. 对循环系统作用　藏红花对心脏有一定的保护作用。藏红花萃取物可增加缺氧条件下细胞内氧代谢功能，减轻缺氧对心肌细胞造成的损伤。其煎剂能降低猫、狗血压，且维持时间较长。

2. 抗肿瘤　藏红花可抑制多种癌症，尤其是二甲基藏红花酸对白血病、横纹肌肉瘤、结肠癌、卵巢癌等均有较强的抑制效果。藏红花素能够有效抑制非洲淋巴细胞瘤病毒，抑制 $12\text{-}O\text{-}$ 十四烷酰佛波醇 $-13-$ 乙酸酯（TPA）诱发的大鼠皮肿瘤细胞，提高雌性小鼠结肠癌存活率，其抗癌作用可能与其对肿瘤细胞的细胞毒性有关。

3. 对肝胆作用　$\alpha-$ 藏红花酸钠盐及藏红花酸酯是藏红花发挥保肝利胆作用的物质基础。$\alpha-$ 藏红花酸具有降低胆固醇、增加脂类物质代谢的作用，其水提液能够明显降低 CCl_4 所致肝损伤小鼠血清 ALT、AST、MDA 的含量。

此外，藏红花还有保护肾脏、免疫调节、防治骨质疏松、抗心律失常等作用。

【临床研究】藏红花可治疗小儿病毒性肝炎、慢性肝炎、冠心病、心绞痛、颌下淋巴结肿痛、褥疮等。

【用法用量】煎服或沸水泡服，1～3g。

【使用注意】孕妇慎用；有出血倾向者不宜多用。

（修国辉　康勋　马云凤　刚宏林　严丽　杨智超　张力军　张思涛　陈晶　周天）

第四节　叶类

桑叶 sangye

本品为桑科植物桑 *Morus alba* L. 的干燥叶。初霜后采收，除去杂质，晒干。分布于全国各地。

【性味归经】味苦、甘，性寒。归肺、肝经。

【功效】疏散风热，清肺润燥，清肝明目。

【应用】

1. 风热表证，温病初起　治外感风热，或温病初起，见发热、咽痒、咳嗽等症，常与其他发散风热药配伍。

2. 肺热咳嗽，燥热咳嗽　治肺热或燥热伤肺，见咳嗽痰少、色黄而黏稠，或干咳少痰、咽痒等症，常与清肺润燥、化痰止咳药配伍。轻症每与苦杏仁、沙参、贝母等同用；重症常与生石膏、麦冬、阿胶等同用。

3. 目赤昏花　常用治风热上攻、肝火上炎所致目赤、涩痛、多泪，可配伍疏散风热、清肝明目之品。若肝肾精血不足，目失所养，眼目昏花、视物不清，多与滋补精血之黑芝麻同用。

4. 肝阳上亢　治肝阳上亢，头痛眩晕、头重脚轻、烦躁易怒者，常与平抑肝阳药同用。若治肝热引起的头昏、头痛，与清肝泻火药同用。

此外，本品能凉血止血，可用治血热妄行之咳血、吐血、衄血，宜与其他凉血止血药同用。

【主要成分】甾体及三萜类化合物有牛膝甾酮、蜕皮甾酮、豆甾醇等，黄酮及其苷类有芸香苷、槲皮素、异槲皮苷等，香豆精及其苷类有香柑内酯、东莨菪素、东莨菪苷等，挥发油酸性部分含乙酸、丙酸、丁酸、异丁酸、缬草酸等。此外，还含有氨基酸及小肽、生物碱、有机酸等成分。

【药理研究】

1. 降血糖　桑叶中含有的 1- 脱氧野尻霉素经胃肠黏膜吸收，迅速扩散到肝，可抑制 α- 糖苷酶的活性以降低血液中葡萄糖的含量。桑叶提取物可显著增加糖尿病大鼠肝脏葡糖激酶活性及血清胰岛素水平，显著降低大鼠血清葡萄糖水平。桑叶降血糖机制可能与增加葡萄糖摄取和葡萄糖转运蛋白 -4（GLUT4）通过 PI3K 信号通路易位，从而发挥降血糖功效。

2. 降血脂　桑叶能降低高脂饮食大鼠血浆甘油三酯和非酯化脂肪酸水平。桑叶对脂肪酸的影响主要是关于过氧化物酶增殖，上调受体信号途径 α、β 和 ω 氧化基因的表达，下调涉及脂肪生成的相关基因。桑叶能升高高脂血症大鼠血清 HDL-C、HDL-C/TC 和 HDL-C/LDL-C 水平，降低 TC、TG、LDL-C 水平。

3. 解热、镇痛、抗炎　采用 HPLC 分析桑叶甲醇提取物中含有的桑色素、东莨菪和 7- 羟基香豆素等成分，其提取物对 COX-1 和 COX-2 和 5-LOX 有抑制作用，且能双重抑制花生四烯酸途径，从而产生解热和镇痛作用。桑叶水煎剂能减轻巴豆油所致小鼠耳肿胀，其水提取物可抑制 IL-1β 和 MMP-1 在人软骨细胞诱导释放。

此外，桑叶还有抗动脉粥样硬化、保护心脏、抗氧化、抗肿瘤等作用。

【临床研究】桑叶可用于糖尿病、风热感冒、急性支气管炎、高血压、泪囊炎等。

【用法用量】煎服，5 ～ 10g。桑叶蜜炙能增强润肺止咳的作用，故肺燥咳嗽宜蜜炙用。

荷叶 heye

本品为睡莲科植物莲 *Nelumbo nucifera* Gaertn. 的干燥叶。夏、秋两季采收，晒至七八成干时，除去叶柄，折成半圆形或折扇形，干燥。全国大部分地区均产。

【性味归经】味苦，性平。归肝、脾、胃经。

【功效】清暑化湿，升发清阳，凉血止血。荷叶炭收涩化瘀止血。

【应用】用于暑热烦渴，暑湿或脾虚泄泻，血热吐衄，便血崩漏。荷叶炭用治多种出血症及产后血晕。

【主要成分】主要含生物碱、黄酮类、挥发油等。还含有 β- 谷甾醇、胡萝卜苷、有机酸、荷叶多糖、脂肪酸、蛋白质和微量元素等成分。

【药理研究】

1. 降脂减肥　荷叶水煎剂具有显著降脂的作用。荷叶水煎液可明显降低高脂血症大鼠 TC 和 TG 含量，且随着 TC、TG 含量的降低，低密度脂蛋白含量明显减少，从而改善全血比黏度、红细胞压积和血液浓黏状态。荷叶碱能够改善小鼠高脂血症，其机制可能与脂酶活性的增加、氧化应激及调控脂质合成与氧化代谢的减少相关。荷叶生物碱能明显降低甘油三酯的含量，其降血脂的作用强于荷叶黄酮。

2. 抑菌　荷叶提取物可有效地抑制包括细菌、病毒及真菌在内的多种微生物，荷叶抗菌的主要成分为生物碱、黄酮类、挥发油等。荷叶挥发油对肉类存在一定程度的抑菌活性，其总黄酮能够抑制金黄色葡萄球菌和假单胞菌的生长。从荷叶中提取的黄酮类化合物对大肠杆菌、酵母菌具有抑制作用。

3. 降血糖　荷叶中含有荷叶碱、鹅掌楸碱、前荷叶碱、原荷叶碱、2- 羟基 -1- 甲氧基阿朴啡等生物碱，该类生物碱有降血糖的作用。荷叶总生物碱的降糖效果可能是多物质的协同作用过程。从荷叶中分离纯化的生物碱中鹅掌楸碱的降糖作用最强，其他成分降糖作用较弱，但总生物碱类成分降糖作用趋势较显著。荷叶黄酮苷元能显著提高四氧嘧啶诱导的高血糖模型小鼠肝组织的 SOD、CAT、GSH-Px 活性，降低 MDA 水平，且能有效改善糖尿病的并发症。

此外，荷叶还有抗氧化、抑制脂肪肝、选择性抑制神经兴奋性、抗肿瘤等作用。

【临床研究】荷叶可治疗肝硬化腹水、肥胖症、高脂血症、高尿酸血症、胰岛素抵抗等。

【用法用量】煎服，3 ～ 10g。荷叶炭 3 ～ 6g。

【使用注意】中满痞胀、大便燥结者禁用。

淡竹叶 danzhuye

本品为禾本科植物淡竹叶 *Lophatherum gracile* Brongn. 的干燥茎叶。夏季末抽花穗前采割，晒干。分布于安徽、江苏、浙江、福建、台湾、广东、广西、江西、湖南、湖北、四川、贵州、云南等地。

【性味归经】甘、淡，寒。归心、胃、小肠经。

【功效】清热泻火，除烦止渴，利尿通淋。

【应用】

1.热病烦渴　用治热病伤津之心烦口渴，常配伍石膏、知母、芦根等药。

2.口舌生疮，小便短赤涩痛　用治心火上炎之口舌生疮，或心火下移小肠之小便短赤涩痛，常与木通、滑石、灯心草等同用。

【主要成分】主要含芦竹素、白茅素等三萜类化合物，β- 谷甾醇、豆甾醇、菜油甾醇、蒲公英甾醇等甾类物质，以及多糖、氨基酸等。

【药理研究】

1.抑菌　淡竹叶的醇提物可抑制金黄色葡萄球菌、溶血性链球菌、绿脓杆菌、大肠杆菌。采用滤纸片法考察淡竹叶中的黄酮苷成分的抑菌活性，结果显示该成分对真菌、细菌均有一定的抑制作用。

2.抗氧化　采用热水浸提法提取淡竹叶中的多糖，结果表明淡竹叶多糖在体外能够有效清除自由基，随着多糖浓度的升高清除率也升高，表现出良好的抗氧化活性。

3.护肝　淡竹叶总黄酮能对拘束应激负荷引起的小鼠肝损伤具有保护作用。淡竹叶总黄酮可显著降低小鼠血浆中 ALT 活性、肝组织 MDA 和 NO 含量，明显提高血浆和肝组织的抗氧化能力指数。

此外，淡竹叶还有收缩血管、降血脂、抗病毒、心肌保护等作用。

【临床研究】淡竹叶可治疗心脑血管疾病、丙型肝炎、小儿多动症、特发性水肿、牙周炎等。

【用法用量】煎服，6～10g。

【使用注意】阴虚火旺、骨蒸潮热者不宜使用。

紫苏 zisu

本品为唇形科植物紫苏 *Perilla frutescens*（L.）Britt. 的干燥叶和干燥茎。紫苏叶夏季枝叶茂盛时采收，除去杂质，晒干。紫苏梗秋季果实成熟后采割，除去杂质，晒干，或趁鲜切片，晒干。主产于河北、河南、山东、山西、江苏、浙江、湖北、四川、广东、广西等地。

【性味归经】辛，温。归肺、脾经。

【功效】紫苏叶解表散寒，行气和胃。紫苏梗理气宽中，止痛，安胎。

【应用】

1. 风寒感冒，咳嗽呕恶　轻症可单用，重症须与其他发散风寒药合用。

2. 脾胃气滞，妊娠呕吐　可用治中焦气机瘀滞之胸脘胀痛、恶心呕吐。偏寒者常与砂仁、丁香等温中止呕药同用；偏热者常与黄连、芦根等清胃止呕药同用。若妊娠胎气上逆，胸闷呕吐，胎动不安者，常与砂仁、陈皮等理气安胎药配伍。用治七情郁结、痰凝气滞之梅核气，常与半夏、厚朴、茯苓等同用。

3. 鱼蟹中毒　鱼蟹中毒致腹痛吐泻者，单用本品煎汤服，或配伍生姜、陈皮、藿香等药。

紫苏梗为紫苏叶附药，适用于胸膈痞闷、胃脘疼痛、嗳气呕吐、胎动不安。

【主要成分】主要含挥发油紫苏醛、紫苏酮、苏烯酮、矢车菊素、莰烯，以及薄荷醇、薄荷酮、紫苏醇、二氢紫苏醇、丁香油酚等。

【药理研究】

1. 对中枢神经系统作用　紫苏具有镇静、改善记忆、抗氧化、抗抑郁等作用。紫苏水提取物能降低正常小鼠的自发活动，可协同戊巴比妥钠促进动物睡眠，延长戊四氮致小鼠惊厥潜伏期。紫苏子油能减少小鼠跳台错误次数，明显提高小鼠水迷路测验的正确率，缩短到达终点时间，并能促进小鼠脑内核酸及蛋白质的合成，调节小鼠脑内单胺类神经递质水平。紫苏叶黄酮对·OH和DPPH自由基均有较好的清除效果。紫苏叶水提物能够显著缩短强迫游泳小鼠静止期，体现出明显的抗抑郁作用。

2. 对心血管系统作用　紫苏具有止血、抗血栓、降血压等作用。紫苏的止血作用主要表现在明显缩短动物的出血、凝血时间，缩短凝血酶原时间，持续缩小微小动脉的直径，增加离体动物器官的灌流阻力。苏子油复方制剂可调节血栓素A2与前列腺素I2的平衡，从而减轻动脉粥样硬化及冠状动脉硬化性心脏病的发生和发展。

3. 抗炎　紫苏总黄酮能降低气囊炎模型小鼠血清中细胞因子IL-6、TNF-α、NO的含量，从而减轻细胞因子、氧自由基对机体的攻击损伤。

此外，紫苏还有保肝、抗肿瘤、调节糖代谢等作用。

【临床研究】紫苏可治疗胃炎、呕吐、糖尿病酮症酸中毒、早中期慢性肾衰竭、早期妊娠流产等。

【用法用量】煎服，5～10g。

【使用注意】不宜久煎。

布渣叶 buzhaye（破布叶 pobuye）

本品为椴树科植物破布叶 *Microcos paniculata* L. 的干燥叶。夏、秋两季采收，除去枝梗和杂质，阴干或晒干。主要分布于广东、广西、海南、云南等地。

【性味归经】微酸，凉。归脾、胃经。

【功效】消食化滞，清热利湿。

【应用】用于感冒发热，黄疸，食欲不振，消化不良，脘腹胀痛，泄泻，疮疡，蜈蚣咬伤。

【主要成分】含有黄酮类成分异鼠李素、山奈素、槲皮素、牡荆苷、异牡荆苷、佛来心苷、异佛来心苷、水仙苷、表儿茶素等，甾醇类成分有木栓醇、豆甾醇、β-谷甾醇等，有机酸类成分有异香草酸、对香豆酸、阿魏酸、脱落酸等，还含挥发油、三萜类、鞣质、酚类及生物碱等。

【药理研究】

1. 解热 布渣叶水提物有良好的解热作用，能够降低由干酵母诱导的发热大鼠的体温，同时能使大鼠体温变化维持在正常水平。

2. 对消化系统作用 布渣叶促消化作用表现在降低胃排空率、促进小肠蠕动、增加胃液分泌量、提高胃蛋白酶活性、降低胃液 pH 值等方面。布渣叶水提物、乙酸乙酯部位、正丁醇部位对小鼠胃肠消化能力具有不同程度的促进作用。

3. 退黄 布渣叶水提物可以降低 α- 萘异硫氰酸萘脂所致黄疸模型小鼠的血清中总胆红素和直接胆红素含量，抑制 ALP、AST、ALT 的活性，其发挥退黄作用的有效部位可能是正丁醇部位和剩余水层部位。

4. 抗炎、镇痛 布渣叶水提物能抑制热板法引起的小鼠疼痛反应，减少冰醋酸所致小鼠扭体次数，对二甲苯所致小鼠耳肿胀有显著的抑制作用。

此外，布渣叶还有降血脂、抗衰老、杀虫等作用。

【临床研究】布渣叶可治疗感冒、食积、黄疸、糖尿病、小儿急性呼吸道感染等。

【用法用量】煎汤，干品 15～30g，鲜品 30～60g。外用适量，煎水洗，或捣敷。

杜仲叶 duzhongye

本品为杜仲科植物杜仲 *Eucommia ulmoides* Oliv. 的干燥叶。夏、秋两季枝叶茂盛时采收，晒干或低温烘干。分布于陕西、甘肃、浙江、河南、湖北、四川、贵州、云南等地。

【性味归经】微辛，温。归肝、肾经。

【功效】补肝肾，强筋骨。

【应用】可治腰脊酸疼，肢体痿弱，遗精，滑精，五更泄泻，虚劳，小便余沥，阴部湿痒，胎动不安，胎漏欲堕，胎水肿满，滑胎，高血压。

【主要成分】含都桷子苷酸、鹅掌楸苷、松脂酚双葡萄糖苷、杜仲醇等。又含有以 2- 乙基呋喃基丙烯醛为主的挥发性成分，还含有以亚油酸为主的脂肪酸和以钙为主的无机元素等。

【药理研究】

1. 降压　杜仲叶水提醇沉液可以使收缩压和舒张压显著降低，心率减慢；其醇提物可以通过促进内皮细胞释放 NO 和直接激活 β 受体产生舒张血管效应；其水提物主要通过内皮衍生的超极化因子（EDHF）介导，依赖于 NO 途径和 K^+ 通道的激活来达到舒张血管的作用。杜仲叶提取物还可以显著改善 ACh 诱导的主动脉内皮依赖性舒张，但不影响硝普钠诱导的内皮依赖性舒张。长期服用可增加血浆一氧化氮水平，预防血管肥大，有效改善血管功能。

2. 预防骨质疏松　杜仲叶提取物可以影响干细胞增殖及成骨性分化，影响成骨样细胞增殖及骨形成；改善去势大鼠骨质疏松模型骨代谢，增加骨质疏松模型动物的骨密度，减少骨破坏，加强骨稳定，有效防治骨质疏松症。对卵巢切除大鼠的骨密度和体质指数有干预作用，能够预防绝经后骨质疏松症和肥胖。其中，木脂素类、环烯醚萜类、黄酮类及苯丙素类可以通过调节雌激素水平、骨代谢相关细胞因子及护骨素的表达，对成骨细胞、破骨细胞、髓间充质干细胞增殖分化发挥作用，有效防治骨质疏松。

3. 降血糖　杜仲叶水提物可以增加血浆胰岛素和 C 肽水平，降低糖尿病大鼠的葡萄糖 -6- 磷酸酶、磷酸烯醇丙酮酸羧激酶、肝脂肪酸合成酶、HMGCoA 还原酶和酰基辅酶 A- 胆固醇活性，改善与 2 型糖尿病相关的高血糖和高脂血症。可显著影响绵羊机体的糖代谢，提高糖酵解关键酶基因的表达，抑制糖异生相关转录因子及酶基因的表达，并促进肝糖原的合成，进而降低血糖。

此外，杜仲叶还有调节血脂、抗疲劳、抗氧化、抗肿瘤、调节肠道菌群平衡、减肥、抗溃疡性结肠炎、镇静等多方面作用。

【临床研究】 可治疗高血压、高血脂、骨性关节炎、腰肌劳损、腰椎间盘突出症，以及安胎，防治骨折、骨质疏松等。

【用法用量】 用量 15 ～ 30g，内服煎汤。

（郑时嘉　于栋华　马永强　王浩岩　田春洋　张雅楠）

第五节　全草类

小蓟 xiaoji（刺儿菜 ci'ercai）

本品为菊科植物刺儿菜 *Cirsium setosum*（Willd.）MB. 的干燥地上部分。全国大部分地区均产。夏、秋季花期采集，除去杂质，晒干，生用或炒炭用。

【性味归经】甘、苦，凉。归心、肝经。

【功效】凉血止血，解毒散瘀消痈。

【应用】

1. 血热出血证　适用于血热妄行所致的各种出血病证，尤宜于血淋、尿血，常与清热凉血、利尿通淋之品配伍。

2. 热毒痈肿　用于疮痈肿痛之证，可单品外用或与活血消肿止痛药配伍。

【主要成分】主要含生物碱类、黄酮类、萜类、植物甾醇类及简单酚酸。其中止血活性成分有刺槐素 –7– 鼠李糖苷、芸香苷、咖啡酸、绿原酸、原儿茶醛及蒲公英甾醇等。

【药理研究】

1. 止血、凝血　芦丁和柳穿鱼苷为小蓟中的止血有效成分，其机制主要是使局部血管收缩、抑制纤维蛋白溶解而发挥作用。从小蓟中提取得到的简单苯丙素咖啡酸，其具有缩短凝血及出血时间的作用，并可代替凝血酶做血浆纤维蛋白平板法纤溶实验，同为小蓟止血的有效成分。小蓟中的绿原酸也可以缩短血凝及出血时间。

2. 对心血管系统的作用　小蓟水煎剂可以使心脏兴奋。其水煎液和乙醇提取物对肾上腺素能受体有激动作用，有效成分酪胺可升高大鼠血压。

3. 抗菌、抗炎　小蓟水煎剂对溶血性链球菌、肺炎球菌及白喉杆菌、金黄色葡萄球菌、绿脓杆菌、变形杆菌、大肠杆菌、伤寒杆菌、副伤寒杆菌及福氏痢疾杆菌等均有不同程度的抑制作用。

4. 抗癌作用　小蓟提取液可抑制人白血病 K562 细胞、肝癌 HepG2 细胞、宫颈癌 HeLa 细胞、胃癌 BGC823 细胞生长的活性，有确切的抑癌作用。小蓟乙醇提取物石油醚层中分离得到 11α，12α- 氧化蒲公英赛酮、11α，12α- 氧化蒲公英赛醇、11α，12α- 氧化蒲公英赛醇棕榈酸酯，对人结肠癌 HCT-8 细胞、肝癌 Bel-7402 细胞、胃癌 BGC-823 细胞、肺癌 A549 细胞和卵巢癌 A2780 细胞均显示一定的抑制活性。

此外，小蓟还有调节脂质代谢、抗衰老、抗疲劳等作用。

【临床研究】小蓟可治疗紫癜性肾炎和原发性肾小球血尿、功能性子宫出血、皮肤溃疡、烧伤、烫伤、痢疾、关节炎等。

【用法用量】煎服，5 ～ 12g，鲜品加倍。外用适量，捣敷患处。

【使用注意】脾胃虚寒而无瘀滞者忌服。

马齿苋 machixian

本品为马齿苋科植物马齿苋 *Portulaca oleracea* L. 的干燥地上部分。全国大部分地区均产。夏、秋两季采收，除去残根和杂质，洗净，鲜用；或略蒸或烫后晒干，切段入药。

【性味归经】酸，寒。归肝、大肠经。

【功效】清热解毒，凉血止血，止痢。

【应用】

1. 热毒血痢　为治疗热毒血痢之常用药。单味水煎服，亦可以鲜品捣汁加蜜调服，或与粳米煮粥服。治湿热痢疾，须与清热燥湿药配伍。

2. 热毒痈疮　治热盛疮痈肿痛，可外涂，亦可单味煎服，或与其他清热解毒消痈药同用。

3. 血热出血　适用于血热妄行之出血证。治血热崩漏下血，可鲜品捣汁内服，或与凉血止血药配伍。治大肠湿热之便血、痔血，可单用或与凉血止血药同用。

【主要成分】马齿苋含有多种化学成分，其中包括生物碱类、黄酮类、萜类、香豆素类、有机酸类及多糖、挥发油等成分。马齿苋全草中总黄酮含量约为7.67%，目前已发现的黄酮类物质主要包括槲皮素、染料木苷、染料木素、山柰酚、木犀草素、芹菜素、杨梅素、橙皮苷等；生物碱类化合物主要包括NE、多巴胺、尿嘧啶、腺嘌呤、腺苷、甜菜红色素等；萜类及甾醇类化合物有马齿苋单萜A、马齿苋单萜B、蒲公英萜醇、甘草次酸、3-乙酰糊粉酸、白桦酸、熊果酸、黄体素、齐墩果酸等；香豆素类化合物主要有反式-对香豆素、6，7-二羟基香豆素、佛手内酯、伞形花内酯、东莨菪亭、异茴香内酯等。

【药理研究】

1. 调血脂和抗动脉粥样硬化　马齿苋干粉或水提液能明显降低高脂血症大鼠、家兔模型的总胆固醇、三酰甘油、低密度脂蛋白胆固醇的含量，增加血清中高密度脂蛋白胆固醇的含量。

2. 镇痛、抗炎　马齿苋提取物可减少小鼠扭体次数，减少热板实验中小鼠舔足次数，表现出马齿苋提取物具有良好的镇痛作用。马齿苋提取物可抑制二甲苯、巴豆油所致的小鼠耳郭肿胀，减轻角叉菜胶诱导的大鼠足肿胀及脂多糖诱导的脓毒症小鼠模型的炎症。

3. 抗肿瘤　马齿苋水提液可抑制S_{180}肿瘤的生长并增强荷瘤小鼠淋巴细胞功能。马齿苋生物碱对离体培养的人肺癌细胞A549、人喉表皮样癌细胞、肝癌细胞、人宫颈癌细胞、乳腺癌细胞均有抑制作用。

4. 对骨骼肌和平滑肌的作用　马齿苋可增强骨骼肌的收缩或舒张功能，对骨骼肌有双向促进作用，既能改善痴呆小鼠的肌张力，又能清除小鼠运动时的乳酸蓄积，增加骨骼肌耐酸能力。马齿苋提取液及其分离的氯化钾结晶对豚鼠、大鼠及家兔离体子宫、犬在体子宫均有兴奋作用，对家兔离体气管平滑肌有舒张作用。

5. 抑菌　马齿苋是一种广谱的抗菌药，可抑制大肠杆菌、金黄色葡萄球菌、沙门菌、变形杆菌、大肠埃希菌、痢疾杆菌、志贺菌、枯草芽孢杆菌等。

此外，马齿苋还具有抗氧化、抗衰老、保肝、增强免疫力的作用。

【临床研究】马齿苋可治疗糖尿病、溃疡性结肠炎和阿尔兹海默症等。

【用法用量】煎服，9～15g，鲜品30～60g。外用适量，捣敷患处。

【使用注意】脾胃虚寒而肠滑作泻者慎用，孕妇忌用。

鱼腥草 yuxingcao（蕺菜 jicai）

本品为三白草科植物蕺菜 *Houttuynia cordata* Thunb. 的新鲜全草或干燥地上部分。鲜品全年均可采割，干品夏季茎叶茂盛花穗多时采割，除去杂质，晒干。分布于西北、华北、华中及长江以南各地，主产于浙江、江苏、湖北。

【性味归经】辛，微寒。归肺经。

【功效】清热解毒，消痈排脓，利尿通淋。

【应用】

1. 肺痈，肺热咳嗽　为治肺痈吐脓、肺热咳嗽之要药。治肺痈咳吐脓血，常与清热排脓药配伍。治肺热咳嗽、痰黄黏稠，多与清热化痰药配伍。

2. 热毒疮痈　为治疗外痈常用之品。治热毒疮痈红肿热痛或热盛脓成，可用鲜品捣烂外敷或水煎内服，或与其他清热解毒药同用以增效。

3. 湿热淋证　治热淋小便涩痛，常与利尿通淋药配伍，还可用于治湿热带下、泻痢、黄疸等多种湿热证。

【主要成分】主要含挥发油、黄酮类、多糖、生物碱、酚类化合物、有机酸、蛋白质、氨基酸等。

【药理研究】

1. 抗病毒　鱼腥草水蒸气蒸馏液及鱼腥草主要成分甲基正壬酮、月桂醛、辛醛等能够直接对抗单纯疱疹病毒 1 型、流感病毒、人类免疫缺陷病毒 1 型。其挥发油可明显抑制禽传染性支气管炎病毒对 Vero 细胞和鸡胚胎肾细胞的感染。鱼腥草水提取物对 SARS 冠状病毒 3CL 蛋白酶具有明显的抑制效果。鱼腥草多糖能改善 IAV 流感病毒感染小鼠引起的肺损伤和肠道损伤，其机制可能是通过抑制炎症、保护肠屏障及调节黏膜免疫来实现，因而表现出抗 IAV 流感病毒感染的潜力。

2. 抗炎抑菌　鱼腥草挥发油可下调 LPS 诱导的小鼠腹腔巨噬细胞 COX-2mRNA 和蛋白质表达，减少 PGE_2 释放。从鱼腥草乙醇提取物中得到的黄酮类对肺上皮细胞（A549）和肺泡巨噬细胞（MH-S）中 IL-6

药食同源与治未病

和 NO 有显著的抑制作用。鱼腥草乙醇提取物可对抗耐甲氧西林金黄色葡萄球菌（MRSA）。鱼腥草素对大肠杆菌、金黄色葡萄球菌、白色念珠菌、铜绿假单胞菌、假丝酵母等具有一定的抑制作用。

3. 保肝　鱼腥草乙酸乙酯提取物能缓解 CCl_4 诱导的小鼠肝损伤和高脂饮食诱导的非酒精性脂肪肝，其机制可能是通过清除烷基、羟基自由基和降低血清胆固醇水平实现的。鱼腥草水提取物具有保护乙酰氨基酚诱导所致肝损伤的作用。复方鱼腥草颗粒对卡介苗结合脂多糖诱导的免疫性肝损伤大鼠的肝脏具有一定的保护作用，其机制可能是通过降低血清 AST、ALT、IL-1β 及 TNF-α 水平实现的。

此外，鱼腥草还有抗肿瘤、增强免疫力、抗氧化、抗过敏、平喘等作用。

【临床研究】鱼腥草制剂可治疗呼吸科疾病，如肺炎、慢性支气管炎、呼吸道感染及咽喉炎、肺结核等；五官科疾病，如角膜炎、干眼症、鼻炎等；消化科疾病，如病毒性肠炎、溃疡性肠炎、腹泻等；皮肤科疾病，如烫伤、皮炎等；妇科疾病，如盆腔炎、输卵管堵塞等；泌尿科疾病，如尿路感染、慢性肾炎合并急性咽炎等。另外，其对晚期肺癌也有一定疗效。

【用法用量】煎服，15～25g，不宜久煎。鲜品用量加倍，水煎或捣汁服。外用适量，捣敷或煎汤熏洗患处。

【使用注意】不宜久煎。虚寒证及阴性疮疡忌服。

香薷 xiangru（石香薷 shixiangru、江香薷 jiangxiangru）

本品为唇形科植物石香薷 *Mosla chinensis* Maxim. 或江香薷 *Mosla chinensis* 'Jiangxiangru' 的干燥地上部分。前者习称"青香薷"，后者习称"江香薷"。夏季茎叶茂盛、花盛时择晴天采割，除去杂质，阴干。分布于华东、中南、台湾、贵州。

【性味归经】辛，微温。归肺、胃经。

【功效】发汗解表，化湿和中，利水消肿。

【应用】

1. 阴暑证　治夏季乘凉饮冷，外感风寒，内伤暑湿，症见发热恶寒、头痛无汗、胸闷泛恶，甚则腹痛吐泻等，常与健脾和中、祛湿消暑药配伍。若治暑温初起，复感于寒，发热恶寒，头痛无汗，口渴面赤者，常配伍祛暑解表、清热化湿之品。

2.水肿脚气　多用于水肿而有表证者。治水肿、小便不利及脚气浮肿，可单用，或配伍健脾利水药。

【主要成分】主要含挥发油，油中主要成分为香荆芥酚、百里香酚、乙酸百里酚、α-石竹烯、对聚伞花素等。另含甾醇、黄酮苷等。

【药理研究】

1.抑菌　江香薷挥发油有较强的广谱抗菌作用，其醋酸乙酯提取物对金黄色葡萄球菌、大肠杆菌和枯草芽孢杆菌等常见菌有显著的体外抗菌作用。香薷挥发油可抑制表皮葡萄球菌、志贺痢疾杆菌、宋内痢疾杆菌、福氏痢疾杆菌、伤寒杆菌、乙型副伤寒杆菌、鼠伤寒杆菌、变形杆菌等生长。

2.抗氧化　采用 DPPH 法、邻苯三酚自氧化法和 FRAP 法测试石香薷总黄酮的抗氧化活性，结果表明石香薷总黄酮可清除各种活性氧自由基，有抑制脂质过氧化反应及机体脂质生物膜损伤等作用。同时，香薷的强抗氧化力也与其萜类含氧衍生物密不可分。

3.解热镇痛　香薷挥发油具有中枢抑制作用，能够降低小鼠的正常体温，对酵母菌所致发热大鼠有解热作用，可提高小鼠的痛阈。香薷也有良好的镇痛作用，江香薷挥发油的镇痛作用优于石香薷。

4.调血脂　香薷油具有降血脂功能，在高脂血症模型中对降低 TC 效果大于 TG；而对非高血脂子代小鼠模型降低 TG 效果大于 TC。

5.抗衰老　香薷油具有部分改善子代小鼠记忆功能的作用；同时小鼠脑组织的总蛋白水平升高，NO 和 AChE 水平降低，肝和脑组织的丙氨酸水平有升高，这些指标的改变可能与改善记忆功能有关。

此外，香薷还有提高免疫力、抗病毒等作用。

【临床研究】香薷可治疗暑湿证、急性肠炎、菌痢，可杀灭阴道毛滴虫，治疗湿疹、牙髓病、小儿疱疹性咽炎等。

【用法用量】煎服，3～10g。用于发表，量不宜过大，且不宜久煎；用于利水消肿，量宜稍大，且须浓煎。

【使用注意】表虚有汗及暑热证当忌用。

蒲公英 pugongying

本品为菊科植物蒲公英 *Taraxacum mongolicum* Hand.–Mazz.、碱地蒲公英 *Taraxacum borealisinense* Kitam. 或同属数种植物的干燥全草。春至秋季花初开时采挖，除去杂质，洗净，晒干。全国大部分地区均有分布。

【**性味归经**】苦、甘，寒。归肝、胃经。

【**功效**】清热解毒，消肿散结，利尿通淋。

【**应用**】

1. 痈肿疗疮，乳痈，肺痈，肠痈，瘰疬　主治内外热毒疮痈诸证。为治乳痈要药，治乳痈肿痛，单用浓煎服，或以鲜品捣汁内服、药渣外敷，或与全瓜蒌、金银花等散结解毒药同用。治痈肿疔疮，常与金银花、紫花地丁、野菊花等同用。治肠痈腹痛，常与大黄、牡丹皮、桃仁等同用。治肺痈吐脓，常与鱼腥草、连翘、浙贝母等同用。还可治咽喉肿痛。鲜品捣敷还可用治毒蛇咬伤。

2. 湿热黄疸，热淋涩痛　治湿热黄疸，常与茵陈、栀子、大黄等药同用。治热淋涩痛，常与白茅根、金银草、车前子等同用。

此外，本品用治肝火上炎所致目赤肿痛，可单用取汁点眼，或浓煎内服；亦可配伍菊花、夏枯草、决明子等药。

【**主要成分**】主要含有机酸类成分咖啡酸、绿原酸、伪蒲公英甾醇棕榈酸等，挥发油成分有正己醇、樟脑、正辛醇、反式石竹烯等，黄酮类成分有槲皮素 –3–*O*– 葡萄糖苷、槲皮素 –3–*O*–β– 半乳糖苷、槲皮素木犀草素 –7–*O*– 葡萄糖苷、木犀草素、香叶木素、芹菜素等。

【**药理研究**】

1. 抗炎　蒲公英乙醇提取物能抑制角叉菜胶所致大鼠足肿胀，蒲公英叶提取物可抑制 P 物质和脂多糖刺激的原代培养大鼠星形细胞产生的炎症反应，蒲公英叶水提物对金黄色葡萄球菌诱导的模型乳腺炎小鼠具有抗炎作用。蒲公英多糖通过降低炎症因子水平、抑制炎症反应、保护和修复组织黏膜来治疗溃疡性结肠炎。

2. 保肝利胆　蒲公英水煎液、水提物、叶具有不同程度的保肝利胆作用。蒲公英叶通过 AMPK 途径，显著抑制小鼠肝脏的脂质积累，降低胰岛素抵抗。蒲公英水煎液能减轻 CCl₄ 所致小鼠肝损伤，增加胆汁排泄量，发挥保肝利胆的作用。

3.抗菌　蒲公英对细菌、真菌、病毒有不同程度的抑制作用。蒲公英可抑制金黄色葡萄球菌、大肠杆菌、幽门螺旋杆菌、变形杆菌、甲型链球菌、乙型溶血性链球菌、铜绿假单胞菌等。其中，正己烷、乙酸乙酯、蒸馏水三种溶剂提取蒲公英发现，其水煎液对大肠杆菌有较强的抑菌活性。此外蒲公英多糖可抑制大肠杆菌、枯草杆菌、金黄色葡萄球菌等。

4.抗肿瘤　蒲公英多糖、三萜类、黄酮类、酚酸类化合物均有不同程度的抗肿瘤作用。蒲公英根提取物可通过靶向长链非编码 RNA 结肠癌相关转录因子 1 抑制人类胃癌细胞的增殖和迁移。蒲公英花提取物能显著抑制肝癌细胞 HepG2 的细胞增殖。蒲公英挥发油也有抗乳腺癌的作用。

此外，蒲公英还有抗氧化、抗疲劳、降糖、利尿、胃肠保护、保护心肌细胞等作用。

【临床研究】蒲公英可治疗呼吸系统感染、大面积皮肤损伤伴感染、乳头状皮肤病、亚急性湿疹、溃疡性结肠炎、更年期综合征、乳腺炎等。

【用法用量】煎服，10～15g。外用鲜品适量，捣敷；或煎汤熏洗患处。

【使用注意】用量过大可致缓泻。

菊苣 juju

本品系维吾尔族习用药材，为菊科植物毛菊苣 Cichoriumg landulosum Boiss.et Huet 或菊苣 *Cichorium intybus* L. 的干燥地上部分或根。夏、秋两季采割地上部分或秋末挖根，除去泥沙和杂质，晒干。分布于贵州、云南及西藏等地。

【性味归经】微苦、咸，凉。归肝、胆、胃经。

【功效】清肝利胆，健胃消食，利尿消肿。

【应用】用于湿热黄疸，胃痛食少，水肿尿少。

【主要成分】全草含马栗树皮素、马栗树皮苷、野莴苣苷、山莴苣素和山莴苣苦素等。根含山莴苣素、α- 山莴苣醇、野莴苣苷。叶含单咖啡酰酒石酸、菊苣酸。

【药理研究】

1. 保肝　菊苣乙醇提取物能保护 CCl$_4$ 诱导的大鼠肝损伤。通过检验肝细胞增殖细胞核抗原 PCNA 和 DNA 片段，证实菊苣果实甲醇提取物能明显改善 4- 叔辛基酚引起的大鼠肝损伤。菊苣黄酮类化合物能够降低 H$_2$O$_2$ 诱导的毒性 HepG2 细胞的毒性，使细胞损伤恢复。

2. 抗菌　菊苣叶的甲醇提取物对伤寒沙门菌有抑制作用。研究表明菊苣提取物能抑制动物和人皮肤癣菌的生长，从菊苣提取物中发现含有大量有机酸成分，这些成分能够阻止导致牙龈炎、蛀牙的口腔病原体的生长，具有干扰口腔病原菌形成生物膜的能力。此外，菊苣根醋酸乙酯提取物对枯草芽孢杆菌、金黄色葡萄球菌、伤寒沙门菌、藤黄微球菌和大肠杆菌具有抑制作用。

3. 降血糖　采用 STZ 诱导糖尿病模型大鼠，经菊苣全草 80% 乙醇提取物治疗后，可降低大鼠的肝葡萄糖 -6- 磷酸酶活性，从而降低肝葡萄糖的产生。菊苣提取物能促进葡萄糖摄取，该作用源于其对肌肉葡萄糖摄取的外周效应，而非对肝葡萄糖 -6- 磷酸酶的抑制作用。在菊苣叶甲醇提取物（CME）对葡萄糖转运和 3T3-L1 脂肪细胞分化的影响实验中，证实了 CME 中的鞣酸成分通过抑制蛋白质酪氨酸磷酸酶 1B 而降低血糖水平。

此外，菊苣还有调血脂、抗高尿酸血症、抗氧化、抗炎、杀虫、镇痛镇静等作用。

【临床研究】菊苣可治疗尿酸性肾病。

【用法用量】煎服，9 ～ 18g。

【使用注意】脾胃虚寒者及孕妇禁用。

薄荷 bohe

本品为唇形科植物薄荷 *Mentha haplocalyx* Briq. 的干燥地上部分。夏、秋两季茎叶茂盛或花开至三轮时，选晴天，分次采割，晒干或阴干。全国大部分地区均产，主产于江苏、浙江、江西。

【性味归经】辛，凉。归肺、肝经。

【功效】疏散风热，清利头目，利咽，透疹，疏肝行气。

【应用】

1.风热感冒，温病初起　为疏散风热常用之品，治疗风热感冒和温病卫分证十分常用。用治风热感冒或温病初起、邪在卫分，见发热、微恶风寒、头痛等症，常与金银花、连翘、牛蒡子等配伍。

2.风热上攻，头痛眩晕，目赤多泪，喉痹，咽喉肿痛，口舌生疮　用治风热上攻之头痛眩晕，宜与川芎、石膏、白芷等祛风、清热、止痛药配伍。治风热上攻之目赤多泪，可与桑叶、菊花、蔓荆子等同用。用治风热壅盛之咽喉肿痛，常配伍桔梗、生甘草、僵蚕等。

3.麻疹不透，风疹瘙痒　用治风热束表，麻疹不透，常配伍蝉蜕、牛蒡子、桎柳等药。治风疹瘙痒，可与荆芥、防风、僵蚕等祛风止痒药同用。

4.肝郁气滞，胸胁胀痛　治肝郁气滞之胸胁胀痛或月经不调，常配柴胡、白芍、当归等疏肝理气调经之品。

【主要成分】主要含挥发油，油中含薄荷脑（薄荷醇）、薄荷酮。还含异薄荷酮、胡薄荷酮、α-蒎烯、柠檬烯、乙酸薄荷酯、薄荷烯酮、树脂及少量鞣质、迷迭香酸等。

【药理研究】

1.抗炎镇痛　薄荷制剂及其挥发油和黄酮类成分均表现出不同程度的抗炎作用。薄荷油乳剂可减轻小鼠耳肿胀。薄荷中的黄酮类成分发挥抗炎作用与调节炎性细胞因子和介质的水平有关。

2.抗真菌　薄荷醇是薄荷的抗真菌有效成分，特别是针对匍茎根霉菌、核盘菌、毛霉菌有明显的抑制作用，而薄荷水煎剂则对表皮枯草杆菌、肺炎链球菌、黄细球菌等均具有较强的抑菌效果。

3.抗肿瘤　薄荷醇具有显著的抗肿瘤活性，对人的膀胱癌细胞、人克隆结肠腺癌细胞生长、人前列腺癌细胞迁移、胃癌SGC-7901细胞增殖均有一定的抑制作用。

4.抗氧化　研究结果发现薄荷具有较强的清除自由基功能，其中薄荷多糖具有十分明显的DPPH自由基清除和还原的作用；薄荷花提取物的抗氧化作用是最好的，明显高于其他部位；除此之外，薄荷的粗丙酮水提物在 DPPH 自由基清除实验中也表现出很高的抗氧化活性。薄荷叶中的总黄酮对·OH 和·O_2^- 有十分显著的清除作用，并和总黄酮的质量浓度呈现出一定的正相关。

此外，薄荷还有抗生育、抗辐射、保肝利胆、抗应激等作用。

【临床研究】薄荷可用于风热感冒、局部麻醉、胸腰椎压缩性骨折患者腹胀、辐射防护、萎缩性鼻炎、干燥性鼻炎、慢性荨麻疹、急性乳腺炎等。

【用法用量】煎服，3～6g；宜后下。薄荷叶长于发汗解表，薄荷梗偏于理气和中。

【使用注意】本品芳香辛散，发汗耗气，故体虚多汗者不宜使用。

藿香 huoxiang（广藿香 guanghuoxiang）

本品为唇形科植物广藿香 *Pogostemon cablin*（Blanco）Benth. 的干燥地上部分。枝叶茂盛时采割，日晒夜闷，反复至干。主产于广东、海南。

【性味归经】辛，微温。归脾、胃、肺经。

【功效】芳香化浊，和中止呕，发表解暑。

【应用】

1. 湿浊中阻，脘腹痞闷　为芳香化湿浊之要药。用治湿浊中阻所致脘腹痞闷、少食作呕、神疲体倦等症，常与苍术、厚朴等同用。

2. 呕吐　治湿浊中阻所致呕吐最为擅长，常与半夏、丁香等同用。若偏湿热者，配黄连、竹茹等；偏寒湿者，配生姜、白豆蔻等药；妊娠呕吐，配砂仁、苏梗等；脾胃虚弱者，配党参、白术等。

3. 暑湿表证，湿温初起，寒湿闭暑　治暑湿表证或湿温初起，湿热并重，发热倦怠，胸闷不舒者，多与黄芩、滑石、茵陈等同用。治暑月外感风寒、内伤生冷而致恶寒发热、头痛脘闷、腹痛吐泻的寒湿闭暑证，常配伍紫苏、厚朴、半夏等。

【主要成分】主要含挥发油百秋李醇、广藿香醇、α- 广藿香烯、β- 广藿香烯、广藿香酮、广藿香二醇、丁香烯、丁香酚等，以及藿香黄酮醇、商陆黄素、芹菜素、鼠李素等。

【药理研究】

1.抗病原微生物　广藿香对细菌、真菌、寄生虫和病毒均有较好的抑制作用。广藿香油对金黄色葡萄球菌和枯草芽孢杆菌的生长具有明显的抑制作用，广藿香乙醚提取物、乙醇提取物和水提取物对金黄色葡萄球菌、黑根霉、假丝酵母菌具有较强的抑制作用。广藿香油对流感病毒、腺病毒、RSV、单纯疱疹病毒和柯萨奇病毒等均有很好的抑制作用，其乙酸乙酯提取物和甲醇提取物在体外能对抗柯萨奇 B 组 3 型病毒，且对抗作用较显著。

2.调节胃肠功能　广藿香挥发油、去油提取物、水提物可以抑制兔离体平滑肌收缩。广藿香油可阻止缺血－再灌注所致的肠黏膜上皮损伤，保护肠黏膜上皮的完整性。

3.止咳、平喘、止呕　藿香油和水提液可治疗浓氨水致咳小鼠和喷雾致喘豚鼠，并且二者均可以延长喷雾引起豚鼠喘咳的潜伏期。另外，广藿香正已烷提取物中得到的一些化合物对雏鸡呕吐有抑制作用。

此外，广藿香还有抗炎、镇痛、抗过敏、调节免疫、抗肿瘤等作用。

【临床研究】广藿香可用于治疗感冒、流感、真菌性阴道炎等。

【用法用量】煎服，3 ～ 10g。

【使用注意】阴虚血燥者禁服。

芫荽 yansui（胡荽 husui）

本品为伞形科植物芫荽 *Coriandrum sativum* L. 的带根全草，以全草与成熟的果实入药。全草春夏可采，切段晒干；夏季采果实，去杂质，晒干。全国各地有栽培。

【性味归经】辛，温。入肺、胃经。

【功效】发表透疹，开胃消食。

【应用】

1.麻疹不透　用治风寒袭表，疹发不畅，或疹出而又复隐者，可单用煎汤局部熏洗，或与荆芥、薄荷等解表透疹药同用。亦可用于风寒感冒，恶寒发热者，因其发汗解表力较弱，故临床少用。

2.饮食不消，纳食不佳　本品尤多用于饮食调味。若治饮食积滞而胃纳不佳者，可与健脾消食、行气和中药配伍。

【主要成分】含癸醛，果尚含挥发油，油中主要为芳樟醇、对伞花烃、α-蒎烯、β-蒎烯、dl 蓉烯、α-萜品烯、γ-萜品烯、牻牛儿醇、龙脑、水芹烯、莰烯、脂肪油、岩芹酸等。

【药理研究】

1.降糖　芫荽能够降低糖尿病大鼠血糖，其降糖的机制可能与影响 β 细胞活性进而促进胰岛素释放有关。

2.抗菌　芫荽中的有效抑菌成分有芫荽异香豆精、齐墩果酸、亚油酸、乌苏酸、杜鹃素等。其中，芫荽总黄酮对大肠杆菌、枯草芽孢杆菌、金黄色葡萄球菌等有一定的抑菌效果。其挥发油能够抑制大肠杆菌、巨大芽孢杆菌、假单胞菌、欧文菌、黄单胞菌、棒形杆菌、短小杆菌、化脓性链球菌等。

3.抗氧化　芫荽不同部位均有不同程度抗氧化作用，可能与其含有的酚类成分有关。成熟芫荽茎叶水提物、芫荽籽水提物体外抗氧化能力均呈现出浓度依赖性。芫荽根的乙酸乙酯提取物对 MCF-7 细胞具有显著的抗增殖活性，提取物中酚类物质含量越高，对 FRAP 和 DPPH 清除活性越强。

此外，芫荽还有抗焦虑、抗炎、促进周围血液循环、镇痛、抗惊厥、抗肿瘤等作用。

【临床研究】芫荽可用于高血压、麻疹不透、脱肛、消化不良等。

【用法用量】煎服，3～6g。外用适量。

【使用注意】热毒壅盛而疹出不畅者忌服。

夏枯草 xiakucao

本品为唇形科植物夏枯草 *Prunella vulgaris* L. 的干燥果穗。夏季果穗呈棕红色时采收，除去杂质，晒干。全国大部分地区均有分布。

【性味归经】辛、苦，寒。归肝、胆经。

【功效】清肝泻火，明目，散结消肿。

【应用】

1.目赤肿痛，目珠夜痛，头痛眩晕　治肝火上炎之目赤肿痛，常与桑叶、菊花、决明子等清肝明目药同用。若肝阴不足，目珠疼痛，入夜加剧者，可与生地黄、当归、白芍等滋养肝阴（血）之品配伍。治肝火上攻，头痛眩晕者，可与钩藤、决明子、菊花等长于清肝、平肝之品同用。

2.瘿瘤，瘰疬　治瘿瘤，常与昆布、玄参等同用。若肝郁化火、痰火郁结之瘰疬，可与海藻、浙贝母、玄参等消痰散结药配伍。

3.乳痈，乳癖，热毒疮疡　治疗乳痈、乳癖、乳房胀痛者，常与蒲公英、浙贝母、柴胡等同用。若配金银花、重楼等清热解毒、消散痈肿药，可治热毒疮疡。

【主要成分】主要含迷迭香酸等有机酸，齐墩果酸、熊果酸等三萜类成分，芦丁、木犀草素等黄酮类。还含甾类、香豆素类、挥发油等。

【药理研究】

1.降压　夏枯草可降低自发性高血压大鼠收缩压和舒张压。夏枯草醇提液对氯化钾、NE、氯化钙所致的主动脉条收缩均有一定的拮抗作用。

2.降糖　夏枯草的降糖作用通过改善糖耐量、抗肾上腺素、增加肝糖原合成等途径实现。夏枯草中含有咖啡酸结构的成分具有降糖作用，并可改善氧化应激。其水提物能够抑制 α- 淀粉酶和 α- 葡萄糖苷酶。

3.抗菌、抗病毒　夏枯草水提物通过抑制病毒复制，从而发挥抗HIV 病毒作用。其醋酸乙酯提取物能够抑制金黄色葡萄球菌、枯草芽孢杆菌、大肠杆菌、曲菌、根霉等。

此外，夏枯草还有调脂、抗炎、调节免疫、抗肿瘤、抗氧化、保肝等作用。

【临床研究】夏枯草可治疗亚急性甲状腺炎、甲状腺肿、乳腺增生、高血压、荨麻疹、痤疮、原发性开角型青光眼、喉炎、慢性萎缩性胃炎等。

【用法用量】煎服，9 ～ 15g。

【使用注意】脾胃虚弱者慎服。

铁皮石斛 tiepishihu

本品为兰科植物铁皮石斛 *Dendrobium officinale* Kimura et Migo 的干燥茎。11 月至翌年 3 月采收，除去杂质，剪去部分须根，边加热边扭成螺旋形或弹簧状，烘干；或切成段，干燥或低温烘干。前者习称"铁皮枫斗"（耳环石斛）；后者习称"铁皮石斛"。主要分布于安徽、浙江、福建等地。

【性味归经】性微寒，味甘。归胃、肾经。

【功效】益胃生津，滋阴清热。

【应用】

1. 用于热病伤阴或阴虚内热之口干燥渴；或病后津亏虚热，以及胃阴不足之舌绛少津等症，常与麦冬、沙参、生地等品配伍。

2. 鲜者清热生津之功较佳，故凡遇热病肺胃火炽、津液已耗，见舌绛干燥或舌苔变黑、口渴思饮者，可用新鲜石斛。

【主要成分】主要包括多糖、苊类、黄酮类、生物碱类、氨基酸类、挥发物质、微量元素等。

【药理研究】

1. 增强免疫　铁皮石斛能通过增加白细胞数、淋巴因子的产生和增强巨噬细胞吞噬功能来增强机体的免疫力。铁皮石斛多糖类成分是其增强免疫活性作用的重要物质基础，鲜铁皮石斛多糖能显著提高 Lewis 肺癌小鼠碳廓清水平和 NK 细胞活性；铁皮石斛粗多糖能显著提升脾细胞增殖和增强 NK 细胞的细胞活性及巨噬细胞的吞噬功能。

2. 抗氧化　铁皮石斛抗氧化机制主要表现在其能够清除体内过多的自由基。研究发现铁皮石斛多糖具有一定的体外抗氧化能力，且碱溶多糖的抗氧化能力强于水溶多糖。

3. 抗肿瘤　铁皮石斛提取物能够抑制大鼠胃癌病变，其机制可能与降低组织中表皮生长因子（EGF）、表皮生长因子受体（EGFR）mRNA 表达与血浆中 EGF、EGFR 的量有关，同时可通过升高 Bax mRNA、降低 Bcl-2 mRNA 表达，诱导细胞发生凋亡。铁皮石斛多糖对 S180 肉瘤小鼠 T 淋巴细胞转化功能、NK 细胞活性、巨噬细胞吞噬功能及溶血素值均有明显的提高作用。此外，铁皮石斛多糖也可抑制人乳腺癌 MCF-7 细胞的生长。

4.消化系统调节　铁皮石斛对 CCl₄ 诱导的小鼠肝损伤具有保护作用，且能显著抑制肝损伤小鼠血清 AST 的升高，降低胃溃疡模型的溃疡指数。铁皮石斛传统汤剂、超微全量汤剂和超微 50% 量汤剂均能够调控肠道微生态平衡及肠道酶活性，对脾虚便秘有很好的疗效。

此外，铁皮石斛还具有心血管系统调节、促进毛发生长、抗菌等方面作用。

【临床研究】在恶性肿瘤的辅助治疗，慢性胃炎、糖尿病、慢性咽炎的治疗，以及久病体虚免疫功能低下的调养、眼科保健等方面都有广泛的应用。

【用法用量】用量 6 ～ 12g，鲜品 15 ～ 30g，内服煎汤。

（袁茵）

第六节　其他类

肉桂 rougui

本品为樟科植物肉桂 *Cinnamomum cassia* Presl 的干燥树皮。多于秋季剥取，阴干。广东、广西等地有大面积栽培。

【性味归经】辛、甘，大热。归肾、脾、心、肝经。

【功效】补火助阳，散寒止痛，温经通脉。

【应用】

1.阳虚诸证　本品功效虽与附子相类似，亦为补火助阳之要药，但却因药力较缓而无回阳救逆之功。治肾阳不足，命门火衰，症见畏寒肢冷、腰膝冷痛、夜尿频多、阳痿、宫寒、滑精早泄等，常与温补肾阳药配伍。治脾肾阳虚之肢冷神疲、食少便溏，常与温补脾肾药配伍。治心阳不足之心悸气短、胸闷不舒，常与温阳补气药配伍。若下元虚衰，虚阳上浮，症见面赤、咽痛、心悸、失眠、虚喘、汗出肢冷、脉微或浮大无根者，可用之引火归原，并常与益气敛汗药配伍。

2. 寒凝诸痛证 治寒邪内侵或脾胃虚寒之脘腹冷痛，轻者可单用，重者常配温里散寒药。治胸阳不振、寒邪内侵之胸痹心痛，常与散寒止痛药配伍。治寒疝腹痛，多与温里散寒、行气止痛药配伍。治风湿寒痹，尤宜于寒痹腰痛，常与祛风湿、补肝肾药配伍。若治阳虚寒凝、血滞痰阻之阴疽、流注等，可与温经通阳、散寒行滞药配伍。

3. 寒凝血瘀证 为治寒凝血瘀证之要药。治寒凝血滞之月经不调、痛经或闭经，常与活血调经药配伍。治妇人产后瘀血阻滞之恶露不尽、腹痛不止，可与活血祛瘀药配伍。治妇人气滞血瘀之癥瘕积聚，常与行气活血、祛瘀消癥药配伍。

此外，对于久病体虚气血不足者，在补气益血方中加入少量肉桂，能获鼓舞气血生长之效。

【主要成分】分为挥发性和非挥发性成分。挥发性成分有桂皮醛、邻甲氧基肉桂醛、肉桂酸、苯甲醛、苯丙醛、肉桂醇、古巴烯、乙酸肉桂醛、石竹烯、杜松烯和杜松醇等；非挥发性成分主要有多糖类、多酚类、黄酮类及其他成分，其中多酚类成分主要有儿茶素、原儿茶酸等，黄酮类成分主要为芹菜素、山柰酚、槲皮素、芫花素等，其他成分还包括香豆素及一些无机元素等。

【药理研究】

1. 保护心血管系统 肉桂酸能保护心肌缺血再灌注大鼠的心肌功能，单体香豆素可预防血栓生成。桂皮醛可以扩张外周血管，改善血管末梢血液循环和心肌供血，具有抗休克作用。

2. 保护消化系统 肉桂能温和地刺激胃肠道，具有增强消化功能、疏通消化道积气、缓解胃肠痉挛的作用。肉桂水提液可以增加胃黏膜的血流量、改善循环，以预防胃溃疡的发生。

3. 抑菌 肉桂精油对细菌、真菌和酵母菌有较强的抑制作用。体外实验表明，肉桂水浸液能显著抑制金黄色葡萄球菌、白色葡萄球菌、大肠杆菌、伤寒杆菌、痢疾杆菌和白色念珠菌等。同时，肉桂挥发油在体外对革兰阳性菌、革兰阴性菌具有良好的抑制作用。

4.抗氧化 肉桂中含有天然亲脂性的萜烯类化合物，具有抗氧化作用。其热水提取物可以消除或抑制活性氧自由基。肉桂醛是肉桂醇提物的主要成分，肉桂醛能够抑制脂质过氧化活性。

此外，肉桂还有抗肿瘤、保护糖尿病肝损伤、抗炎、神经保护等作用。

【临床研究】肉桂可治疗慢性心力衰竭、冠心病、消化不良、糖尿病、肾病、痛经等。

【用法用量】煎服，1～5g，宜后下或焗服；研末冲服，每次1～2g。

【使用注意】阴虚火旺及内有实热郁火、血热出血者及孕妇慎用。不宜与赤石脂同用。

麦芽 maiya（大麦 damai）

本品为禾本科植物大麦 *Hordeum vulgare* L. 的成熟果实经发芽干燥的炮制加工品。将麦粒用水浸泡后，保持适宜温湿度，待幼芽长至约5mm时，晒干或低温干燥。全国各地均产。

【性味归经】甘，平。归脾、胃经。

【功效】消食健胃，回乳消胀。

【应用】

1.饮食积滞证 本品尤能促进淀粉性食物的消化。主治米面薯芋类积滞不化，常与山楂、神曲、鸡内金同用。治小儿乳食停滞，单用本品煎服或研末服用。治脾虚食少，食后饱胀，可与健脾理气药配伍。

2.妇女断乳，乳房胀痛 本品有回乳之功。治妇女断乳，或乳汁郁积之乳房胀痛等，可单用生麦芽或炒麦芽120g（或生、炒麦芽各60g），煎服。

【主要成分】主要含 α-淀粉酶、β-淀粉酶、催化酶、过氧化异构酶、麦芽糖和大麦芽碱、大麦芽胍碱 A、大麦芽胍碱 B、腺嘌呤、胆碱、蛋白质、氨基酸，以及维生素 B、D、E，细胞色素 C 等。

【药理研究】

1.助消化 麦芽内主要含两种淀粉酶，即 α 淀粉酶和 β 淀粉酶。β 淀粉酶能够使糖淀粉完全水解成麦芽糖，α 淀粉酶能将之分解成短直链缩合葡萄糖即糊精，后者再被β淀粉酶水解为麦芽糖。

2. 促进性激素分泌　麦芽能刺激生殖腺轴从而提高性激素水平。麦芽对切除卵巢、结扎输卵管去势雌小鼠卵泡激素有提高作用，能够升高雌二醇（estradiol，E2）水平，使孕酮水平下降。麦芽煎剂能够降低小鼠血中睾酮、升高E2水平。

3. 调节肠道菌群　麦芽具有调控溃疡性结肠炎小鼠肠道菌群的作用。麦芽中的麦芽纤维可增加溃疡性结肠炎小鼠肠道内的杆菌、产气荚膜梭菌、肠球菌数量，同时减少双歧杆菌和乳酸杆菌数量。

此外，麦芽还有肝脏保护、降血糖、调节泌乳素分泌、抗氧化、抗真菌、抗结肠炎等作用。

【临床研究】麦芽可治疗乳腺增生、高泌乳素血症、围绝经期综合征、小儿缺锌、小儿腹泻、急性乳腺炎、结肠炎、急慢性肝炎等，以及用于回乳、催乳。

【用法用量】煎服，10～15g。回乳炒用60g。生麦芽健脾和胃、疏肝行气，用于脾虚食少、乳汁淤积；炒麦芽行气消食回乳，用于食积不消、妇女断乳；焦麦芽消食化滞，用于食积不消、脘腹胀痛。

【使用注意】授乳期妇女不宜使用。

昆布 kunbu

本品为海带科植物海带 *Laminaria japonica* Aresch. 或翅藻科植物昆布 *Ecklonia kurome* Okam. 的干燥叶状体。主产于山东、辽宁、浙江等地。夏、秋两季采捞，除去杂质，漂净，切宽丝，晒干。

【性味归经】咸，寒。归肝、胃、肾经。

【功效】消痰软坚散结，利水消肿。

【应用】

1. 瘿瘤、瘰疬、睾丸肿痛　治瘿瘤初起，或肿或硬而未破者，常与化痰软坚、理气散结之海藻、贝母、青皮等同用；兼肝火旺者，常与清肝、理气、活血之芦荟、青皮、川芎等同用。瘿瘤日久，气血虚弱者，常与益气养血之人参、当归、熟地黄等同用。治瘰疬初起，恶寒发热者，常与解表、化痰、散结之羌活、防风、海藻、连翘等同用。若瘰疬属肝气郁结、气血不足者，常与补气血、解肝郁之人参、当归、香附等同用。瘰疬遍生下颏或至颊车，坚而不溃，热毒偏盛者，常与玄参、黄连、三棱等同用。治睾丸肿硬疼痛，因下焦寒湿、气滞血瘀者，可与橘核、荔枝核、延胡索等同用。

2.痰饮水肿　常与利湿之防己、大腹皮、车前子等同用。

【主要成分】主要含褐藻胶、褐藻糖胶、盐藻半乳多糖硫酸酯、藻胶酸、昆布素，以及半乳聚糖等多糖类，海带氨酸、昆布氨酸、谷氨酸、天门冬氨酸、脯氨酸等氨基酸，维生素 B_1、B_2、C、P 及胡萝卜素，还有海带纤维和碘、钾、钙等无机盐。

【药理研究】

1.抗肿瘤　昆布多糖通过激活巨噬细胞，产生细胞毒性作用，可抑制肿瘤细胞增殖和肿瘤血管生成，也可以直接抑制肿瘤细胞生长。昆布多糖硫酸酯可抑制 BxPC-3 细胞增殖，使 Bcl-2 表达下降，BaX 表达增加；也可使肝癌细胞 Bcl-2 表达下降，增加肝癌细胞对 5- 氟尿嘧啶（5-Fu）、丝裂霉素（MMC）、甲氨蝶呤（MTX）、肾上腺髓质素（ADM）、环磷酰胺（CTX）的敏感性，且有效时间延长。

2.调节免疫功能　昆布多糖具有免疫调节功能，能显著增强巨噬细胞吞噬功能，增加小鼠免疫器官重量，使免疫抑制剂处理的外周血白细胞数下降恢复至正常，显著增加正常小鼠及免疫抑制剂处理小鼠血清溶血素的含量，可增加小鼠外周血液 T 淋巴细胞数，并能明显提高小鼠静脉注射碳粒廓清速率。

3.降血糖　昆布多糖能明显降低四氧嘧啶诱导的糖尿病小鼠血糖和尿素氮，使糖尿病小鼠的血清钙和血清胰岛素含量增加，能够恢复损伤的胰岛细胞。从海带中提取的岩藻半乳多糖硫酸酯和粗多糖长期小鼠灌胃具有较强的降糖作用。

4.降血压　I～II 期高血压病患者每日口服海带粉，能有效降低收缩压和舒张压。利用海带做成海带颗粒，用于治疗原发性高血压患者，降压总有效率可达 80.0%。

此外，昆布还有抗氧化、耐缺氧、抗疲劳、降血脂、抗凝血、抗病毒、抗菌等作用。

【临床研究】昆布可治疗地方性甲状腺肿、高血压、视网膜震荡、玻璃体混浊、乳腺增生、慢性盆腔炎、便秘等。

【用法用量】煎服，6～12g。

【使用注意】脾胃虚寒蕴湿者忌服。

茯苓 fuling

本品为多孔菌科真菌茯苓 *Poria cocos*（Schw.）Wolf 的干燥菌核。多于 7～9 月采挖，挖出后除去泥沙，堆置"发汗"后，摊开晾至表面干燥，再"发汗"，反复数次至出现皱纹、内部水分大部散失后，阴干，称为"茯苓个"；或将鲜茯苓按不同部位切制，阴干，分别称为"茯苓块"和"茯苓片"。分布于吉林、安徽、浙江、福建、湖北、广西、四川、贵州、云南等地。

【性味归经】甘、淡，平。归心、肺、脾、肾经。

【功效】利水渗湿，健脾宁心。

【应用】

1. 水肿　为利水渗湿之要药，可治寒热虚实各种水肿。治水湿内停致水肿、小便不利，每与健脾利湿之品配伍。治脾肾阳虚水肿，须与温补脾肾药配伍。治水热互结、热伤阴津所致小便不利、水肿，宜与利水消肿、清热养阴药配伍。

2. 痰饮　本品尤宜于治疗痰饮导致的胸胁支满、目眩心悸，每与健脾温阳化饮药配伍；若饮停于胃而呕吐者，多与降逆止呕之品配伍。

3. 脾虚诸证　尤宜于脾虚湿盛之泄泻，每与健脾利湿止泻之品配伍。治脾胃虚弱之食少便溏、体倦乏力，可与补气健脾药配伍以增效。

4. 心悸，失眠　治心脾两虚、气血不足之心悸怔忡、健忘失眠，可与补益心脾药配伍。

【主要成分】菌核含 β-茯苓聚糖和三萜类化合物乙酰茯苓酸、茯苓酸、3β-羟基羊毛甾三烯酸。此外，尚含树胶、甲壳质、蛋白质、脂肪、甾醇、卵磷脂、葡萄糖、腺嘌呤、组氨酸、胆碱、β-茯苓聚糖分解酶、脂肪酶、蛋白酶等。

【药理研究】

1. 抗肿瘤　茯苓酸是茯苓三萜类的重要成分之一，可以激活多聚腺苷二磷酸核糖聚合酶，抑制人乳腺癌 MDA–MB–231 细胞增殖并诱导其凋亡。

2. 免疫调节　茯苓不仅能够增强非特异性免疫系统功能，还能提高特异性免疫系统功能。经研究证明，茯苓多糖可促进小鼠外周血免疫球蛋白 IgA、IgG 和 IgM 的生物合成，且存在剂量 – 效应关系，作用随茯苓多糖浓度的增大而增强。

3. 抗炎　茯苓酸可通过下调诱导型 iNOS 和 COX–2 的表达，抑制NO 和 PGE2 的生成，从而发挥抗炎作用。

4. 对消化系统作用　茯苓对家兔离体肠管有直接松弛作用，对大鼠幽门结扎所形成的溃疡有预防效果，并能降低胃酸。

此外，茯苓还有抗氧化、抗衰老、降糖、调脂、护肝等作用。

【临床研究】茯苓可用于子宫肌瘤、慢性盆腔炎、子宫内膜异位症、卵巢囊肿或肿瘤、乳腺增生、冠心病等。

【用法用量】煎服，10 ～ 15g。

【使用注意】虚寒精滑者忌服。

淡豆豉 dandouchi（大豆 dadou）

本品为豆科植物大豆 *Glycine max*（L.）Merr. 的成熟种子的发酵加工品。

【性味归经】苦、辛，凉。归肺、胃经。

【功效】解表，除烦，宣发郁热。

【应用】

1. 感冒，寒热头痛　本品无论风寒、风热表证皆可配伍使用。治风热感冒，或温病初起，见发热、微恶风寒、头痛口渴、咽痛等症，常与金银花、连翘、薄荷等药同用；若治风寒感冒初起，见恶寒发热、无汗、头痛、鼻塞等症，常配葱白。

2. 热病烦躁胸闷，虚烦不眠　常与清热泻火除烦的栀子同用，治外感热病，邪热内郁胸中，心中懊恼，烦热不眠者。

【主要成分】主要含异黄酮类大豆苷、黄豆苷、大豆素、黄豆素等。还含维生素、淡豆豉多糖及微量元素等。

【药理研究】

1. 调节血脂 从淡豆豉中提取的异黄酮可降低卵巢切除或不切除的小鼠血清胆固醇浓度。

2. 降糖 淡豆豉提取物能够降低四氧嘧啶及 STZ 致糖尿病小鼠和大鼠的血糖和血脂水平，其中淡豆豉总提物、醋酸乙酯部分、正丁醇部分均有不同程度的降血糖作用，其正丁醇部分更明显。

3. 抗肿瘤 采用 MTT 法发现淡豆豉提取物可抑制人肝癌细胞株 SMMC-7721 和 QSG-7701 生长。淡豆豉上清液能够通过激活半胱天冬酶 8 和线粒体，从而诱导人肝癌细胞 Hep3B 死亡。

此外，淡豆豉还有抗骨质疏松、免疫调节、促进肾钙质沉着等作用。

【临床研究】淡豆豉可治疗失眠、肺炎、骨质疏松等。

【用法用量】煎服，6 ~ 12g。

【使用注意】凡伤寒传入阴经或直中三阴者，皆不宜用。

乌梢蛇 wushaoshe

本品为游蛇科动物乌梢蛇 *Zaocys dhumnades*（Cantor）的干燥体。多于夏、秋两季捕捉，剖开腹部或先剥皮留头尾，除去内脏，盘成圆盘状，干燥。分布于我国陕西、甘肃、江苏、浙江、江西、福建、湖北、湖南、广东、广西、四川、贵州等地。

【性味归经】甘，平。归肝经。

【功效】祛风，通络，止痉。

【应用】

1. 风湿顽痹，麻木拘挛 常用于风湿痹证，尤宜于风湿顽痹，日久不愈者。治风痹，手足麻木拘挛，不能伸举，常配全蝎、天南星、防风等。

2. 中风口眼㖞斜，半身不遂 用治中风口眼㖞斜，半身不遂，痉挛抽搐，常与全蝎、蜈蚣、天南星等配伍。

3. 小儿惊风，破伤风，痉挛抽搐 治小儿急慢惊风，可与天麻、钩藤等同用；治破伤风之痉挛抽搐，多与蕲蛇、蜈蚣等配伍。

4. 麻风，疥癣 治麻风，配白附子、大风子、白芷等；治干湿癣，配甘松、荷叶等。

此外，本品可用于治疗瘰疬、恶疮。

【主要成分】主要含赖氨酸、亮氨酸、谷氨酸、丙氨酸、胱氨酸等17种氨基酸，并含果糖 –1，6– 二磷酸酶、原肌球蛋白及脂肪类成分等。

【药理研究】

1. 抗炎　具有良好的抗炎作用。乌梢蛇水解液对大鼠胶原性关节炎具有预防和治疗作用。乌梢蛇水煎剂或醇提液对琼脂所致大鼠足肿胀和二甲苯诱导的鼠耳肿胀均有显著抑制作用。

2. 镇痛　采用小鼠热板法和扭体法进行实验，结果表明乌梢蛇水煎剂或醇提液对小鼠有明显的镇痛作用。

3. 解毒　对昆明小鼠分别注射孟加拉眼镜蛇毒、白眉蝮蛇毒及莽山烙铁头蛇毒后，随机分组注射不同浓度的乌梢蛇血清，实验结果发现乌梢蛇血清对三种蛇毒均有解毒作用。

【临床研究】乌梢蛇可治疗风湿顽痹、中风后遗症、湿疹、白癜风等。

【用法用量】煎服，6 ～ 12g；研末，每次 2 ～ 3g；或入丸剂、酒浸服。外用适量。

【使用注意】血虚生风者慎服。

牡蛎 muli

本品为牡蛎科动物长牡蛎 *Ostrea gigas* Thunberg、大连湾牡蛎 *Ostrea talienwhanensis* Crosse 或近江牡蛎 *Ostrea rivularis* Gould 的贝壳。全年均可捕捞，去肉，洗净，晒干。主产于江苏、福建、广东、浙江、河北、辽宁及山东等沿海一带。

【性味归经】咸，微寒。归肝、胆、肾经。

【功效】重镇安神，潜阳补阴，软坚散结。

【应用】

1. 肝阳上亢，眩晕耳鸣　多用治水不涵木、阴虚阳亢之眩晕耳鸣，常与龟甲、龙骨、白芍等同用。治热病日久，灼烁真阴，虚风内动之四肢抽搐，则与龟甲、鳖甲、生地黄等同用。

2.心神不宁，惊悸失眠　用治心神不宁、惊悸怔忡、失眠多梦等症，常与龙骨相须为用，亦可配朱砂、琥珀、酸枣仁等安神之品。

3.瘰疬痰核，癥瘕痞块　治痰火郁结之痰核、瘰疬、瘿瘤等，常与浙贝母、玄参等配伍。用治血瘀气滞之癥瘕痞块，常与鳖甲、丹参、莪术等同用。

4.自汗盗汗，遗精滑精，崩漏带下　治自汗、盗汗，常与麻黄根、浮小麦等同用。治肾虚遗精、滑精，常与沙苑子、龙骨、芡实等同用。治尿频、遗尿，可与桑螵蛸、金樱子、龙骨等同用。治崩漏、带下，常与山茱萸、山药等配伍。

5.胃痛泛酸　用治胃痛泛酸，可与海螵蛸、瓦楞子、海蛤壳等药配伍。

【主要成分】主要含碳酸钙、磷酸钙及硫酸钙。还含有镁、铜、铁、锌、锰、锶、铬等微量元素及多种氨基酸。

【药理研究】

1.抗氧化　牡蛎多糖通过清除自由基、提高体内抗氧化酶活性、抑制脂质过氧化途径来减轻自由基对肝细胞的损伤，进而发挥抗氧化作用。从牡蛎壳中得到的牡蛎壳寡肽，发现其具有较强的清除 DPPH 和 $\cdot O_2^-$ 自由基的能力。

2.抗肿瘤　从牡蛎中分离提取的牡蛎低分子活性多肽组分 BPO–L 对肺癌细胞具有明显的诱导分化作用。诱导癌细胞分化机制与其调节 C-myc、MTp53 等癌基因及 p21WAF1/CIP1 和 Rb 等抑癌基因的表达有关。同时，BPO–L 对胃癌细胞具有显著的诱导凋亡作用。

3.降糖　牡蛎活性肽具有促进胰岛组织修复及恢复其分泌能力的作用，减轻四氧嘧啶诱导糖尿病小鼠的胰岛损伤。通过对雄性造模小鼠灌服牡蛎提取液，发现牡蛎提取液具有降低血糖的作用。

此外，牡蛎还有免疫调节、神经管保护等作用。

【临床研究】牡蛎可用于治疗失眠、慢性中耳炎、小儿多汗症、子宫肌瘤、乳腺增生等。

【用法用量】煎服，9～30g，先煎。潜阳补阴、重镇安神、软坚散结生用，收敛固涩、制酸止痛煅用。

【使用注意】本品多服久服易引起便秘和消化不良。

阿胶 ejiao

本品为马科动物驴 *Equus asinus* L. 的干燥皮或鲜皮经煎煮、浓缩制成的固体胶。主产于山东、浙江，此外上海、北京、天津、武汉、沈阳等地亦产。

【**性味归经**】甘，平。归肺、肝、肾经。

【**功效**】补血滋阴，润燥，止血。

【**应用**】

1.血虚萎黄，眩晕心悸，肌痿无力　为补血要药。多用治血虚萎黄、眩晕心悸、肌痿无力等症，尤善治出血而致血虚者。可单用本品，亦常配伍熟地黄、当归、白芍等。用治气虚血少之心动悸、脉结代，可与桂枝、甘草、人参等同用。

2.吐血尿血，便血崩漏，妊娠胎漏　为止血要药。常用治吐血尿血、便血崩漏、妊娠胎漏，对于出血而兼阴虚、血虚者尤为适宜，单用即可，临证多与其他药物配伍以增效。治阴虚血热吐衄，常配伍生地黄、白茅根等药。治血虚血寒妇人崩漏下血等，可与熟地黄、当归、白芍等同用。治中焦虚寒、脾不统血之吐血、衄血、便血、崩漏，可配伍白术、灶心土、附子等。

3.热病伤阴，虚风内动　治疗阴液亏虚诸证常用。治热病伤阴，肾水亏而心火亢，心烦不得眠者，常与黄连、白芍、鸡子黄等同用。用治温热病后期真阴欲竭，虚风内动，手足瘛疭者，可与龟甲、鳖甲、牡蛎等药同用。

4.肺燥咳嗽，劳嗽咳血　用治肺热阴虚，燥咳痰少，咽喉干燥，痰中带血者，常与马兜铃、牛蒡子、苦杏仁等同用。用治燥邪伤肺而干咳无痰、心烦口渴、鼻燥咽干等，可与桑叶、苦杏仁、麦冬等合用。用治肺肾阴虚之劳嗽咳血，可与天冬、麦冬、百部等滋阴润肺药同用。

【**主要成分**】主要含蛋白及肽类成分，经水解后可得到多种氨基酸，包括甘氨酸、L-脯氨酸、L-羟脯氨酸、谷氨酸、丙氨酸、天冬氨酸、赖氨酸、苯丙氨酸、丝氨酸、组氨酸等。

【药理研究】

1. 对血液系统作用 采用放血法使犬、家兔贫血，经阿胶给药治疗后，结果证实了阿胶良好的补血作用，灌服阿胶的犬和家兔，其血红蛋白、红细胞均可显著增加。以阿胶为主的复合方剂升板胶可升高大鼠血小板计数，缩短凝血时间，且骨髓内的巨核细胞数显著增高，但对白细胞数量无影响。结果表明升板胶可刺激骨髓巨核细胞的生成，使血小板数增多，促进凝血作用。

2. 对免疫系统作用 阿胶能够提高小鼠机体特异玫瑰花率和单核吞噬细胞功能，可对抗氢化可的松造成的细胞免疫抑制作用，对 NK 细胞有促进作用。阿胶溶液可明显增加脾脏重量，对胸腺略有减轻作用，能够明显提高小鼠腹腔巨噬细胞的吞噬能力。

3. 对钙代谢作用 阿胶血钙平能提高实验性骨质疏松大鼠血清钙、磷含量，降低碱性磷酸酶（ALP）活力。其钙口服液对骨质疏松症的大鼠可增加其骨钙、磷含量和骨质密度。

此外，阿胶还有抗疲劳、耐缺氧、增强记忆力等作用。

【临床研究】阿胶可治疗肺结核咳血、功能性子宫出血、白细胞减少症、晚期肿瘤化疗后血小板减少症、缺铁性贫血、咳喘、慢性溃疡性结肠炎等。

【用法用量】烊化兑服，3～9g。润肺宜蛤粉炒，止血宜蒲黄炒。

【使用注意】脾胃虚弱者慎用。

鸡内金 ji'neijin

为雉科动物家鸡 *Gallus gallus domesticus* Brisson 的干燥沙囊内壁。杀鸡后取出鸡肫，立即剥下内壁，洗净，干燥。

【性味归经】甘，平。归脾、胃、小肠、膀胱经。

【功效】健胃消食，涩精止遗，通淋化石。

【应用】

1. 食积不消，呕吐泻痢，小儿疳积 本品广泛用于米面薯芋乳肉等各种食积证。病情较轻者，单味研服即有效；若积食较重者，常与山楂、麦芽等同用。用治小儿脾虚疳积，常配伍白术、山药、使君子等药。

2. 遗精，遗尿　本品可固精缩尿止遗，温酒送服可治遗精。用治遗尿，常与菟丝子、桑螵蛸、覆盆子等同用。

3. 石淋涩痛，胆胀胁痛　现代用治砂淋、石淋或胆结石，常与金钱草、虎杖等药同用。

【主要成分】含胃激素、角蛋白、微量胃蛋白酶、淀粉酶、多种维生素与微量元素、多糖、氨基酸等。

【药理研究】

1. 调节消化系统功能　鸡内金能够调节胃肠运动、调节消化液分泌，用于肠道保健。鸡内金能够抑制小鼠小肠运动，增加大鼠胃液分泌量及胃蛋白酶排出量。鸡内金活性成分胃泌素对小鼠肠道具有保健功能。

2. 降脂　鸡内金多糖能够改善高脂血症模型大鼠血脂、血液流变学指标，改善脂代谢紊乱。还能抑制高糖高脂模型兔凝血功能，改善血液流变学。

此外，鸡内金还有降糖、调节免疫、抗乳腺增生、抑制子宫肿瘤生长等作用。

【临床研究】鸡内金可治疗小儿腹泻、口腔溃疡、胃溃疡、十二指肠溃疡、闭经等。

【用法用量】煎服，3～10g；研末服，每次 1.5～3g。研末服效果优于煎剂。

【使用注意】脾虚无积滞者慎用。

蜂蜜 fengmi

本品为蜜蜂科昆虫中华蜜蜂 *Apis cerana* Fabricius 或意大利蜂 *Apis mellifera* Linnaeus 所酿的蜜。春至秋季采收，滤过。目前全国大部分地区养殖的品种主要是意大利蜜蜂，全国大部分地区均产。

【性味归经】甘，平。归肺、脾、大肠经。

【功效】补中，润燥，止痛，解毒；外用生肌敛疮。

【应用】

1. 脾气虚弱，脘腹挛急疼痛　适用于脾气虚弱、营养不良者，可做食品服用。尤多作为滋补的丸剂、膏剂的赋形剂，或作为炮制某些补益药的辅料。对于中虚脘腹疼痛，腹痛喜按，空腹痛甚，食后稍安者，单用或与白芍、甘草等补中缓急止痛之品配伍。

2.肺燥干咳　治虚劳咳嗽日久，气阴耗伤，气短乏力，咽燥痰少者，可单用；亦可配伍人参、生地黄等补气养阴药。若燥邪伤肺，干咳无痰或痰少而黏者，宜与阿胶、桑叶、川贝母等养阴润燥、清肺止咳之品配伍。

3.肠燥便秘　可单用或冲服，或配伍生地黄、当归、火麻仁等药。亦可做成栓剂，纳入肛门。

4.乌头类药毒　与乌头类药物同煎，可降低其毒性。中毒者可大量服用本品，有一定的解毒作用。

5.疮疡不敛，水火烫伤　本品外用有生肌敛疮之效，用治疮疡不敛、烧烫伤，外敷患处。

【主要成分】葡萄糖、果糖，其他还含蔗糖、麦芽糖、糊精、有机酸、蛋白质、挥发油、蜡、花粉粒，维生素 B_1、B_2、B_7、C、K、H，淀粉酶、过氧化氢酶、酯酶、生长刺激素、乙酰胆碱、烟酸、泛酸、胡萝卜素，以及无机元素钙、硫、磷、镁、钾、钠、碘等。

【药理研究】

1.抗菌　蜂蜜对化脓性金黄色葡萄球菌、乙型溶血性链球菌、绿脓杆菌、部分大肠杆菌都有明显的抑制效果，其抗菌机制主要包括高渗透压、黏稠性、酸度、含有抗细菌生长的酶等。其中，桉树蜜的抗菌成分中黄酮量较高，酸性较强，可以抑制幽门螺旋杆菌的生长。而杜鹃花蜜对奇异变形杆菌、绿脓芽孢杆菌、嗜水气单胞菌、金黄色葡萄球菌、枯草芽孢杆菌、李氏杆菌、鼠伤寒沙门菌及耻垢分枝杆菌均有不同程度的抑制效果。

2.抗氧化　蜂蜜的抗氧化能力主要与酚酸类、黄酮类、氨基酸及美拉德产物的含量有关，其中以酚酸类为主。研究发现蜂蜜抑制脂质过氧化和超氧阴离子自由基作用可能与酚酸含量有关。蜂蜜通过乙醚浸取法提取的黄酮类化合物在抑制脂质过氧化和防止人体红细胞溶血方面，具有较强的抗氧化作用。

3.促进组织再生　蜂蜜可通过控制创面感染、提供创面营养、抗炎、清除坏死组织、调节创面愈合相关细胞因子等多条途径促进创面愈合。

此外，蜂蜜还有促进消化、润肠通便、保护心血管系统、润肺止咳等作用。

【临床研究】蜂蜜可治疗冻疮、烫伤、褥疮、皮肤外伤、烧伤、口腔溃疡、干燥性鼻炎、支气管哮喘、咳嗽等。

【用法用量】入煎剂，15～30g，冲服。外用适量。

【使用注意】湿阻中满，湿热痰滞，便溏泄泻者慎用。

蝮蛇 fushe（蕲蛇 qishe）

本品为有鳞目蝮蛇科蝮蛇 *Agkistrodonhalys*（Pallas）除去内脏的干燥全体。多于春、夏间捕捉。捕得后剖腹除去内脏，盘成圆盘形，烘干。亦可鲜用。我国北部和中部均有分布。

【性味归经】甘、温，有毒。归脾、肝经。

【功效】祛风，通络，止痛、解毒。

【应用】

1. 治大风及诸恶风，恶疮，瘰疬，皮肤顽痹，半身枯死，皮肤手足脏腑间重疾并主之　蝮蛇一枚，活着器中，以醇酒一斗投之，埋于马溺处，周年以后开取，酒味犹存，蛇已消化。不过服一升已来，当觉举身习习，服讫，服他药不复得力。亦有小毒，不可顿服。

2. 治白癜　大蝮蛇一枚，切勿令伤，以酒渍之，大者一斗，小者五升，以糠火温，令下，寻取蛇一寸许，以腊月猪膏和，敷疮。

3. 治胃痉挛　蝮蛇，酒浸一年以上，每食前饮一杯，1日3次，连续20日有效。

【主要成分】蝮蛇全体含胆甾醇、牛磺酸、脂肪、脂质、挥发油等。其中脂肪酸类成分主要为油酸、亚油酸、花生四烯酸等不饱和脂肪酸。脂质类成分以磷脂和胆甾醇居多，内脏中以三酰甘油和胆固醇居多。同时在蛇体及内脏中也发现有磷酸乙醇胺、磷酸胆碱、磷酸丝氨酸、磷酸肌醇、神经鞘磷脂等成分。

【药理研究】

1. 免疫增强　动物实验表明，蝮蛇干燥体50%乙醇提取物能促进小鼠网状内皮系统的吞噬作用。

2. 抗炎　蝮蛇制剂对正常大鼠蛋清性足肿胀和棉球肉芽肿有明显抑制作用。

3. 抗胃溃疡　蝮蛇干燥体 50% 乙醇提取物对大鼠 Shay 型胃溃疡、水浸应激性溃疡和乙醇诱发的溃疡均有预防作用。

4. 降血脂　蝮蛇水体物对小鼠血清总脂和老龄小鼠血清胆固醇含量有明显降低作用。对蛋黄引起的小鼠血中胆固醇升高有显著的抑制作用。

【临床研究】可治麻风病及麻风反应、浸润性肺结核等。

【用法用量】内服：浸酒，每条蝮蛇用 60°白酒 1000mL 浸 3 个月，每次 5 ~ 10mL，每日 1 ~ 2 次；或烧存性研成细粉，每次 0.5 ~ 1.5g，每日服 2 次。外用：适量，油浸、酒渍或烧存性研末调敷。

【使用注意】阴虚血亏者慎服，孕妇禁服。

肉苁蓉 roucongrong

本品为列当科植物肉苁蓉 *Cistanche deserticola* Y.C.Ma 或管花肉苁蓉 *Cistanche tubulosa*（Schenk）Wight 的干燥带鳞叶的肉质茎。春季苗刚出土时或秋季冻土之前采挖，除去茎尖，切段，晒干。分布于内蒙古、陕西、宁夏、甘肃、青海、新疆等地。

【性味归经】甘、咸，温。归肾、大肠经。

【功效】补肾阳，益精血，润肠通便。

【应用】

1. 肾虚阳痿、遗精早泄及腰膝冷痛、筋骨痿弱等症　肉苁蓉温而不燥，补而不峻，用于肾虚阳痿、遗精、早泄等症，可配合熟地黄、菟丝子、山萸肉等同用；治腰膝冷痛、筋骨痿弱，可配合续断、补骨脂等同用。

2. 肠燥便秘　本品能温润滑肠，多用于老年人及病后、产后津液不足之肠燥便秘，常与火麻仁、柏子仁等药配伍同用。

【主要成分】肉质茎含肉苁蓉苷 A、B、C、H，洋丁香酚苷、2- 乙酰基洋丁香酚苷、海胆苷等七种苯乙醇苷成分，还含鹅掌楸苷、8- 表马钱子苷酸、胡萝卜苷、甜菜碱、β- 谷甾醇、甘露醇、N，N- 二甲基甘氨酸甲酯和苯丙氨酸、缬氨酸、亮氨酸、异亮氨酸、赖氨酸、苏氨酸等 15 种氨基酸及琥珀酸、三十烷醇、多糖类。

【药理研究】

1.抗衰老作用　肉苁蓉可使小鼠红细胞 SOD 的活性明显增强，使小鼠心肌脂褐质含量明显降低。亦可延长果蝇的平均寿命、半数致死天数和最高寿命。肉苁蓉水煎剂给小鼠灌胃，能显著升高红细胞膜 Na^+、K^+–ATP 酶活性，此可能是其补益作用的机制之一。

2.调整内分泌、促进代谢及强壮作用　肉苁蓉对阳虚和阴虚动物的肝脾核酸含量下降和升高有调整作用；有激活肾上腺、释放皮质激素的作用。通过研究肉苁蓉对"阳虚"动物 DNA 合成率的作用发现，肉苁蓉可能含有一种激活核苷酸还原酶的生物活性因子，因而能显著地提高"阳虚"动物 DNA 合成率，促进 RNA 的合成，提高蛋白的核酸代谢。用其稀乙醇浸出物加入饮水中饲养大鼠，有促进生长发育作用。

3.对免疫系统的作用　肉苁蓉能显著增加脾脏和胸腺的重量，并能明显增强腹腔巨噬细胞的吞噬能力，增加溶血素和溶血空斑（PFC）值，提高淋巴细胞转化率和迟发性超敏反应指数，亦可升高 cAMP 水平，降低 cGMP 水平，使 cAMP/cGMP 比值升高，这可能是其增强腹腔巨噬细胞吞噬功能的原因之一。肉苁蓉乙醇提取物也能明显抑制脾细胞中的空斑数。

此外，肉苁蓉还具有降压、促进唾液分泌及呼吸麻痹、促排便等作用。

【临床研究】用于治疗男子阳虚、阳痿、女子不孕、腰膝酸软、老年痴呆、帕金森病、肠燥便秘等。

【用法用量】煎汤内服，用量 6 ～ 9g。

【使用注意】相火偏旺、胃弱便溏、实热便结者禁服。

灵芝 lingzhi

本品为多孔菌科真菌赤芝 *Ganoderma lucidum*（Leyss. ex Fr.）Karst. 或紫芝 *Ganoderma sinense* Zhao，Xu et Zhang 的干燥子实体。全年采收，除去杂质，剪除附有朽木、泥沙或培养基质的下端菌柄，阴干或在

40～50℃环境下烘干。主产于安徽、江西、福建、广东、广西等地。

【性味归经】甘，平。归心、肺、肝、肾经。

【功效】补气安神，止咳平喘。

【应用】

1. 防治由于脏腑虚损、元气不足引起的精亏神伤。

2. 具有补益肝肾、延缓衰老的作用。

3. 滋补肝肾、生精化血。

4. 用于气虚、血虚引起的心悸、失眠、健忘。

5. 治疗肺肾虚损引起的哮喘、气短、乏力等症。

6. 用于脾胃虚损引起的纳呆、腹胀、大便稀薄等症。

【主要成分】主要含蛋白质和氨基酸类、糖类、维生素类、甾醇类、三萜类、核苷类、呋喃类、生物碱类、内酯和矿物质等。

【药理研究】

1. 对中枢神经系统作用　赤芝酊、赤芝发酵浓缩液、菌丝体醇提取液及孢子粉脱脂后的醇提取物腹腔注射时均可减少小鼠自发活动。醇提取液可明显增强戊巴比妥钠的中枢抑制作用（翻正反射消失），并有抗电惊厥作用。赤芝发酵浓缩液或菌丝体醇提取液可增强硫喷妥钠的中枢抑制作用。孢子粉脱脂后的醇提取物对烟碱引起的小鼠强直性惊厥有一定的拮抗作用。

2. 对心血管系统作用　赤芝酊对离体蟾蜍心脏有强心作用，家兔腹腔注射赤芝酊可使心收缩力加强，心率变化不大。腹腔注射赤芝醇提取物对垂体后叶素引起的兔心电图 T 波高耸有明显对抗作用，表明其对急性心肌缺血有一定对抗作用。麻醉猫静注赤芝醇提液后血压立即下降，但维持时间短暂。小鼠灌服赤芝酊或醇提液均能提高常压耐缺氧能力。赤芝发酵液或菌丝体醇提液对离体蟾蜍心脏也有强心作用，后者作用较强。腹腔注射菌丝体醇提液对家兔在体心脏有强心作用。麻醉兔静注发酵液有短暂降压作用，未见快速耐受。

3. 对呼吸系统作用　小鼠气管酚红排泌实验证明，赤芝醇提取液及灵芝发酵液腹腔注射均有祛痰作用。小鼠氨雾引咳法证明，灵芝发酵液腹腔注射有较好的止咳作用。赤芝酊、赤芝菌丝体醇提液及浓缩发酵液对组胺引起的离体豚鼠气管平滑肌收缩有解痉作用，对组胺喷雾引起的豚鼠"喘息"，腹腔注射赤芝发酵液或菌丝体醇提液只能保护少数动物，但可使"喘息"潜伏期显著延长。灵芝发酵液能对抗组胺、乙酰胆碱和氯化钡引起的离体豚鼠气管平滑肌痉挛，还能显著抑制抗原引起的卵蛋白主动致敏豚鼠肺释放组胺。

4. 抗肿瘤　赤芝子实体柄粗提取物对小鼠 S180 抑制率达 87.6%，其成分含多糖和蛋白质。赤芝热水提出物中分离的多种多糖腹腔注射，对小鼠 S180 移植性肿瘤有抑制作用。人工培养赤芝菌丝体中分离的蛋白多糖也能抑制小鼠 S180 生长，并对羊红细胞免疫的小鼠，其脾脏空斑形成细胞数明显增加。认为多糖抗肿瘤作用是通过宿主介导，加强宿主免疫功能的结果，而非通过其直接细胞毒作用。小鼠腹腔注射从赤芝中分离的多糖 GL-1、GL-2 或 GL-3，对 S180 抑制率达 42%～97%。赤芝中的葡聚糖和杂聚糖均有抗小鼠 S180 的作用。

此外，灵芝还具有抗血小板聚集及抗血栓、保肝、抗氧化、延缓衰老、抗炎、抗放射、免疫调节等方面作用。

【临床研究】主治虚劳咳嗽、气喘、健忘失眠、多梦、心气血虚、病后体虚、营养不良、白细胞减少症及机体免疫功能失调或低下等，对高血压病、高脂血症、冠心病、心功能紊乱、风湿性关节炎和多种肝炎亦有较好作用。

【用法用量】6～12g。

【使用注意】实证慎服。

参考文献

[1] 国家药典委员会. 中华人民共和国药典. 一部 [S]. 北京：中国医药科技出版社，2020.

[2] 中国科学院中国植物志编辑委员会. 中国植物志 [M]. 北京：科学出版社，2013.

[3] 国家中医药管理局中华本草编委会. 中华本草 [M]. 上海：上海科学技术出版社，1999.

[4] 中华人民共和国卫生部药政管理局，中国药品生物制品检定所. 现代实用本草 [M]. 北京：人民教育出版社，1997.

[5] 钟赣生. 中药学 [M]. 北京：中国中医药出版社，2016.

[6] 陈梦雨，刘伟，俞桂新，等.山药化学成分与药理活性研究进展 [J].中医药学报，2020，48（02）：62–66.

[7] 李志强，曹文富.山药及其主要活性成分药理作用研究进展 [J].中国老年学杂志，2013，33（08）：1975–1976.

[8] 孟庆龙，崔文玉，刘雅婧，等.玉竹的化学成分及药理作用研究进展 [J].上海中医药杂志，2020，54（09）：93–98.

[9] 周劼宣，刘玥欣，黄晓巍，等.药食两用中药玉竹药理作用及其应用的研究进展 [J].人参研究，2017，29（03）：52–54.

[10] 李冀，李想，曹明明，等.甘草药理作用及药对配伍比例研究进展 [J].上海中医药杂志，2019，53（07）：83–87.

[11] 李想，李冀.甘草提取物活性成分药理作用研究进展 [J].江苏中医药，2019，51（05）：81–86.

[12] 吉庆，马宇衡，张烨.白芷的化学成分及药理作用研究进展 [J].食品与药品，2020，22（06）：509–514.

[13] 王蕊，刘军，杨大宇，等.白芷化学成分与药理作用研究进展 [J].中医药信息，2020，37（02）：123–128.

[14] 罗林明，裴刚，覃丽，等.中药百合化学成分及药理作用研究进展 [J].中药新药与临床药理，2017，28（06）：824–837.

[15] 刘鹏，林志健，张冰.百合的化学成分及药理作用研究进展 [J].中国实验方剂学杂志，2017，23（23）：201–211.

[16] 吴嘉娴，王笑园，王坤立，等.生姜营养价值及药理作用研究进展 [J].食品工业，2019，40（02）：237–240.

[17] 王文心.干姜的化学、药理及临床应用特点分析 [J].中医临床研究，2016，8（06）：146–148.

[18] 孙凤娇，李振麟，钱士辉，等.干姜化学成分和药理作用研究进展 [J].中国野生植物资源，2015，34（03）：34–37.

[19] 邓亚羚，任洪民，叶先文，等.桔梗的炮制历史沿革、化学成分及药理作用研究进展 [J].中国实验方剂学杂志，2020，26（02）：190–202.

[20] 左军，尹柏坤，胡晓阳.桔梗化学成分及现代药理研究进展 [J].辽宁中医药大学学报，2019，21（01）：113–116.

[21] 沈漫，吴宇娟，李医明，等.桔梗皂苷药理学及临床应用研究进展 [J].上海中医药大学学报，2018，32（05）：86-91.

[22] 李洪福，李永辉，王勇，等.高良姜化学成分及药理活性的研究 [J].中国实验方剂学杂志，2014，20（07）：236-244.

[23] 李湘怡，董广川，杨丹，等.高良姜挥发油的研究进展 [J].化工管理，2020（14）：14-15.

[24] 杨德，薛淑静，卢琪，等.黄精药理作用研究进展及产品开发 [J].湖北农业科学，2020，59（21）：5-9.

[25] 范佐旺，柯晓燕，陈靓雯，等.多花黄精的化学成分及药理研究进展 [J].中医药信息，2020，37（05）：119-126.

[26] 李昕，潘俊娴，陈士国，等.葛根化学成分及药理作用研究进展 [J].中国食品学报，2017，17（09）：189-195.

[27] 李树欣.葛根的化学成分及药理作用的研究进展 [J].辽宁化工，2020，49（11）：1412-1413+1417.

[28] 马成勇，王元花，杨敏，等.白茅根及其提取物的药理作用机制及临床应用 [J].医学综述，2019，25（02）：370-374.

[29] 文泉，桂兰，红梅.蒙药白茅根药理研究进展 [J].中国民族医药杂志，2016，22（11）：53-54.

[30] 孙淑玲.中药芦根的药理作用及临床应用 [J].中西医结合心血管病电子杂志，2016，4（36）：165.

[31] 王中华，郭庆梅，周凤琴.芦根化学成分、药理作用及开发利用研究进展 [J].辽宁中医药大学学报，2014，16（12）：81-83.

[32] 王苗，张荣榕，马馨桐，等.中药薤白药食同源功效探析 [J].亚太传统医药，2020，16（06）：195-201.

[33] 农彩丽，吕淑娟，韦锦斌.薤白药用价值的研究进展 [J].中国现代中药，2012，14（11）：21-24.

[34] 高健，吕邵娃.人参化学成分及药理作用研究进展 [J].中医药导报，2021，27（01）：127-130+137.

[35] 李倩，柴艺汇，高洁，等.人参现代药理作用研究进展 [J].贵阳中医学院学报，2019，41（05）：89-92.

[36] 李曦，张丽宏，王晓晓，等.当归化学成分及药理作用研究进

展 [J]. 中药材，2013，36（06）：1023–1028.

[37] 董培良，李慧，韩华 . 当归及其药对的研究进展 [J]. 中医药信息，2019，36（02）：127–130.

[38] 梁玉雕，谭友果，张莎，等 . 山奈酚对慢性应激抑郁模型老年大鼠抑郁样行为的影响及机制研究 [J]. 中国临床药理学杂志，2020，36（24）：4028–4030.

[39] 孙林林，乔利，田振华，等 . 姜黄化学成分及药理作用研究进展 [J]. 山东中医药大学学报，2019，43（02）：207–212.

[40] 魏雨菲，于海川，刘雪玲，等 . 姜黄主要化学成分及药理作用研究进展 [J]. 新乡医学院学报，2020，37（10）：990–995.

[41] 谢琦，程雪梅，胡芳弟，等 . 党参化学成分、药理作用及质量控制研究进展 [J]. 上海中医药杂志，2020，54（08）：94–104.

[42] 王超楠，高军，王隶书，等 . 中药党参药效活性成分的质量控制研究进展 [J]. 中国药师，2021，24（01）：127–132.

[43] 刘笑男，历凯，盛波，等 . 西洋参药理学研究进展 [J]. 辽宁中医药大学学报，2019，21（11）：112–115.

[44] 魏秀秀，王青，邸莎，等 . 西洋参临床应用及其用量 [J]. 吉林中医药，2019，39（07）：869–872.

[45] 张东霞 . 黄芪中黄酮类化合物药理作用研究进展 [J]. 内蒙古中医药，2021，40（02）：148–149.

[46] 胡妮娜，张晓娟 . 黄芪的化学成分及药理作用研究进展 [J]. 中医药信息，2021，38（01）：76–82.

[47] 许廷生，陆龙存，黄子冬 . 天麻有效成分的药理作用分析与临床应用研究进展 [J]. 中医临床研究，2020，12（21）：133–135.

[48] 刘天睿，陈向东，王忠巧，等 . 天麻研究进展及产业发展建议 [J]. 中国现代中药，2020，22（04）：647–651.

[49] 黄丽贞，谢渀，姜露，等 . 八角茴香化学与药理研究进展 [J]. 辽宁中医药大学学报，2015，17（02）：83–85.

[50] 王金金，毋启桐，时博，等 . 小茴香炮制历史沿革、化学成分及药理作用研究进展 [J]. 中国实验方剂学杂志，2020，26（20）：178–190.

[51] 封若雨，朱新宇，张苗苗 . 近五年山楂药理作用研究进展 [J]. 中国中医基础医学杂志，2019，25（05）：715-718.

[52] 史国玉，武卫红，商庆节，等 . 药食两用山楂的药理作用及保健应用研究进展 [J]. 现代食品，2020（15）：126-128.

[53] 张华月，李琦，付晓伶 . 乌梅化学成分及药理作用研究进展 [J]. 上海中医药杂志，2017，51（S1）：296-300.

[54] 张小琼，侯晓军，杨敏，等 . 乌梅的药理作用研究进展 [J]. 中国药房，2016，27（25）：3567-3570.

[55] 邹妍，鄢海燕 . 中药木瓜的化学成分和药理活性研究进展 [J]. 国际药学研究杂志，2019，46（07）：507-515.

[56] 韦凤，涂冬萍，王柳萍 . 火麻仁食用开发和药理作用研究进展 [J]. 中国老年学杂志，2015，35（12）：3486-3488.

[57] 贺海波，石孟琼 . 火麻仁的化学成分和药理活性研究进展 [J]. 中国民族民间医药，2010，19（15）：56-57.

[58] 夏梦雨，张雪，王云，等 . 白果的炮制方法、化学成分、药理活性及临床应用的研究进展 [J]. 中国药房，2020，31（01）：123-128.

[59] 李海洋，李若存，陈丹，等 . 白扁豆研究进展 [J]. 中医药导报，2018，24（10）：117-120.

[60] 卢金清，蔡君龙，戴艺，等 . 白扁豆的研究进展 [J]. 湖北中医杂志，2013，35（12）：77-79.

[61] 孙建慧，黄圆圆，郭兰萍，等 . 决明属植物化学成分与药理作用研究进展 [J]. 西部中医药，2020，33（09）：145-159.

[62] 李春晓，王月明，韦东来，等 . 决明子的主要化学成分和药理作用研究进展 [J]. 现代农业研究，2018（06）：47-50.

[63] 郑映红 . 龙眼食药用保健成分及开发利用研究进展 [J]. 北方药学，2015，12（08）：152.

[64] 张黎明，曲玮，梁敬钰 . 龙眼化学成分及药理活性研究进展 [J]. 海峡药学，2013，25（01）：4-7.

[65] 马存，冼少华，相雨，等 . 肉豆蔻药理作用研究进展 [J]. 中国现代中药，2017，19（08）：1200-1206.

[66] 张勇，张娟娟，康文艺，等 . 肉豆蔻属植物化学成分和药理活

性研究进展 [J]. 中国中药杂志，2014，39（13）：2438–2449.

[67] 刘延泽，李海霞，许利嘉，等 . 药食兼用余甘子的现代研究概述及应用前景分析 [J]. 中草药，2013，44（12）：1700–1706.

[68] 李秀丽，叶峰，俞腾飞 . 余甘子的药理研究进展 [J]. 时珍国医国药，2006（02）：266–267.

[69] 张思荻，杨海燕，曾俊，等 . 佛手的研究进展 [J]. 中华中医药杂志，2018，33（08）：3510–3514.

[70] 赵永艳，胡瀚文，彭腾，等 . 佛手的化学成分药理作用及开发应用研究进展 [J]. 时珍国医国药，2018，29（11）：2734–2736.

[71] 王彬辉，章文红，张晓芬，等 . 苦杏仁苷提取工艺及药理作用研究新进展 [J]. 中华中医药学刊，2014，32（02）：381–384.

[72] 程鹏，李薇红，华剑，等 . 甜杏仁的药理作用研究进展 [J]. 现代药物与临床，2011，26（05）：365–369.

[73] 张东，邬国栋 . 沙棘黄酮的化学成分及药理作用研究进展 [J]. 中国药房，2019，30（09）：1292–1296.

[74] 吴斯琴毕力格，包勒朝鲁，那生桑 . 沙棘药理作用研究进展 [J]. 中国药业，2015，24（01）：95–96.

[75] 杨晓曦，张庆林 . 中药芡实的研究进展 [J]. 国际药学研究杂志，2015，42（02）：160–164.

[76] 刘琳，刘洋洋，占颖，等 . 芡实的化学成分、药理作用及临床应用研究进展 [J]. 中华中医药杂志，2015，30（02）：477–479.

[77] 周孟焦，史芳芳，陈凯，等 . 花椒药用价值研究进展 [J]. 农产品加工，2020（01）：65–67+72.

[78] 梁辉，赵镭，杨静，等 . 花椒化学成分及药理作用的研究进展 [J]. 华西药学杂志，2014，29（01）：91–94.

[79] 郭晓燕，王奇 . 常见种子类食物的药用性研究进展 [J]. 现代医药卫生，2019，35（15）：2320–2322.

[80] 彭游，李仙芝，柏杨 . 赤小豆活性成分的提取及保健功能研究进展 [J]. 食品工业科技，2013，34（09）：389–391+395.

[81] 郭琳，苗明三 . 大枣现代研究分析 [J]. 中医学报，2014，29（04）：543–545.

[82] 刘世军，唐志书，崔春利，等.大枣化学成分的研究进展 [J]. 云南中医学院学报，2015，38（03）：96-100.

[83] 张维，王斌，周丽，等.罗汉果成分及药理研究进展 [J]. 食品工业科技，2014，35（12）：393-397.

[84] 唐燕萍，张淑丽，张书泰，等.罗汉果生物活性成分、药理作用及产品加工研究进展 [J]. 饮料工业，2020，23（06）：67-70.

[85] 田硕，武晏屹，白明，等.郁李仁现代研究进展 [J]. 中医学报，2018，33（11）：2182-2183 + 2190.

[86] 陈碧琼，聂咏飞，涂华.中药青果的化学成分及药理作用研究进展 [J]. 广州化工，2012，40（21）：16-18.

[87] 徐方方，刘博，张晓琦.枳椇属化学成分和药理活性的研究进展 [J]. 中国中药杂志，2020，45（20）：4827-4835.

[88] 蒋兰，杨毅，江荣高.枸杞的药理作用及其加工现状 [J]. 食品工业科技，2018，39（14）：330-334.

[89] 王莎莎，张钊，陈乃宏.枸杞子主要活性成分及药理作用研究进展 [J]. 神经药理学报，2018，8（06）：53.

[90] 史永平，孔浩天，李昊楠，等.栀子的化学成分、药理作用研究进展及质量标志物预测分析 [J]. 中草药，2019，50（02）：281-289.

[91] 阿润，吴凤娇，王秀兰，等.栀子在中、蒙医药中的应用概况及药理作用研究进展 [J]. 中成药，2021，43（02）：459-463.

[92] 陆山红，赵荣华，幺晨，等.砂仁的化学及药理研究进展 [J]. 中药药理与临床，2016，32（01）：227-230.

[93] 姜春兰，蔡锦源，梁莹，等.砂仁的有效成分及其药理作用的研究进展 [J]. 轻工科技，2020，36（07）：43-45+47.

[94] 李娜，高昂，巩江，等.胖大海药学研究概况 [J]. 安徽农业科学，2011，39（16）：9609-9610.

[95] 刘春泉，李大婧，牛丽影，等.香橼开发利用研究进展 [J]. 江苏农业科学，2014，42（07）：1-5.

[96] 许筱凰，李婷，王一涛，等.桃仁的研究进展 [J]. 中草药，2015，46（17）：2649-2655.

[97] 张建花.桃仁的临床应用 [J]. 中国误诊学杂志，2007（28）：

6946-6947.

[98] 曹侃.桑椹药理研究与在食品加工中的应用进展 [J].商丘师范学院学报，2020，36（09）：36-40.

[99] 周成伟，万青毅，郭政铭，等.桑椹花色苷提取、纯化和生理活性研究进展 [J].食品工业，2020，41（03）：250-253.

[100] 熊娅，方仪德，韩亚鹏，等.橘红素药理作用研究进展 [J].中成药，2018，40（09）：2030-2033.

[101] 张俊清，王勇，陈峰，等.益智的化学成分与药理作用研究进展 [J].天然产物研究与开发，2013，25（02）：280-287.

[102] 彭璐，白梦娜，谭睿，等.益智的研究概况及进展 [J].中国药业，2015，24（23）：12-15.

[103] 赵振华，李媛，季冬青，等.莱菔子化学成分与药理作用研究进展 [J].食品与药品，2017，19（02）：147-151.

[104] 赵婧，霍青，李运伦.莱菔子的现代研究及临床应用 [J].长春中医药大学学报，2011，27（02）：294-296.

[105] 龙文静，余武.莲子多酚药理作用研究进展 [J].现代园艺，2021，44（02）：10-11.

[106] 张超文，谢梦洲，王亚敏，等.药食同源莲子的应用研究进展 [J].农产品加工，2019（03）：80-82+86.

[107] 杨占婷，张得钧.芥子碱的研究进展 [J].华西药学杂志，2017，32（06）：658-661.

[108] 马丛丛，许继取，韩领，等.芥子酸及其生物活性研究进展 [J].中国油脂，2016，41（05）：75-79.

[109] 孙慧玲，彭琳娜，周娟，等.苏子油药理作用研究进展 [J].中成药，2016，38（03）：630-633.

[110] 刘洪旭，陈海滨，吴春敏.紫苏子的研究进展 [J].海峡药学，2004（04）：5-8.

[111] 陈平，邓承颖.中药黑芝麻的研究概况及其应用 [J].现代医药卫生，2014，30（04）：541-543.

[112] 于岚，郝正一，胡晓璐，等.胡椒的化学成分与药理作用研究进展 [J].中国实验方剂学杂志，2020，26（06）：234-242.

[113] 姜太玲，沈绍斌，张林辉，等.胡椒的化学成分生理功能及应用研究进展 [J].农产品加工，2018（02）：48-51.

[114] 马长乐，周稚凡，李向楠，等.云南榧子和香榧子营养成分比较研究 [J].食品研究与开发，2015，36（14）：92-94.

[115] 宁宏.中药酸枣仁的药理作用及现代临床应用 [J].内蒙古中医药，2017，36（06）：98.

[116] 韩鹏，李冀，胡晓阳，等.酸枣仁的化学成分、药理作用及临床应用研究进展 [J].中医药学报，2021，49（02）：110-114.

[117] 潘红波，王衬衬，谢典，等.橘皮素药理作用及其机制研究进展 [J].江西科技师范大学学报，2020（06）：80-84.

[118] 梅全喜，林慧，宋叶，等.广陈皮的药理作用与临床研究进展 [J].中国医院用药评价与分析，2019，19（08）：899-902.

[119] 喻巧容，黄锁义.薏苡化学成分与药理作用研究概况 [J].中国医药导报，2019，16（15）：21-24.

[120] 肖开，苗明三.薏苡仁现代研究分析 [J].中医学报，2014，29（09）：1348-1350.

[121] 郑琴，吴玲，张科楠，等.覆盆子研究概况及产品开发趋势分析 [J].中药材，2019，42（05）：1204-1208.

[122] 程丹，李洁，周斌，等.覆盆子化学成分与药理作用研究进展 [J].中药材，2012，35（11）：1873-1876.

[123] 谢子锐，于月兰，蒲忠慧，等.草果化学成分的研究进展 [J].成都中医药大学学报，2020，43（02）：75-80.

[124] 权美平.草果挥发油化学成分分析研究进展 [J].中国调味品，2016，41（02）：147-150+154.

[125] 范倩，陈雪冰，荣莉，等.山茱萸化学成分、生物活性、复方应用及质量控制研究进展 [J].天然产物研究与开发，2020，32（07）：1244-1258.

[126] 周迎春，张廉洁，张燕丽.山茱萸化学成分及药理作用研究新进展 [J].中医药信息，2020，37（01）：114-120.

[127] 美丽，张小飞，陈红梅，等.荜茇在中医、蒙医中的应用概况及研究进展 [J].中草药，2018，49（08）：1957-1963.

[128] 美丽，朱懿敏，罗晶，等.丁香化学成分、药效及临床应用研究进展 [J].中国实验方剂学杂志，2019，25（15）：222-227.

[129] 朱金段，袁德俊，林新颖.丁香的药理研究现状及临床应用 [J].中国药物经济学，2013（1）：32-35.

[130] 王天星，姜建国.代代花化学成分的分离鉴定和抗氧化活性研究 [J].现代食品科技，2018，34（07）：76-80+67.

[131] 王婷，娄鑫，苗明三.代代花的现代研究与思考 [J].中医学报，2017，32（02）：276-278.

[132] 欧阳立力，华萍.药食同源花类植物活性成分与药理作用研究进展 [J].江西化工，2020，36（06）：58-60.

[133] 吴娇，王聪，于海川.金银花中的化学成分及其药理作用研究进展 [J].中国实验方剂学杂志，2019，25（04）：225-234.

[134] 庄丽，张超，阿里穆斯.金银花的药理作用与临床应用研究进展 [J].辽宁中医杂志，2013，40（02）：378-380.

[135] 张靖宜，徐寒冰，孙铭君.金银花研究进展 [J].山东畜牧兽医，2020，41（10）：64-66.

[136] 王婷婷，赵敏，隋园园，等.金银花保健功能及开发利用研究进展 [J].中国果菜，2020，40（10）：32-39.

[137] 周衡朴，任敏霞，管家齐，等.菊花化学成分、药理作用的研究进展及质量标志物预测分析 [J].中草药，2019，50（19）：4785-4795.

[138] 王春霞，陈志良.菊花的药理和临床应用研究 [J].广东医学，2005（12）：1740-1741.

[139] 刘琳，程伟.槐花化学成分及现代药理研究新进展 [J].中医药信息，2019，36（04）：125-128.

[140] 贾佼佼，苗明三.槐花的化学、药理及临床应用 [J].中医学报，2014，29（05）：716-717＋745.

[141] 刘嘉，赵庆年，曾庆琪.玫瑰花的化学成分及药理作用研究进展 [J].食品与药品，2019，21（04）：328-332.

[142] 李春丽，赵娅敏，杨军丽.玫瑰花提取工艺、化学成分及其生物活性研究进展 [J].分析测试技术与仪器，2020，26（04）：249-257.

[143] 朱巧莎，侯占群，段盛林，等.松花粉的主要活性成分及其功

能的研究进展 [J]. 食品研究与开发, 2019, 40（09）: 194-198.

[144] 侯晨晨, 沈蓉, 刘迪, 等. 松花粉药理作用及临床应用研究进展 [J]. 中国中医药信息杂志, 2017, 24（09）: 124-127.

[145] 洪吟秋, 张涛, 付露, 等. 西红花药材的化学成分研究 [J]. 武汉大学学报（理学版）, 2019, 65（04）: 347-351.

[146] 刘群, 韩冰, 孙承韬, 等. 西红花药理活性成分及其产品开发研究进展 [J]. 亚热带植物科学, 2020, 49（06）: 506-512.

[147] 赖玲林, 彭小芳, 冷恩念, 等. 中药桑叶药理作用的研究进展 [J]. 安徽医药, 2016, 20（12）: 2210-2214.

[148] 张倩, 张立华. 桑叶的化学成分及开发利用进展 [J]. 湖北农业科学, 2020, 59（15）: 16-19.

[149] 李敏, 赵振华, 玄静, 等. 荷叶化学成分及其药理作用研究进展 [J]. 辽宁中医药大学学报, 2020, 22（01）: 135-138.

[150] 周丽霞, 张娜娜. 荷叶在心脑血管疾病防治中的应用研究 [J]. 光明中医, 2017, 32（01）: 151-154.

[151] 陈烨. 淡竹叶化学成分与药理作用研究进展 [J]. 亚太传统医药, 2014, 10（13）: 50-52.

[152] 宋秋烨, 吴启南. 中药淡竹叶的研究进展 [J]. 中华中医药学刊, 2007（03）: 526-527.

[153] 何育佩, 郝二伟, 谢金玲, 等. 紫苏药理作用及其化学物质基础研究进展 [J]. 中草药, 2018, 49（16）: 3957-3968.

[154] 郭雪红. 中药紫苏药理及临床研究新进展 [J]. 天津药学, 2016, 28（02）: 70-73.

[155] 张敏, 李世涛, 王婷婷, 等. 布渣叶化学成分及功能活性研究进展 [J]. 中国果菜, 2016, 36（12）: 20-23.

[156] 孙冬梅, 汪梦霞. 布渣叶化学成分和药理作用研究进展 [J]. 世界中医药, 2015, 10（01）: 143-147.

[157] 王亮亮, 唐小兰, 王凯, 等. 杜仲的活性成分和保健功效及杜仲在食品加工中的应用 [J]. 食品安全质量检测学报, 2020, 11（10）: 3074-3080.

[158] 刘聪, 郭非非, 肖军平, 等. 杜仲不同部位化学成分及药理作

用研究进展 [J]. 中国中药杂志，2020，45（03）：497-512.

[159] 杨炳友，杨春丽，刘艳，等. 小蓟的研究进展 [J]. 中草药，2017，48（23）：5039-5048.

[160] 韩文聪，董优，孙颖，等. 小蓟的药理作用与临床应用研究 [J]. 海峡药学，2019，31（04）：84-87.

[161] 秦月雯，侯金丽，王萍，等. 马齿苋"成分 - 活性 - 中药功效 - 疾病"研究进展及关联分析 [J]. 中草药，2020，51（07）：1924-1938.

[162] 蔡红蝶，刘佳楠，陈少军，等. 鱼腥草化学成分、生物活性及临床应用研究进展 [J]. 中成药，2019，41（11）：2719-2728.

[163] 冯堃，秦昭，王文蜀，等. 鱼腥草保健功能及开发利用研究进展 [J]. 食品研究与开发，2019，40（07）：189-193.

[164] 姚奕，许浚，黄广欣，等. 香薷的研究进展及其质量标志物预测分析 [J]. 中草药，2020，51（10）：2661-2670.

[165] 江岁，唐华，肖深根. 香薷的临床应用研究 [J]. 中医药导报，2015，21（09）：95-97.

[166] 聂文佳，徐帅师，张咏梅. 蒲公英有效成分及其药理作用研究进展 [J]. 辽宁中医药大学学报，2020，22（07）：140-145.

[167] 谢士敏，周长征. 蒲公英药理作用及临床应用研究进展 [J]. 辽宁中医药大学学报，2020，22（05）：138-142.

[168] 凡杭，陈剑，梁呈元，等. 菊苣化学成分及其药理作用研究进展 [J]. 中草药，2016，47（04）：680-688.

[169] 徐慧哲，王雨，毛秋月，等. 菊苣化学成分及其防治尿酸相关代谢性疾病研究进展 [J]. 世界中医药，2021，16（01）：35-40.

[170] 徐佳馨，王继锋，颜娓娓，等. 薄荷的药理作用及临床应用 [J]. 食品与药品，2019，21（01）：81-84.

[171] 马川，彭成，李馨蕊，等. 广藿香化学成分及其药理活性研究进展 [J]. 成都中医药大学学报，2020，43（01）：72-80.

[172] 常怡雪，甘君妍，王玮哲，等. 广藿香功效及应用进展 [J]. 热带农业科学，2019，39（12）：68-74.

[173] 侯雪雯，田景振. 芫荽药物活性物质提取及其药理研究概述

[J]. 环球中医药，2020，13（07）：1284-1287.

[174] 王婷，王凤杰，苗明三. 芫荽化学、药理及临床应用特点分析 [J]. 中医学报，2016，31（12）：1954-1956.

[175] 张金华，邱俊娜，王路，等. 夏枯草化学成分及药理作用研究进展 [J]. 中草药，2018，49（14）：3432-3440.

[176] 窦景云，于俊生. 夏枯草药理作用及临床应用研究进展 [J]. 现代医药卫生，2013，29（07）：1039-1041.

[177] 陶泽鑫，陆宁姝，吴晓倩，等. 石斛的化学成分及药理作用研究进展 [J]. 药学研究，2021，40（01）：44-51+70.

[178] 刘敬，邓仙梅，赵斌，等. 铁皮石斛药理作用研究进展 [J]. 亚太传统医药，2017，13（15）：27-30.

[179] 陈旭，刘畅，马宁辉，等. 肉桂的化学成分、药理作用及综合应用研究进展 [J]. 中国药房，2018，29（18）：2581-2584.

[180] 李艳，苗明三. 肉桂的化学、药理及应用特点 [J]. 中医学报，2015，30（09）：1335-1337.

[181] 辛卫云，白明，苗明三. 麦芽的现代研报，2017，32（04）：613-615.

[182] 张浩，王丽. 昆布多糖生物活性研究进展 [J]. 食品安全导刊，2019（09）：142+144.

[183] 王慧，周康，赵余庆. 昆布的临床应用研究进展 [J]. 亚太传统医药，2010，6（12）：158-160.

[184] 邓桃妹，彭代银，俞年军，等. 茯苓化学成分和药理作用研究进展及质量标志物的预测分析 [J]. 中草药，2020，51（10）：2703-2717.

[185] 崔鹤蓉，王睿林，郭文博，等. 茯苓的化学成分、药理作用及临床应用研究进展 [J]. 西北药学杂志，2019，34（05）：694-700.

[186] 陈怡，刘洋，覃业优，等. 淡豆豉的生理活性和生产工艺研究进展 [J]. 食品安全质量检测学报，2020，11（17）：5948-5954.

[187] 牛广财，贾亭亭，魏文毅，等. 淡豆豉的研究进展 [J]. 中国酿造，2013，32（09）：1-5.

[188] 刘冲，刘荫贞，乐智勇，等. 乌梢蛇本草考证及研究概况 [J]. 亚太传统医药，2016，12（24）：82-84.

[189] 马哲龙，梁家红，陈金印，等 . 乌梢蛇的抗炎镇痛作用 [J]. 中药药理与临床，2011，27（06）：58-60.

[190] 赵思远，吴楠，孙佳明，等 . 近 10 年牡蛎化学成分及药理研究 [J]. 吉林中医药，2014，34（08）：821-824.

[191] 冯丽，赵文静，常惟智 . 牡蛎的药理作用及临床应用研究进展 [J]. 中医药信息，2011，28（01）：114-116.

[192] 祁建宏，董芳旭，王凯 . 阿胶现代药理作用及其机制研究进展 [J]. 宜春学院学报，2020，42（09）：23-25+45.

[193] 燕娜娜，熊素琴，陈鸿平，等 . 阿胶炮制历史沿革与现代研究进展 [J]. 中药材，2018，41（12）：2948-2952.

[194] 王宝庆，郭宇莲，练有扬，等 . 鸡内金化学成分及药理作用研究进展 [J]. 安徽农业科学，2017，45（33）：137-139.

[195] 王会，金平，梁新合，等 . 鸡内金化学成分和药理作用研究 [J]. 吉林中医药，2018，38（09）：1071-1073.

[196] 吴国泰，武玉鹏，牛亭惠，等 . 蜂蜜的化学、药理及应用研究概况 [J]. 蜜蜂杂志，2017，37（01）：3-6.

[197] 蒋多亮，郭榕榕，刘海军 . 蜂蜜的临床应用及研究进展 [J]. 中国民间疗法，2020，28（19）：107-109.

[198] 姚辛敏，周晓洁，周妍妍 . 肉苁蓉化学成分及药理作用研究进展 [J]. 中医药学报，2021，49（02）：93-97.

[199] 陈诗雅，覃威，杨莎莎，等 . 肉苁蓉的临床应用及其疗效机制研究进展 [J]. 海峡药学，2017，29（05）：1-4.

[200] 谢怡琼，王琪瑞，孙思雅，等 . 灵芝的药理作用和临床应用研究进展 [J]. 临床医学研究与实践，2020，5（10）：191-193.

[201] 李天依，林江，闫强强，等 . 灵芝的现代应用研究进展 [J]. 临床医药文献电子杂志，2019，6（A2）：152+193.

（白明　于洪娆　马兆全　卢博宇　付彦华　乔羽　李梦雪　佟晓芳　张欣　周天　修皓涵　祝朝霞　高辛　曹贵阳　潘刚）

第四章　中医体质学与辨体质调理

当今社会，人们对于健康的需求日益迫切，随着人口老龄化的加剧，各种慢性病正成为危害人们健康的一大公共卫生问题，给人类社会造成巨大经济负担。医疗模式也逐步从以"治疗"为中心向以"健康"为中心的模式转变。而中医学扮演了重要角色，中医学历来强调整体观念，重视辨证论治，强调治未病。

体质是指在健康状态下，人在脏腑形态功能及精、气、血、津液盈虚畅滞方面所形成的生命特征，它决定生命体验、健康差异和疾病的易感性、治疗的反应性及病后的发展倾向性，和预后有极大的关系，而体质在环境的塑造下在不同的时期会呈现未病态、亚健康态和疾病态的不同演变态势。

中医体质学理论体系的构建是在历代医家有关体质理论与临床应用经验积累并形成大量文献资料的基础上，经近代医家的挖掘整理与理论凝练，逐渐形成并得到完善的。20 世纪 70 年代始，王琦教授等明确提出了"中医体质学说"的概念，并于 1982 年出版了第一部专著《中医体质学说》，奠定了现代中医体质研究的理论与实践基础。随着医学研究从以"病"为中心向以"人"为中心的方向发展，体质研究得到了普遍重视。

中医体质学认为疾病发展的内在依据在于各种体质的偏颇。体质平和乃健康之源，体质偏颇为百病之因。体质虽然具有相对稳定的特性，但后天调养至关重要。调养适度可以纠正偏颇体质，使阴阳气血平衡，阻断疾病发展，预防疾病发生，达到"治未病"的效果。

根据体质特征选择服食具有不同性味、属性的食物，能调和气血、调整阴阳，使偏颇体质得以纠正，调整机体功能，达到预防疾病、治疗和辅助治疗疾病的目的。现代医学研究证明药食同源药膳能够调节和稳定人体的内环境，提高机体的免疫力和抗病能力，恢复脏腑的平衡。

第一节　中医体质学概论

一、中医体质学概念与范畴

（一）中医体质的概念

所谓体质，有身体素质、形体质量、个体特质等多种含义。体，指身体、形体、个体；质，指素质、质量、性质。中医体质是指人体生命过程中，在先天禀赋和后天获得的基础上所形成的形态结构、生理功能和心理状态方面综合的、相对稳定的固有特质；是人类在生长、发育过程中所形成的与自然社会环境相适应的人体个性特征；表现为结构、功能、代谢及对外界刺激反应等方面的个体差异性，对某些病因和疾病的易感性，以及疾病传变转归中的某种倾向性。它具有个体差异性、群类趋同性、相对稳定性和动态可变性等特点。这种体质特点或隐或现地体现于健康和疾病过程之中。

中医学的体质概念，强调人体体质的形成因素有先天禀赋和后天获得两个方面。先天因素是人体体质形成的重要基础，而体质的转化与差异性在很大程度上还取决于后天因素的影响，反映了机体内外环境相统一的整体观念，说明个体体质也是在后天生长、发育过程中与外界环境相适应而逐步形成的个性特征，即人与社会的统一、人与自然的统一。可以看出，中医学的体质概念充分体现了"形神合一"的生命观和"天人合一"的整体观，与其他学科的体质概念有所不同。

（二）体质与素质、气质、性格

素质包括身体素质和心理素质两个方面。身体素质是指人体的各种基本活动能力，是人体各器官系统的功能在生命活动或形体运动中的反映。人体功能在形体运动中反映出来的力量、速度、耐久力、灵敏性、柔韧性、协调性和平衡性等能力统称为身体素质。心理素质概括了人体心理上的本质特征，是人在心理活动中表现出来的智力、情感行为、感知觉、态度、个性、性格、意志等现象。身体素质和心理素质密切相关，身体素质是心理素质的基础，心理素质在长期的显现中又影响着身体素质。在中医体质学中，体质是特定身体素质和相关心理素质的综合。

中医学所说的气质，是指先天秉承于父母，后天随着身体发育、社会经历、生理、心理的成熟发展起来的人格心理特征，包括性格、态度、智慧等。它源于中国古代哲学"气一元论"思想，较现代心理学中所说的"气质"更有深刻内涵。现代心理学中认为气质是人的心理特征之一，是个体心理特征的总称，主要表现为情绪体验的快慢、强弱，外在表现的隐显和动作的灵敏迟钝等方面的稳定的人格心理特征。

性格是一个人对现实的稳定的态度，以及与这种态度相应的，习惯化了的行为方式中表现出来的人格特征，如骄傲、谦虚、勤劳、懒惰、勇敢、怯懦等。性格是一个人的遗传、生长发育、环境影响、学习教育、自我锻炼等多种先、后天因素相互作用的结果。性格一经形成便比较稳定，但是并非一成不变，而是可塑的。性格不同于气质，更多体现了人格的社会属性，个体之间的人格差异的核心是性格的差异。

体质与气质、性格分别是生理与心理两方面不同的概念，三者既有区别，又相互联系，相互作用。中医学多从体质与气质或性格的关系中，去探讨体质问题。因此，中医体质学所说的体质和气质、性格与西方体质学和心理学所说的体质、气质和性格，其含义不尽相同，这也正是东西方文化差异的反映。

（三）体质与形态、体格、体型

形态指人体的躯体结构与状态，涉及人体测量和观察的内容，包括人体各部大小、人体重量、性征、骨骼、体形及体姿等。人体形态与人体的体质存在着密切的关系。人体的形态是人体心理、生理功能及一切行为的基础，是体质的重要表现之一。

体格指反映人体生长发育水平、营养状况和锻炼程度的状态。一般通过观察和测量身体各部分的大小、形状、匀称程度及身长、体重、胸围、肩宽、骨盆宽度、肌肉、皮肤和皮下软组织等情况来判断，是反映体质的标志之一。

体型是指身体各部位大小比例的形态特征，又称身体类型。它以躯体形态为基础，并与机体内在脏器结构有一定的关系，是衡量人的体格和身体大小的重要指标，也是衡量生长发育的重要指标。中医观察体型，主要观察形体的肥瘦长短，头身肢体比例，皮肉之厚薄坚松，肤色之黑白苍嫩的差异。

形态、体格与体型是构成体质的形体要素，在认识和分析个体体质时具有重要的参考价值，也是中医体质分类的依据之一。

（四）中医体质学的概念和内涵

中医体质学是以中医理论为指导，研究人类各种体质特征、体质类型的生理、病理特点，并以此分析疾病的反应状态，病变的性质及发展趋向，从而指导疾病预防、治疗及养生康复的一门学科。

中医体质学的基本内涵是以中医理论为基础，以人类体质为研究对象，以指导疾病防治和养生康复为研究目的，包含相关概念阐述、体质分类、疾病预防、诊断、治疗的相关性，体质干预，以及现代体质研究方法等一系列重要内容的学术体系。属于基础理论与临床应用、传统医学与现代相关学科紧密结合的新兴交叉学科。

二、中医体质学基本原理

王琦教授对中医体质研究的基本要素体系概括为：生命过程论、形神构成论、环境制约论、禀赋遗传论、体质可分论、体病相关论和体质可调论。

（一）生命过程论

中医体质学认为，体质是一个随着个体发育和发展的不同阶段而不断演变的生命过程。个体体质的发展经历了"稚阴稚阳"的幼年阶段、"气血渐充"的青年阶段、"阴阳充盛"的壮年阶段和"五脏衰弱"的老年阶段，反映出个体体质发展的时相性或阶段性。同一个体由于其发育及发展水平和程度的不同，将表现出不同的体质特性。不同个体之间由于先天禀赋的差异，其体质发展的过程也不相同。比如，不同性别的个体其体质的特性和发展的过程会有一定的差异。再如，某些先天性的生理缺陷和特异性体质也会影响个体体质发展的过程。

生命过程论的基本观点是：①体质是一种按时相展开的，与机体发育与发展同步的生命过程。②体质发展的过程表现为若干阶段，这些体质特性有所差异的体质阶段依机体发育与发展的程序相互连续，共同构成个体体质发展的全过程。③不同个体的体质发展过程，由于先天禀赋的不同而表现出个体间的差异性，其中影响较大的因素是性别差异、某些生理缺陷与遗传性特禀体质。

（二）形神构成论

形神构成论是中医"形神统一"观在中医体质学说中的具体体现，其基本内涵是：①体质是由特定躯体素质（包括形态和功能两个方面）与相关心理素质的综合体。②构成体质的躯体素质和心理素质之间的联系是稳定性与变异性的统一。③体质分型或人群个体差异性的研究应当注意到躯体 – 心理的相关性。

中医体质学认为，体质所包括的躯体和心理两方面的因素，都是在先天禀赋的基础上，与后天各种因素相互作用而逐渐形成的。躯体素质与心理素质之间存在着相对稳定的特异性联系，由于人们生活经历和社会文化环境的差异，躯体素质和心理素质的形成与变化又存在着一定的不一致性，从而表现出躯体素质与心理素质之间关系的变异性。

（三）环境制约论

环境对体质的形成和发展起着重要的制约作用。在个体体质的发展过程中，生活条件、饮食构成、地理环境、季节变化及社会文化素质都可产生一定的制约性影响，有时甚至可起到决定性的作用。

1. 生活条件及饮食构成的影响　一般说来，生活条件优越的人，体力劳动较少，因而体质虚弱，腠理疏松，易患各种外感性疾病，同时由于其饮食多膏粱厚味、油腻腥膻，易积湿生痰形成痰湿体质；生活条件比较艰苦的人，体力劳动较多，因而体质强壮，腠理紧密，不易患外感性疾病，同时由于其饮食粗粝，饥饱不时，易损伤脾胃而致元气虚弱。

2. 地理环境对人群体质的影响　地球在自身漫长的演化过程中，逐渐形成了地壳元素分布的不均匀性。由于人类及生物体内的元素丰度曲线与地壳元素丰度曲线是一致的，因此地壳元素分布的不均匀性便在一定程度上控制和影响了全球各地区人类和生物生态的明显地区性差异，而且在一些地区还导致了许多地方性疾病和某些疾病的高发现象。所以地壳元素分布的不均匀性可能是形成各种生态型体质的重要原因。

体质也会随季节变化而变化，并非一成不变。春、夏、秋、冬四季更替和二十四节气的变化，人的体质也会随之发生一些转变。中医学认为人与自然是息息相关的，人的体质也会随四季、节气的变化而发生一些转变。

此外，宗教、民俗等社会文化因素对人类体质的形成和发展也有着明显的影响。

（四）禀赋遗传论

禀赋是个体在先天遗传的基础上及胎孕期间内外环境的影响下，所表现出的形态结构、生理功能、心理状态和代谢方面综合的、相对稳定的特征。其形成于出生之前，但受后天环境影响。

禀赋遗传是决定体质形成和发展的主要内在因素，体质差异、个体体质的形成在很大程度上是由遗传所决定的。不同个体的体质特征分别具有各自不同的遗传背景，这种由遗传背景所决定的体质差异，是维持个体体质特征相对稳定性的一个重要条件。中医体质学认为，先天禀赋的差异除了导致个体在形态结构方面的"长、短、肥、瘦、大、小"差异和功能方面的强、弱差异外，更重要的是表现在个体阴阳气血质与量的差异上，而先天禀赋对体质差异影响的作用方式是通过气血阴阳的差异表现出来的。因此，体质差异的本质即在于这种由禀赋所决定的体内阴阳气血多少的不同。

在阴阳方面，若先天禀赋充足，则体质无偏，即属平和质；若先天禀赋不足，则视其不足的表现，导致各种不同的体质类型，或阴不足、或阳不足、或气血不足等，出现"素体阴虚""素体阳虚"或"素体气血俱不足"。这种先天禀赋差异的存在，成为各种体质形成和发展变化的一个重要内在因素，若禀赋阴不足者，一般多发展为"瘦长型"的"阴虚质"；禀赋阳不足者，则又成为"肥胖型"的"痰湿质"的潜在因素。因此，先天禀赋的差异是导致体质差异的重要内在条件。

（五）体质可分论

体质的形成与先、后天多种因素相关，遗传因素的多样性与后天因素的复杂性使个体体质存在明显的差异。而即使同一个体，在不同的生命阶段其体质特点也是动态可变的，所以体质具有明显的个体差异性，呈现其多态性特征。另一方面，处于同一社会背景，同一地方区域，或饮食起居方式比较相似的人群，其遗传背景和外界条件类同，使特定人群的体质形成群体生命现象的共同特征，从而又表现出群体趋同性。不同时代的人群也具有呈现不同体质的特点。

个体差异性与群体趋同性是辩证统一的，没有个体差异性就无"体"可辨；没有群体趋同性就无"类"可分，因此二者共同奠定了"体质可分论"的基础。体质分类研究只有建立在体质具有可分性假说成立的基础上才有意义。

（六）体病相关论

体质类型影响疾病的倾向性，不同体质特征的人在发病与转归上表现不同。阳虚体质者易生寒证，病后易寒化；阴虚体质者易生燥证，病后易燥化；湿热体质者易生热病，病后易化火热。小儿易外感，老人易亏损，都是因为不同体质对疾病发生与转归的影响。因为体质与疾病具有相关性，研究体质类型并认识体质现象，就可以对防病治病提供指导。

不同个体的体质特征分别具有各自不同的遗传背景和环境因素，它与许多特定疾病的发生与发展有密切关系。体质与疾病的相关性主要体现在五个方面：其一，体质状态反映正气强弱，决定发病与否。其二，体质影响发病倾向。即使感受同一邪气，可因体质不同而病证不同。其三，由于个体体质的差异性，导致对某些致病因子有着易感性，或对某些疾病有着易罹性，形成某些（类）疾病发生的背景或基础。其四，体质状态也是预测疾病发展、转归、预后的重要依据。其五，不同地域人群的体质特点与一定的疾病谱相关。

（七）体质可调论

体质具有稳定性，但同时又具有可变性，通过干预调整其偏颇，可以体现体质的可调性。体质是疾病发生发展的深层次因素，明确体质具有可调性，可从根本上预防和治疗疾病。

体质的形成是先、后天因素长期共同作用的结果，既是相对稳定的，又是动态可变的，这就使体质的调节成为可能。在生理情况下，针对各种体质及早采取相应措施，纠正或改善某些体质的偏颇，可以减少对疾病的易感性，从而预防疾病或延缓发病。应用适宜的药食是调整体质的重要方法，合理利用药食的四气五味、升降浮沉等性能，可以有效地纠正体质的偏颇。调整生活习惯也有助于改善体质。针对不同的体质类型，可以对其进行相应的生活指导，通过建立良好的行为方式和生活习惯，使偏颇体质在潜移默化中得以改善。

三、中医体质与生理

在不同的生理状态下，体质可呈现出不同的特征。个体的体质与生命过程同步，因性别而异，与个体的心理状态有关。体质不同之人，对外界客观事物的心理感受和反应性，以及对自然环境、社会环境等的适应能力，均有一定的差异。尽管人的体质各有特点，但是在遗传性、稳定性、可变性、多样性、趋同性、可调性等方面仍具有相同之处。

（一）体质与形态结构

体质是在遗传性和获得性的基础上表现出来的人体形态结构、生理功能和心理因素的综合的、相对稳定的特征。形态结构一般是指人体的外部形态结构和内部形态结构的总称（包括五脏六腑、气血津液、筋骨皮毛、经络等）。个体的形态结构是构成体质的一个重要组织部分。体质是形态结构和机能的综合体。机体的各种各样生理功能及对刺激的反应与机体的形态结构之间有着密切的关系，有一定的形态结构，必然表现为一定的生理功能。

形态结构是体质的外在表现，而机体的功能则是体质的内在动力。通过机体的功能活动的实施过程，又相应引起机体产生一系列形态结构等方面的变化。同一形体构造可有多种功能活动，但就个体之间来说，不同的形态结构特点决定着个体之间存在着差异，形态结构上的差异又决定机体功能活动、生理功能、对刺激的反应存在差异。

（二）体质与年龄

不同年龄阶段，随着脏腑功能活动的盛衰变化，气血津液的新陈代谢，可表现出比较明显的体质差异。按年龄来分，人的体质通常可以分为以下几种：

1. 小儿体质　纯阳学说认为，小儿的体质特征为阳气生长迅速而旺盛，称为"纯阳之体"。唐末宋初成书的中国第一本儿科专著《颅囟经·脉法》中就有记载："凡孩子三岁以下，呼为纯阳，元气未散……不得同大人分寸。"小儿纯阳论由此而生。"纯阳"是指小儿的生命活力犹如初升之旭日，充满生机。如小儿身高、体重快速增加，各脏腑组织、气血津液及功能也日益完善；另一方面，小儿脏腑组织的修复能力较强，对药物的反应敏感，较成人易趋康复。纯阳还表现在小儿阳常有余、阴常不足，临床表现为小儿无论外感、内伤或感染时疫之邪，都易从阳化热。

稚阴稚阳学说认为，小儿为"稚阴稚阳"之体，是指小儿机体阴阳均未充足成熟。小儿有阴阳稚嫩、脏腑未实、肌肤柔弱、形气未充的生理特点。"稚阳未充，稚阴未长"，说明小儿无论是各个系统器官抑或是生理功能活动均是幼稚、不完善的。正因为小儿这种体质特点，所以对疾病的抵抗力较差，加之冷暖不能自调，外易为六淫所侵，内易为饮食所伤，且发病急，传变快，易虚易实，易寒易热。

五脏有余不足学说认为，小儿五脏具有肝常有余、脾常不足、肾常亏虚、心火有余、肺脏娇嫩等特点，并强调不足有余并非虚实，主要是指"纯阳""稚阴稚阳"之体在五脏生理特性中的相对表现。

2.青年体质　青年时期气血渐盛，肾气旺盛，机体发育渐趋成熟，是人体生长发育的鼎盛时期。经过青春期的发育，身体及性机能完全成熟，尤其是身高与体重的相对稳定，标志着青春期的结束和成年的开始。在此阶段，随着形体发育渐趋完善，脏腑功能健全，表现出人体体魄强壮，内脏坚实，气血充足，精力充沛，体健神旺，形成了基本稳定的体质类型。此时是体质最为强健的阶段，抵抗力强，不易感邪致病，即使生病也以实证为主，精气不衰，病轻易治，预后良好。

在心理特征及情感发展方面，青年初期的情绪体验强烈，两极性突出。这一时期由于性意识的觉醒，会萌发对异性的爱慕之情，容易引起一些心理问题。到了青年后期，心理变化开始形成稳定的个性发展，心理发育基本成熟，表现为自我意识不断发展，性意识进一步强烈，自我接受能力增强，道德信念进一步确立，情感世界日益丰富等。

3.中年体质　中年时期由于生理上由盛转衰，逐渐出现阴阳气血失调，脏腑功能减退，形体趋向衰老。此时期抗病能力下降，加之人到中年承担的社会及家庭责任较大，容易发生劳倦过度、将息失宜、调理不当、起居不慎等情况，女性还有经、带、胎、产等因素的影响，常易招

药食同源与治未病

致病邪入侵。如有疾病损伤，消耗正气，或在青年时期机体发育不健全，健康状况不佳，则可加快机体的早衰和老化，甚至疾病缠身或英年早逝。另外，中年时期由于家庭和工作上的负担重，人际关系繁杂，身心压力大，容易出现紧张、抑郁、焦虑不安等情绪。

4. 更年期体质　更年期是指人体由中年转入老年的过渡时期。由于体内出现一系列生理变化，加之疾病、精神、社会生活环境、劳逸等因素影响，全身各系统的功能与结构渐进性衰退，从生理活动的高峰状态逐渐转向低谷，精力随之减退，所以是体质状态的特殊转折点。更年期体质的变化因性别不同而有较明显的差异。

女性更年期多出现于 44～55 岁，大多数女性在此阶段或轻或重感觉到身体不适，如出现潮热汗出、头晕耳鸣、头痛、心悸、心烦、健忘、失眠、抑郁、急躁易怒、悲伤欲哭、倦怠乏力、浮肿、月经紊乱、绝经等症状，但所述症状存在个体差异。导致更年期妇女体质特点的根本原因在于肾虚、冲任不足。西医学认为，女性进入更年期后由于卵巢功能逐渐衰退，雌激素分泌减少，不足以引起子宫内膜的增殖，故月经开始紊乱以至绝经。同时，雌激素分泌减少及垂体促性腺激素增多，造成内分泌失调，以及下丘脑－垂体－卵巢轴（性腺轴）反馈系统失调和自主神经功能紊乱，引起一系列临床症状。也有研究表明，患者体内免疫活性细胞功能下降，细胞内雌、孕激素受体含量降低等也参与了更年期体质的改变。

男性更年期多出现于 45～60 岁，其体质特点为脏腑功能衰退，并以肾气虚衰为主而波及他脏。因此肾阴肾阳失调导致脏腑功能失常的情况比较多见，同时也存在肝气郁结、久而化火、脾失健运等病理变化。男性由于个体体质的差异，其更年期综合征表现的轻重以及波及的脏腑有所不同，有人无明显症状，有人却可出现较严重的症状，如情绪不稳定或郁郁寡欢、情绪低落、烦躁易怒、健忘失眠、易惊多梦、五心烦热、体力下降、食欲减退、眩晕耳鸣、阳痿早泄、性欲淡漠等。西医学认为，男性进入更年期除机体逐渐衰老外，还可出现自主神经功能失调、内分泌系统功能紊乱等改变，其中尤以性腺功能变化较为明显，雄性激素部分缺乏或相对不足可引起性功能障碍等。

5. 老年体质　根据古代中医文献记载和现代实验研究及临床实践观

察，老年人具有以下两方面的生理病理特点：

（1）肾精亏虚，脏腑由盛转衰：中医学中的"精"，是指构成人体和维持人体生长发育及各种功能活动的基本物质。人的一生历经生、长、壮、老、已，都与肾中精气的盛衰密切相关。肾主藏精，为先天之本，肾精充足则心、肝、肺、脾四脏得养；肾精亏虚则诸脏皆不足。由于生物的自然生存规律，人到老年，随着年龄的增长，肾中精气逐渐减少，因此人的各项生理机能逐渐衰退，各系统器官功能逐渐退化，表现为皮肤老化，头发脱落、斑白，牙齿脱落，视觉和听觉能力下降，脑细胞数量减少，进而脑功能下降，智力衰退，内脏器官功能明显降低，性功能逐渐减退，其他各系统和器官也普遍衰老，功能下降。由于生理功能衰退，抵御体内外致病因素的能力下降，易患各种疾病。同时，容易产生失落空虚、寂寞孤独、焦虑多疑、愤怒自私、悲观绝望等情绪变化，最终还可能导致心理失衡。老年人五脏功能日益衰退，形体亏损，宿疾交加，且其偏颇体质不像其他年龄段那样单纯，常以一种体质为主，兼夹其他体质。

（2）气血运行不畅：人到老年，各脏腑功能逐渐减退，气血衰弱，运行不畅，是老年病理生理的一大特点。从临床看，许多老年人或多或少患有某些慢性病，也多是由于气血衰弱、瘀血阻络所致，此乃叶天士"久病入络"的观点。《临证指南医案·卷八》谓："经几年宿病，病必在络……因久延，体质气馁……气阻血瘀。"《素问·痹论》也说："病久入深，营卫之行涩，经络时疏，故不通。"近代有学者提出"老人多瘀"的观点，在临床上也很常见。

（三）体质与性别

男女性别不同，其遗传性征、身体形态、脏腑结构与生理功能、物质代谢乃至心理特征等都有所不同，体质上也必然存在着性别差异。

女性为阴柔之体，阴盛阳衰，脏腑功能较男性偏弱。女子以血为本，有余之气，不足于血。妇女有经、带、胎、产、乳等生理特点。因月经按时来潮，胎孕得以妊养，乳汁的化生满溢等都是以血为用，均易损耗血，故女子血病多见，血虚尤多。女性性格多偏内向，多愁善感，感情细腻。女子易被七情所伤，产生气机郁滞，气滞又可影响血行，从而产生月经失调、痛经、乳腺增生等疾患。女子以肝为先天，主冲任二脉。

因血的运行与调节离不开肝的功能，而气机的调畅离不开肝的疏泄，妇女经、带、胎、产、乳的生理过程都与肝的生理功能有关。如果肝的藏血、疏泄功能失调，就会产生月经失调、带下病、不孕、胎产不安、产后乳汁不畅等病证。冲为血海，任为胞胎，冲任二脉的生理功能同样与妇女的经、带、胎、产密切相关。女子在青春期和更年期，心理方面的变动也较大，也与肝的藏血、疏泄功能有关。女子虽然体质较弱，但寿命较长，这在很大程度上也与社会环境因素有关。

男性为阳刚之体，脏腑功能较女性旺盛，气多血少，阴弱阳旺。机体形态上，男性较多见体格壮实高大，声音粗犷洪亮，肌肉结实，腠理致密，卫外功能较强。心理状况方面，男性性格一般多外向，心胸较宽阔，多刚毅果断，勇敢好斗。在发病特点上，男性易患阳证、热证，如高血压、心脏病、秃发等，病情反应也较女性激烈。现代医学认为，男性肺活量大，在血压、基础代谢、能量消耗等方面均高于女性。

（四）体质与心理

体质不仅与机体的形态结构和生理功能密切相关，而且与人的心理状态密不可分。心理活动和个性心理特征以内脏的生理活动为基础。反过来，心理活动又调节影响着人体生理功能活动。

体质是认知活动的生理基础。认知可通过调节躯体器官功能状态而实现，也可通过生理、心理反应而影响人的体质。不同的体质，一定程度上影响人的认知能力。一般来说，体质强健之人，能快速、敏捷、准确地感知各种事物的信息；而体质虚弱之人，则反应较迟钝，感知不准确。认知是通过情绪活动调节生理功能而影响体质的。大脑接受外界信息，做出反应而引发一定的情绪反应；而情绪又会在一系列的生理、生化过程中引起一定的认知和行为。不同体质状态的人对外界刺激产生的情绪反应有所不同。

情感过程包括情绪与情感，它涵盖了中医学的七情和五志，实质上都是人对客观事物的体验和反应。同时，情志活动是由内外环境的客观刺激引起的，并随刺激的性质变化而变化。中医学将七情和五志与五脏相联系，说明人的情志变化是以生理活动为基础，情志变化也可以影响五脏的生理功能活动。个体的体质特征，体现在脏腑气血的功能表现，说明体质是情感活动的生理基础。如果情志太过，可以损伤五脏，也损伤人的体质；反之，五脏的病变可以产生情志的异常。

气质侧重于个体的心理特征，体质侧重于个体的生理特征。体质是气质的生理基础，气质是体质的功能表现。据《内经》及历代中医文献记载，体质与气质不分，这是"形神合一"观点的具体体现。严格地讲，中医体质学说实际是体质气质学说，这正是中医学术的重要特色。

（五）体质与适应能力

人的适应能力是人体体质在生理状态下的具体体现。体质的适应能力主要包括对自然环境与社会环境及对有害心理因素的适应力。人对气候及生态环境、社会环境的适应能力方面，体质起着决定性作用。

人与自然环境息息相关，自然环境的变化直接或间接地影响着人类的生命活动，因而人类要维持健康，必须随自然条件的变迁而不断自我调节，以顺应其生存环境的变化规律，保持人体生理活动的平衡协调。自然条件的差异会形成各区域独特的饮食结构、生活习惯、社会民俗等，这些相关因素影响或制约着生活在不同自然环境下人群的体质。人体体质的差异导致了对外界气候和环境的适应能力有所不同。

社会环境的变迁会引起社会生活方式和社会关系等诸多变化，也必然会影响人的心理与行为，影响人的体质。而个体体质的差异也会直接或间接地影响其对社会环境的适应能力。

近年来，随着医学的发展，人们已逐渐认识到有害的心理因素也会严重地危害人们的健康。人的心理状态在不同程度上会影响疾病的发生与发展，这是因为心理是人脑的技能，生理是心理的物质基础。在一定的条件下，心理对生理功能会产生重大影响。心理因素是一种重要的致病因素，情绪是心理与躯体之间的桥梁，情绪的变化能引起躯体功能发生各种改变。

（六）体质的生理特点

体质禀受于先天，得养于后天。体质的生理特点是先、后天因素共同作用的结果。先天禀赋决定着个体体质的特异性和相对稳定性；而后天的各种环境因素、营养因素、精神因素又使机体体质具有动态可变性。改变后天的种种因素，可以在某种程度上改善体质，因此体质具有可调性。在相同或类似时空条件下，人群的遗传背景和后天生存环境也是大致相同的，这就使群类的体质具有趋同性。

1.体质的遗传性　遗传是人们观察到的由亲代将其特征传给子代的一种现象。人类一切遗传性状都是在遗传信息的控制下，在发育过程中，在环境的影响下，从受精卵开始直到终其一生，经过一系列的演变而形成的。每一个体体质的特点都是以遗传因素为基础，在后天生长条件的影响下，经过自然、社会、饮食等诸多因素的影响，逐渐发展起来的。由遗传背景所决定的体质差异是维持个体体质特征相对稳定的重要条件。

2.体质的稳定性　体质具有相对的稳定性，即个体体质一旦形成，在一定时间内不易发生太大的改变。体质的稳定性由相似的遗传背景形成，年龄、性别等因素也可使体质表现出一定的稳定性。因后天因素也会参与并影响体质的形成和发展，所以使得体质只具有相对的稳定性。

体质的相对稳定性具有两方面的意义：一方面，父母的遗传信息决定个体在后天的生长发育过程中要遵循某种既定的内在规律，呈现与亲代类似的遗传特征，并且这种特征在个体的生命过程中是不会轻易改变的。另一方面，体质是随着个体发育的不同阶段而不断演变的生命过程。在生命过程的某一具体时期，个体的体质状态是相对稳定的，不会发生骤然的改变，从而使各个不同的生命阶段呈现出不同的体质特点。

3.体质的可变性　体质的稳定性是相对的，不是一成不变的，这就意味着体质具有动态可变性。个体在生、长、壮、老的生命过程中也会因内外环境中诸多因素的影响而使体质发生变化，表现为与机体发育同步的生命过程。后天生活环境对体质的形成与发展始终起着重要的制约作用，有时甚至可起到决定性作用。

4.体质的多样性　体质的形成与先、后天多种因素相关。遗传因素的多样性和环境因素的复杂性使个体体质存在明显的差异；而即使是同一个体，在不同的生命阶段其体质特点也是动态可变的，所以体质具有明显的个体差异性，呈现出多样性特征。体质形成于先天，定型于后天。由于禀赋的不同，后天条件的多样性，使个体体质具有不同于他人的特征。

5.体质的趋同性　在个体体质的形成过程中，遗传因素使个体体质具有差异，而环境因素、饮食结构及社会文化习惯等均可对其产生明显的影响。处于同一历史背景、同一地方区域，或饮食起居条件比较相似的人群，由于其遗传背景和外界条件的类同性，往往使特定人群的体质呈现类似的特征，这就是群类趋同性。在相同的时空背景下，体质的趋同性会导致某一人群对某些病邪的易感性及其所产生的病理过程的倾向性。因此，人类的体质、发病具有共性，也使群体预防和群体治疗成为可能。

6.体质的可调性　体质的形成是先、后天因素长期共同作用的结果，既是相对稳定的，又是动态可变的，这就使体质的调节成为可能。在生理情况下，针对各种体质及早采取相应措施，纠正或改善某些体质的偏颇，可以减少体质对疾病的易感性，从而预防疾病或延缓发病。体质的可调性使调整体质以防病治病成为可能，实际上临证治病的目的在某种程度上也就是为了改变患者的病理体质。在病理情况下，可针对各种不同的体质类型，将辨证论治与辨体论治相结合，则可获得准确、全面和较好的治疗效果。

四、中医体质分类方法

体质分类是根据人群中个体的不同体质特征，按照一定的标准，采用一定的方法，通过分析、归纳而进行相应的区分，分成若干体质类型。

体质分类的理论依据是体质的个体差异性和群类趋同性。只有具备个体差异性，才能将人群中的个体加以区分；只有具备群类趋同性，才能将人群中一定数量的个体加以归类。

（一）古代体质分类方法

1.《内经》体质分类法　《内经》中尚无"体质"一词，但个体之间在形体、功能、心理状态等方面存在差异性的思想在书中多有体现，书中的"素""质""形""身""态"等都是体质的不同表述形式。《内经》对体质的分类方法是建立在形态结构、生理功能和心理特征等方面的活体观察和对人体的整体考察基础上，体现了"形神合一"及与自然相统一的整体观念。分类的主要方法有阴阳五行分类、体型体质分类、心理特征分类。

阴阳五行分类法包括五行分类法和阴阳分类法，此方法将体质现象与自然界的时间、空间因素相契合，充分体现中医学倡导天人相应的特点。五行分类法根据人群中皮肤颜色、形态特征、生理功能、行为习惯、心理特征，将体质分为木、火、土、金、水五种基本类型。阴阳分类法包括四分法和五分法，四分法根据人体阴阳之气的多少、盛衰的不同，以及不同类型之人对针刺得气反应的不同，将体质分为重阳型（包括重阳之中颇有阴者）、重阳有阴型、阴多阳少型和阴阳和调型四种。五分法是根据阴阳之气的多少，并结合个体的行为表现、心理性格及生理功能等，将体质分为多阴而无阳的太阴之人、多阴少阳的少阴之人、多阳而无阴的太阳之人、多阳而少阴的少阳之人、阴阳之气平和的阴阳和平之人五种。

人体的形态结构、生理功能和心理变化是构成体质的要素。以不同的形态特征，把握人体生理功能的差异性，可对人群分类。古籍中，《灵枢·逆顺肥瘦》从形态结构、气血情况等方面将体质分为肥人、瘦人、常人、壮士和婴儿等不同类型；《灵枢·卫气失常》进一步将肥胖体质分为膏、脂、肉三型。

可根据群体体质的心理差异对体质进行分类，包括勇怯分类法和形志苦乐分类法。勇怯分类法是将体质分为勇和怯两种类型。形志苦乐分类法将体质分为行乐志乐、形苦志乐、行苦志苦、行乐志苦、行数惊恐五种类型。

除此以外，《内经》中还有五色、地域、脏腑形态特征、脏腑功能、年龄、性别等分类法。

2.后世体质分类法　历代医家在《内经》的基础上，结合临床实践，分别从不同的角度，应用不同的方法，对常见的体质偏颇状态及其表现进行分类。张仲景根据临床观察提出了"强人""羸人""盛人""虚弱家""虚家""素盛今瘦""阳气重""其人本虚"等多种体质特征，从不同侧面描述了体质差异。

金元四大家中寒凉派的刘完素生于北方，北方人多食膏脂，体质刚劲壮实，且多嗜酒，久而蕴热，故从火热立论，用药多寒凉之品。攻邪派的张子和依据北方人体质壮实、饮食厚浊、地气干燥等特点，认为治病重在驱邪，邪去则正安，主张用汗、吐、下法攻邪。养阴派的朱震亨为南方人，南方人体质多柔弱，"阳常有余，阴常不足"，治病多用滋阴降火之法。

明清时期医家张介宾从禀赋的阴阳不同、脏气的强弱偏颇、饮食好恶、用药宜忌等方面，将体质分为阴脏型、阳脏型、平脏型三类。叶天士等医家总结出温病中常见的体质类型，有气壮质的"正气尚旺之人"，阴虚质的"瘦人阴不足""体瘦质燥之人"，阳虚质的"阳气素虚之人"等不同类型。

后世医家在《内经》阴阳分类法基础上，紧密结合临床实践，进一步丰富和发展了阴阳分类法，还形成了藏象阴阳分类法、阴阳属性分类法、阴阳虚实分类法和虚弱体质阴阳分类法及病性分类法等。

（二）现代体质分类方法

在古代体质分类方法的基础上，现代中医学对体质分类的研究更加深入细致。由于观察角度不同，出现了许多不同的观点，其中典型代表是匡调元的体质六分法、王琦的九分法等。

匡调元的病理体质分型学说根据中医临床诊疗的实践经验将人类体质分成六型，即正常质、燥红质、迟冷质、倦㿠质、腻滞质、晦涩质，除正常质外，其余五型为病理体质。

王琦根据中医理论及临床体质调查，将体质划分为平和质、气虚质、阳虚质、阴虚质、痰湿质、湿热质、血瘀质、气郁质、特禀质九种类型。

栾加芹提出的易经卦象分类法是根据出生日期，依照《易经》把人的先天体质分成八种基本类型。她认为这种先天体质决定了一个人一生中易患哪些疾病，再根据五脏六腑分属的不同类别卦象，按照易经同气相求的原则，找到相关的食物、保健药物、经络穴位来对自己加强保养。

黄煌的经方体质学说则是依据患者适宜长期服用某种经方或药物及其类方而提出，在临床具有一定的预测病情及指导选方用药的实用价值。

毛小妹和白贵敦根据天干化五运、地支化六气的规律提出五运六气阴阳十体质三分法，研究体质特性，并着重强调父母体质对孩子体质的影响，特别是当孩子出生在与父母相同的运（天干相同）或气（六气相同）的年份时，其体质偏向性更强，往往更早出现相同或类似特征的疾病。该分类法能判断疾病发生与五脏系统强弱的关系，能够有效指导疾病的预防和诊治。

李阳波等提出运气五层次重复定位法。他认为运气理论讨论的层次主要有五个，即中运、司天、在泉、主气、客气。如果将六气的禀赋看作六种力量，那么这六种力量也分为这五个层次，力量大的层次对体质禀赋起决定性作用。

药食同源与治未病

何裕民等通过临床调研聚类分析后，将体质分为强壮型、虚弱型、偏寒型、偏热型、偏湿型、瘀迟型等六型。郑军等通过对小儿体质的调查研究，将小儿体质划分为平和型、滞热型、脾胃气虚型、脾胃阴虚型、脾胃气阴两虚型。牛宝玉等将单纯性肥胖患者的体质划分为失调质、协调质、紧张质、虚弱质，其失调质又分为郁滞质、内热质、肝郁质、痰湿质、瘀阻质；虚弱质又分为阳虚质、气虚质、精亏质、津亏质、肺虚质、脾虚质、心血虚质。

现代体质分型的特点是大多采用了融合《内经》与明清医家各种方法的综合性分型法，即采取以人体生命活动的物质基础即阴、阳、气血、津液的盛、衰、虚、实变化为主的分类方法。现代体质分型立足临床，比较全面而具体，体现了体质病理学和体质分类学的研究水平。目前中华中医药学会以王琦提出的《中医体质分类与判定》为行业标准，本书主要依据王琦九种体质的分类、命名依据、体质特征的表述原则与方法及各体质分类的文献依据等方面进行表述。

（于纯森）

第二节　平和体质的食养调理

一、概述

平和体质为健康状态，是指阴阳平和，先天禀赋良好，后天调养得当，以体态适中、面色红润、精力充沛、脏腑功能状态强健壮实为主要特征的一种体质类型。青少年多见，年龄越大人群越少。现代研究表明，平和体质是一般人群中分布最多的体质，占 32.14%。

（一）体质特征

平和体质人群的特征为：①形体特征：体形匀称健壮。②心理特征：性格随和开朗。③常见表现：面色、肤色润泽，头发稠密有光泽，目光有神，鼻色明润，嗅觉通利，唇色红润，不易疲劳，精力充沛，耐受寒热，睡眠良好，胃纳佳，二便正常，舌色淡红，苔薄白，脉和缓有力。④对外界环境适应能力：对自然环境和社会环境适应能力较强。⑤发病倾向：平素患病较少。

（二）形成原因

体质特征取决于脏腑经络及气、血、津、液的强弱偏颇。因此，凡是能影响脏腑经络、气、血、津、液的因素，包括先天和后天因素，均可影响体质。平和体质的人具有阴阳和调、血脉畅达、五脏均平的生理特点。《灵枢·通天》中"阴阳和平之人，其阴阳之气和，血脉调"是最早关于平和体质形成机制的论述。平和体质是健康人所具备的体质，平和体质的成因是先天遗传条件良好，后天饮食起居生活习惯适宜，即后天调养得当。故其神、色、形、态、局部特征等方面表现良好，性格随和开朗，平素患病较少，对外界环境适应能力强。

《灵枢·通天》对阴阳和平之人的性格气质、处事态度进行了描述："居处安静，无为惧惧，无为欣欣，婉然从物，或与不争，与时变化，尊则谦谦，谭（谈）而不治，是谓至治。""其状委委然，随随然，颙颙然，愉愉然，暶暶然，豆豆然，众人皆曰君子"，指出平和质当心态平和，性格随和，举止适度，适应力强。

（三）易患疾病

平和体质由于身体强壮，气血阴阳充盛，脏腑经络功能协调，自身调节和对外适应能力强，故不易感受外邪，很少生病。即使生病，往往不药而愈或易于治愈。若感受外邪较强，发病后多为表证、实证，并且容易治愈，恢复亦快。

（四）判定方法

回答《中医体质分类与判定表》中的全部问答，每一问题按5级评分，计算原始分及转化分，依标准判定体质类型。

原始分＝各个条目分值相加

转化分数＝[（原始分－条目数）/（条目数×4）]×100

判定标准：

平和体质为正常体质，其他八种体质为偏颇体质，判定标准见表4-1、表4-2。

药食同源与治未病

表 4-1　中医体质分类与判定表：平和体质

请根据近一年的体验和感受，回答以下问题	没有（根本不）	很少（有一点）	有时（有些）	经常（相当）	总是（非常）
您精力充沛吗？	1	2	3	4	5
您容易疲乏吗？ *	5	4	3	2	1
您说话声音低弱无力吗？ *	5	4	3	2	1
您感到闷闷不乐、情绪低沉吗？ *	5	4	3	2	1
您比一般人耐受不了寒冷（冬天的寒冷，夏天的冷空调、电扇等）吗？ *	5	4	3	2	1
您能适应外界自然和社会环境的变化吗？	1	2	3	4	5
您容易失眠吗？ *	5	4	3	2	1
您容易忘事（健忘）吗？ *	5	4	3	2	1
判定结果：　□是　　□倾向是　　□否					

（注：标有 * 的条目需先逆向计分，即：1→5，2→4，4→2，5→1，再用公式转化分数）

表 4-2　平和体质与偏颇体质的判定标准

体质类型	条件	判定结果
平和体质	转化分≥60 分	是
	其他 8 种体质转化分＜30 分	
	转化分≥60 分	基本是
	其他 8 种体质转化分＜40 分	
	不满足上述条件者	否
偏颇体质	转化分≥40 分	是
	转化分 30～39 分	倾向是
	转化分＜30 分	否

（五）调理方法

饮食方面坚持膳食平衡，食物多样化，谷类、瓜果、禽肉、蔬菜兼顾，不可偏废。酸、苦、甘、辛、咸搭配，饮食口味调和，不可偏摄。平和体质人群劳逸适度，起居有常，身体的生理功能保持稳定平衡的状态，可适应生活、社会和自然环境等各方面的需要。此类人群由于各方面素质较好，达到精神平和也较容易，遇怒不怒，遇悲不悲，遇恐不恐，遇惊不惊，不妄忧思。环境良好、污染较少的地方平和体质者较多，与自然环境有关。平和体质在当代青年人中多见，这可能与年轻人心态良好、身体健壮、社会关系和谐等有关。

二、平和体质的饮食保健

平和体质饮食调养以清淡为宜，忌五味偏嗜。五味各有所归之脏，体质保持阴阳平衡、气血充盛、脏腑协调，应力求均衡地摄入五味，温凉适中，采用平补阴阳之法，选择多种食物以保证身体正常代谢需要。

自然界的四时变化会影响人体内部的阴阳消长、脏腑活动及气血流注情况。平和体质的人应顺应四时，以保持人体与自然的整体阴阳平和。即《黄帝内经》所谓"和于阴阳，调于四时"。

"春夏养阳，秋冬养阴"是顺应四时阴阳变化的养生之道。春宜升补，即顺应阳气升发之性，食性宜清轻升发，宣透阳气，但应注意升而不散、温而不热，不吃太多的辛热升散之品，宜多食菠菜、韭菜、香菇、芹菜、荠菜、豆芽、笋等。夏季阳气隆盛，气候炎热，其性如火，万物繁茂。夏宜凉补，应选用清热解暑、清淡芳香的食物，应少食味厚发热的食物，饮食宜清淡、清热解暑，多食西瓜、黄瓜、冬瓜、绿豆汤、乌梅小豆汤等，可酌情食用金银花、菊花、芦根、苦瓜等清凉生津食品，以清热祛暑。长夏为夏秋之交，为一年之中湿气最盛的季节，人会感到四肢困倦、胸闷腹胀、饭量减少、消化能力下降，甚至出现呕吐腹泻、尿少水肿等水湿内停病症。长夏季节宜用淡补，即用淡渗利湿的食物以助脾气健运，将湿气排出体外，可选用山药、莲子、茯苓、藿香等药食同源物品，忌食滋腻碍胃的食物。秋季阳气收敛，阴气滋长，阴阳处于相对平衡状态，进食宜选用"补而不峻""防燥不腻"的平性药食。此外，秋燥伤津，故饮食以滋阴润肺为佳，如枇杷、沙参、麦冬、芝麻、阿胶、家禽等。冬季阳气深藏，阴气大盛，万物生机潜藏，精气涵养。冬季饮食对平和体质人来说应遵循"无扰乎阳"的原则。冬三月正是养精蓄锐的大好时期，这时人的皮肤肌腠比较致密，汗出较少，摄入的营养物质也容易贮藏起来，况且在冬令季节里人的食欲也比较旺盛，所以这时进补正是最好的时节，可选用温热助阳之品，以扶阳散寒，如姜、胡椒、羊肉、牛肉、鳝鱼、芡实、龙眼肉等。

凡有缓补肾阴肾阳作用的食物，平和体质者不论男女老少均可酌量选食，以达到增强体质的效果。

三、药膳食疗举例

1. 三豆饮

【原料】黑豆150g、绿豆150g、赤小豆150g、甘草60g，白糖适量。

【制作】分别将绿豆、黑豆和赤小豆倒入锅中，用大火烧开，开锅之后再加入甘草，改成小火继续煮成粥。另一种是将三种豆洗净浸泡至涨后混合磨成浆，加水适量煮沸，以白糖调味饮服，可长期食用。

【功效】消暑利湿，清热利水。各种体质皆宜，尤适合于夏季祛除暑湿。

2. 蜜饯双仁

【原料】甜杏仁、核桃仁各250g，蜂蜜500g。

【制作】双仁切碎放入锅内，加适量水，烧开后文火熬1小时待用。蜂蜜放另一锅内，文火熬开，倾入双仁，搅匀，烧沸。待冷装瓶后服用。

【功效】补肾润肺，止咳平喘。各种体质皆宜，尤适合于秋季润肺平喘。

3. 百合南瓜盅

【原料】南瓜500g，百合（鲜）50g，玉米粒50g，椰汁30mL，奶油30g，盐、味精适量。

【制作】将南瓜洗净切开，挖出瓜瓤，将其中一半上锅蒸5分钟，另一半去皮切成小块。用椰汁、淡奶油，加入适量的水，将南瓜块、百合、玉米粒煮开，并用盐、味精调味，把搅拌均匀的南瓜肉、百合、玉米粒盛入南瓜盅内。将南瓜盅放入锅中蒸约2分钟即可。

【功效】健脾补肺止咳。

4. 桔梗香菇汤

【原料】鲜桔梗 400g，香菇 150g。

【制作】将香菇洗净，切片，放入锅中，加入清水适量，武火煮沸后加入桔梗，文火煮制 40 分钟。

【功效】理气，活血，安神。

5. 葱豉粥

【原料】淡豆豉 30g，葱白 50g，大米 60g。

【制作】将豆豉、葱白、大米洗净，入砂锅或不锈钢锅，加清水煮粥。

【功效】疏散风寒，芳香通窍。各种体质皆宜，尤适合于春季感冒风寒有头痛、鼻塞、流清鼻涕、打喷嚏、咽喉肿痛、咳嗽等症状的患者。

6. 鸡内金赤豆粥

【原料】赤小豆 40g，粳米 30g，鸡内金 20g，白糖适量。

【制作】将鸡内金洗净，研粉；赤小豆、粳米洗净。把赤小豆、粳米放入锅内，加清水适量，武火煮沸后文火煮粥，粥成后放鸡内金粉、白糖拌匀再煮沸即可。

【功效】健脾养胃，利湿排石。

7. 鸡内金山药粥

【原料】山药 50g，鸡内金 10g，山楂 10g，粟米 200g。

【制作】将山药、鸡内金、山楂、粟米洗净后放入锅中，加清水适量，小火煮成粥，调味即可。

【功效】运脾消食，固肾益精。

8. 桂圆莲子粥

【原料】龙眼肉 25g，莲子肉 25g，红枣 2 个，粳米 50g。

【制作】龙眼肉略冲洗，莲子去皮心，红枣去核，与粳米同煮，文火熬粥。

【功效】养心安神，健脾和中。适用于心脾两虚所致的贫血体弱，心悸怔忡，健忘，少气，面黄肌瘦，大便溏软等。

9. 参芪鸡丝冬瓜汤

【原料】鸡肉 200g，党参 6g，黄芪 6g，冬瓜 250g，姜、料酒、食盐适量。

【制作】鸡肉洗净切丝；冬瓜洗净、去皮、切片；党参、黄芪用清水洗净。砂锅中加适量清水，将鸡肉丝、党参、黄芪、姜片放入，加少许料酒，文火煲20分钟后，再入冬瓜片，至冬瓜熟烂，加食盐调味即成。

【功效】健脾补气，轻身减肥。

10. 黄精桑椹煲猪脚

【原料】猪脚2只，黄精10g，桑椹15g，玉竹10g，调味料适量。

【制作】先将黄精、桑椹、玉竹洗净后包于纱布袋内备用；猪脚洗净，每只破4块，焯水后与黄精、桑椹、玉竹同煮，加入适量八角茴香、胡椒、食盐、酱油、料酒，武火烧沸，文火煲至汁浓、猪脚熟烂即成。

【功效】滋阴润燥，健肤养血。

11. 八宝饭

【原料】芡实、山药、莲子肉、茯苓、党参、枸杞、薏苡仁、白扁豆各6g，粳米150g，冰糖适量。

【制作】先将党参、茯苓煎煮取汁；粳米淘洗干净。将芡实、山药、莲子、薏苡仁、扁豆打成粗粉，与粳米混合；加入党参、茯苓煎液、冰糖和枸杞，蒸至米饭熟即成。

【功效】益气养脾，养生延年。

12. 肉桂鸽煲

【原料】肉桂3g，肥鸽1只，姜、食盐、料酒适量。

【制作】将鸽子热烫去毛、去内脏，清洗干净后与肉桂、姜片一起放入砂锅中，加适量水、料酒，武火煮沸后文火煲1小时，加适量食盐调味即成。

【功效】补益肝肾，强筋壮骨。适用于脑力劳动者缺乏运动而出现的体力衰退。

（杨波）

第三节　气虚体质的食养调理

一、概述

气虚体质是人群中最常见的偏颇体质类型之一，是指由于元气不足，以气息低弱、机体脏腑功能状态低下为主要特征的一种体质状态。流行病学调查发现，气虚体质是体质九分类中最常见的偏颇体质，在一般人群的偏颇体质中排位第一。现代研究表明气虚体质与肿瘤、高血压、甲减、糖尿病肾病、初发 2 型糖尿病、肝硬化、耐多药结核病、亚健康失眠等密切相关。可见，气虚体质与疾病和亚健康状态密切相关。

（一）体质特征

气虚体质人群的特征为：①形体特征：肌肉松软不实。②心理特征：性格内向，不喜冒险。③常见表现：平素语声低弱，气短懒言，容易疲乏，精神不振，易出汗，舌淡红，舌边有齿痕，脉弱。④对外界环境适应能力：不耐受风、寒、暑、湿邪。⑤发病倾向：易患感冒、内脏下垂等病，病后康复缓慢。

（二）形成原因

先天禀赋是气虚体质的形成基础。父母生殖之精的盈亏和体质特征对子代禀赋的厚薄强弱有重要作用。《灵枢·天年》曰："愿闻人之始生……以母为基，以父为楯……血气已和，营卫已通，五脏已成，神气舍心，魂魄毕具，乃成为人。"明代医家万全在《幼科发挥·胎疾》中有云："子于父母，一体而分，如受肺之气为皮毛，肺气不足则皮脆薄怯寒，毛发不生；受心之气为血脉，心气不足则血不华色，面无光彩……"若母亲平素为神怯体弱、天癸不足之人；或孕期因某些因素如营养不足、情志刺激或疾病所累而损及脏腑；或高龄产育，气血不足，胎失所养；或因其父嗜食烟酒、起居无常，损及肾精，致使胎元精气不充，都可能导致其子代出生后出现气虚体质。另一个先天影响因素是性别，研究表明女性比男性的气虚体质更为常见。女子禀阴柔之体，阴盛阳衰，脏腑功能较弱；男子禀阳刚之体，阳旺阴弱，脏腑功能较强，故相较而言，女性比男性更易表现为虚性体质。

后天饮食是气虚体质再形成的重要条件。《灵枢·营卫生会》云："人受气于谷，谷入于胃，以传于肺，五脏六腑，皆以受气"。人以水谷为本，饮食入于脾胃中运化腐熟，化生精微，再经由脾的转输和散精功能，将精微物质灌溉四旁，布散全身，从而维持机体各项生命活动正常运行。如饮食中水谷缺乏，可导致气的生成减少，日久即可影响人体全身之气的构成比例，从而改变体质状态，导致气虚体质的发生。《素问·刺志论》云："谷盛气盛，谷虚气虚。"此外，饮食偏嗜也可以导致气虚体质的发生。五味与五脏各有其亲和性，长期偏食某种食物，就会使相亲和的脏气偏盛，使相克伐的脏气偏衰。如嗜食生冷寒凉之品，容易损伤脾胃阳气；嗜食酸味之品，易使肝气偏盛而克伐脾土；嗜食肥甘厚腻之品，易内生痰热；嗜食酒浆，易聚湿、生痰等，都有碍于脾胃之功能，出现运化不及，腐熟失宜，气血精微生成不足，导致体质偏颇，日久即可形成气虚体质。

自然条件如气候条件、地质结构、水土性质等的差异，往往促成本区域独特的饮食结构、生活习惯、社会民俗等，进而影响该地区人群体质特点。生活在高原地区的人群，由于环境空气稀薄，清气缺乏，宗气生成的来源不足，影响了人体之气的生成，日久即可导致气虚体质。如生活在青海、西藏等高原地区的人多气虚体质，其形成可能与高原反应相关。

精神情志是人体脏腑气血功能活动的外在表现，可直接或间接地影响脏腑气血的功能，从而影响个体的体质。忧、思、悲、恐等精神情志活动会损伤人体之气，影响脏腑功能。若这些异常的精神情志刺激长期作用于人体而得不到恢复，气日以衰，也可形成气虚体质。现代相关研究提示，气虚体质与心理亚健康、抑郁症密切相关，说明长期情志失宜是气虚体质影响因素之一。

另外，睡眠时间不足易致阴阳失衡、营卫不和，阳气失于防御、固摄之功，反遭邪气所伤，损之日久而虚。虚则营卫之行更为异常，营衰卫伐，睡眠功能紊乱，时间缩短，形成恶性循环。研究显示，睡眠不足也是影响气虚体质形成的重要因素之一。人的社会地位的改变、社会更迭和战乱等社会因素会造成人们生存环境的改变，饮食无着，加之劳倦忧思伤脾，致使人体元气无以化生，从而形成气虚体质。过度的劳累或过度的安逸，可损伤人体精气，导致气虚体质。中医认为"劳则气耗""久卧伤气"。疾病可直接耗伤人体之气，使人体之气衰惫。疾病也会通过伤肺、脾、肾等脏腑，使脏腑功能低下，人体之气生化不足而亏虚。可见，久病可损伤人体之气，导致气虚体质的形成。

（三）易患疾病

气虚体质是许多疾病形成的内在基础，与许多疾病的发生密切相关。气虚体质可分为潜性气虚体质和显性气虚体质。气虚体质与气血津液有密切的联系。"气为血之帅"，人体之气不足可以影响到潜性气虚体质。潜性气虚体质者身体处于亚健康状态，无明显不适，仅有轻度气虚表现。当体质偏颇较重时出现显性气虚体质，显性气虚体质出现在亚健康状态后期和疾病状态。血的生成、运行和津液的输布与气密切相关，所以气虚体质不仅可以单独造成疾病，更会兼夹血虚、血瘀、痰湿等症状，形成气虚兼血虚体质、气虚兼血瘀体质、气虚兼痰湿体质，从而导致临床多种疾病。

1.眩晕 眩晕是以头晕眼花为主要表现的一类自觉症状。多种疾病都可引起眩晕，是一类综合性疾病。中医理论认为"无虚不作眩"，气虚质常因先天禀赋不足或后天失养等引起五脏功能虚损，气血失调，化生不足，头目失养，故容易引起头晕目眩而发生眩晕。高血压患者有头晕等症状，属于中医眩晕范畴，其发病机制复杂，清阳不升、气血不能充分供应清窍而出现的眩晕很容易被忽略。究其原因是因为随着年龄的增长，老年人身体机能下降，各脏腑功能也逐渐下降，再加上久病耗气，使清窍不利，清阳不升，引起眩晕症状。

2.2型糖尿病 糖尿病是一种常见的内分泌代谢疾病，以慢性血葡萄糖水平增高为主要特征，可引起多系统损害，导致眼、肾、神经、心脏、血管等组织的慢性进行性病变，乃至功能缺陷和衰竭。其中2型糖尿病典型临床表现为多饮、多食、多尿和体质量减少等，与中医消渴病症状相似。消渴病的病变脏腑主要在肺、胃、肾，尤以肾为关键。肾藏精，肾中所藏之精包括"先天之精"和"后天之精"，在人体生长发育中起到重要的作用。肾病本质多虚，2型糖尿病患者日久会伴随多种并发症，其中糖尿病肾病是最重要的并发症之一。病久耗气累及肾，肾不能藏精使气无所依。气虚质为糖尿病肾病的基础中医体质，与2型糖尿病有密切的关系。

3. 慢性疲劳综合征　又称慢性疲劳免疫功能障碍综合征，以长期严重的疲劳感（至少半年以上）为突出临床表现，并伴有失眠、记忆力下降、骨骼肌疼痛及多种精神神经症状，但无其他器质性及精神性疾病为特征的一组复杂的功能紊乱症候群。慢性疲劳综合征会影响正常的工作、学习、社会行为和个人活动，患者的生存质量和健康状态急剧下降，已成为影响人类健康的主要问题之一。研究表明，气虚质是慢性疲劳综合征最主要的危险体质。气有护卫肌肤、抗御邪气的作用，气虚体质人群因元气不足，机体气化乏力，推动气血运行之力减弱，久之气血生成和运行受阻，脏腑功能活动低下，心脑失于濡养则出现注意力不集中、记忆力减退、精神萎靡等脑力疲劳的征象；肺、肝、脾、肾失于濡养，则直接导致困乏倦怠、肢体萎软或酸痛、少气懒言等身体疲劳症状的产生。另外，元气虚弱，气化活动异常，水液代谢减缓，日久停滞积聚，成湿成痰，则更进一步加重了肢体乏力、四肢困重、头晕头重、嗜睡等虚劳之象。

4. 反复感冒　反复感冒指在一年或一段时间内感冒症状反复发生，或缠绵难愈。西医学认为反复感冒的主要因素是免疫功能低下；中医学认为反复感冒是因体虚卫气不固，风邪入侵所致。反复感冒严重时可致肺炎、鼻窦炎、肾炎等并发症。清代医家李中梓《证治汇补·伤风》中说："有乎者元气虚弱，表疏腠松，略有不谨，即是风证者，此表里两因之证也。"指出了气虚体质的个体较易患感冒。气虚体质者脏腑功能低下，元气不足，卫外不固，御邪无力，不耐受风邪、寒邪、暑邪，易感邪而反复发作感冒、咳嗽、哮喘等病变。

5. 其他　气虚体质由于素体虚弱，升举无力，可造成脏腑组织位置下移，产生胃下垂、肾下垂、子宫脱垂、脱肛等病。如唐容川《血证论》云："凡气实者则上干，气虚者则下陷。"

（四）判定方法（表4-3）

表4-3　中医体质分类与判定表：气虚体质

请根据近一年的体验和感受，回答以下问题	没有（根本不）	很少（有一点）	有时（有些）	经常（相当）	总是（非常）
您容易疲乏吗？	1	2	3	4	5
您容易气短（呼吸短促，接不上气）吗？	1	2	3	4	5
您容易心慌吗？	1	2	3	4	5
您容易头晕或站起时晕眩吗？	1	2	3	4	5
您比别人容易患感冒吗？	1	2	3	4	5
您喜欢安静、懒得说话吗？	1	2	3	4	5
您说话声音低弱无力吗？	1	2	3	4	5
您活动量稍大就容易出虚汗吗？	1	2	3	4	5
判定结果：　□是　　□倾向是　　□否					

（注：转化分≥40分为气虚体质；转化分30～39分倾向是气虚体质；转化分<30分不是气虚体质）

（五）调理方法

气虚体质者多元气虚弱，调理法则为培补元气、补气健脾。

1. 起居调护　气虚体质者卫外不固，易于感受外邪，应注意保暖，防止劳汗当风、外邪侵袭。脾主四肢，故可微动四肢，以流通气血，促进脾胃运化。劳则气耗，气虚体质者尤当注意不可过于劳作，以免更伤正气。平素应养成良好的睡眠习惯，睡卧顺应四时，春天早睡早起，夏天晚睡早起、适当午睡，秋天早睡早起，冬天早睡晚起。

2. 运动健身　气虚者气不足而懒动，但懒动又易导致气留滞不行而加重气虚的程度。因此，气虚体质者应多静少动，量力而行，以不感到疲劳为度，避免进一步损耗正气。气虚人群运动宜柔缓，时长宜适中，因长时间、高强度的运动容易引起气随津泄而虚，可选用一些比较柔缓的太极拳、太极剑、八段锦等传统健身功法进行锻炼，并持之以恒。经常自行按摩足三里穴可以健脾益气，调整气虚状态。

3. 精神调摄　气虚体质者多性格内向，情绪不稳定，胆小而不喜欢冒险。思则气结，过思伤脾；悲则气消，悲忧伤肺，所以气虚体质者不宜过思过悲。应多参加有益的社会活动，多与别人交谈沟通，培养豁达乐观的生活态度。不可过度劳神，避免过度紧张，保持稳定平和的心态，和喜怒、去悲忧、节思虑、防惊恐、常知足、少攀比，以积极乐观态度生活与工作；还可培养一些静心养神的爱好，如书法、绘画、戏曲等以清心净欲。

4. 经络穴位调理　气虚体质者经络调理重在补肺调气、健脾益气、温肾纳气。宜针灸并用，施以补法。取手太阴肺经、足太阴脾经和足少阴肾经腧穴，常用太渊、关元、气海、百会、膻中、足三里、肺俞、脾俞、肾俞等。

5. 音乐调理　气虚体质者适合多听宫音、商音、徵音，因为宫音入脾、商音入肺、徵音入心。肺主气，脾胃为后天之本，气血需要心脉的推动。可多收听古琴曲中的《流水》《阳春》《长清》《鹤鸣九皋》《文王操》等。

二、气虚体质的饮食保健

气虚体质者饮食调养宜选择性平偏温、健脾益气、易消化的食物，如小米、糯米、粳米、红薯、南瓜、马铃薯、胡萝卜、桂圆、山药、香菇、黑芝麻、核桃、莲子、芡实、白果、扁豆、黄豆、豆腐、鸡肉、鸡蛋、猪肚、牛肉、兔肉、淡水鱼、黄鱼、比目鱼、葡萄、草莓、苹果等。常用药食同源物品有白果、粉葛、当归、甘草、葛根、莲子、芡实、山药、人参、黄芪、茯苓、陈皮、沙棘、龙眼肉和大枣等。

气虚体质者要多注意营养，可以"谷物"补"元气"。谷物食品性味大多甘平，入脾、胃经，脾为后天之本，气血生化之源，脾胃功能正常则人体正气足，补充谷类食品可达到强壮益气的功效。日常饮食中，还应注意荤素搭配，营养平衡，不可偏废一方。畜肉性味多甘、咸、温，可助阳补气；禽肉性味甘平较多，甘温次之，甘平益气，甘温助阳，也有很好的补益作用。蔬菜类食品大多性味寒凉，水果性味偏于平、凉或甘、酸，偏于滋阴生津，要尽量少吃或不吃槟榔、白萝卜、空心菜、芹菜等耗气的食物，不宜多食生冷苦寒、辛辣刺激的食物。

气虚者多有脾胃虚弱，因此饮食不宜过于滋腻，适合多吃煮炖的食物，尽量少采用炒、煎、炸等使食物不易消化的烹饪方法。可选择营养丰富的"粥""汤""羹"类食物，营养成分易被人体吸收，非常适合气虚体质者，可有效地养元补气。

三、药膳食疗举例

1. 山药粥

【原料】山药 30g，粳米 200g。

【制作】将山药和粳米一起入锅，加清水适量煮制成粥。可在每日晚饭时食用。

【功效】补中益气，益肺固精。

2. 神仙粥

【原料】山药 30g，芡实 30g，韭菜 30g，粳米 100g。

【制作】将韭菜切成细末，另将芡实煮熟、去壳、捣碎，将山药捣碎。将山药、芡实、韭菜与粳米放入锅中，加适量清水，文火煮成粥。空腹食，食粥后饮少许热酒效果更佳。

【功效】脾肾阳虚气弱，虚劳羸瘦，气短乏力，精神萎靡，泄泻日久等症。

3. 桂圆归枣粥

【原料】桂圆肉 30g，当归 15g，红枣 30g，粳米 250g，红糖 50g。

【制作】先将当归适当破碎后，放入锅内煎煮 30 分钟，去渣取汁待用。粳米淘净后放入锅内，加当归汁、桂圆肉、红枣（去核）、清水适量，用文火煮烂后放红糖，再煮片刻即成粥，分顿食用。

【功效】双补气血，滋润肌肤。适用于气血亏虚、心失所养所致失眠心悸、面色苍白、身体瘦弱、倦怠乏力等症。

4. 薏苡仁饭

【原料】薏苡仁 100g，粳米 100g。

【制作】将薏苡仁、粳米洗净后入锅，加适量水，焖制成饭。

【功效】健脾利湿。

5. 人参汤

【原料】人参 3g，橘皮 10g，砂糖 30g。

【制作】将人参、橘皮煎汤取汁，调入砂糖，代茶饮。

【功效】益气健脾化痰。适用于脾气虚弱之倦怠乏力、食少痰多、心悸不宁等症。

6. 猪肘人参乌鸡汤

【原料】乌鸡1只，猪肘300g，人参15g，葱、姜及调味料适量。

【制作】将乌鸡、猪肘洗净后放入锅中，加清水、姜、葱煮沸后，小火炖至六成熟时加入人参、盐、料酒、胡椒，炖至乌鸡、猪肘熟烂，捞出姜、葱，去浮油，调味即成。

【功效】补气健脾，益血补肾。适用于久病体虚、脾虚食少、乏力、头昏、月经不调等症。

7. 西洋参芡实排骨汤

【原料】西洋参25g，山药、芡实各50g，陈皮10g，猪排骨500g，生姜2～3片，调味料适量。

【制作】猪排骨洗净，斩为大块状。西洋参、怀山药、芡实、陈皮洗净，稍浸泡。然后一起与排骨、生姜放入砂锅内，加适量清水，武火煲沸后改为文火煲约2个小时，调入适量食盐即可。

【功效】益气养阴，消除疲劳。

8. 洋参甲鱼汤

【原料】甲鱼1只（约750g），西洋参10g，姜、葱及调味料适量。

【制作】将甲鱼洗净，除去黑膜、内脏、爪，砍大块；西洋参洗净，润软切片；姜、葱洗净切片。将甲鱼、西洋参、葱、姜放入较大蒸碗内，加入清水，入笼蒸约2小时，至甲鱼肉熟烂，去姜、葱调味即成。

【功效】益气养阴，滋阴润燥。适用于气血两亏的阴虚内热、津伤口渴、腰膝酸软等症。

9. 黄芪猴头鸡汤

【原料】猴头菌150g，黄芪30g，小鸡1只，葱、姜及调味料适量，白菜心100g，清汤750g。

【制作】猴头菌用温水泡发后，保留可食部分，切片；小鸡宰杀后洗净，斩成大块；黄芪用热湿毛巾润软后切片。锅中入油烧热，放入黄芪、姜片、葱白、鸡块，煸炒后加入食盐、料酒、清汤、适量清水，武火烧沸后，改用文火再煮约1.5小时，加入猴头菌后再煮半小时，最后放入白菜心煮5分钟即成。

【功效】益气健脾，补益虚损。适用于脾胃虚弱，食少乏力，气虚自汗，易患感冒者；或由于气血两虚所致眩晕心悸、健忘、面色无华等。

10. 黄芪膏

【原料】黄芪 500g。

【制作】黄芪用水煎透，炼蜜成膏，以白开水冲服。

【功效】补气健脾。

11. 参桂茶

【原料】龙眼肉 30g，西洋参 30g，白糖适量（糖尿病患者可用木糖醇代替）。

【制作】龙眼肉洗净，西洋参润软切片后置于壶内，用沸水冲入浸泡，盖焖10分钟，可冲水复泡，于一日内服尽。

【功效】益气补血。适用于年迈体弱，神疲体倦，心悸怔忡，食欲不振，病后血虚气弱而见四肢乏力、头昏、面色萎黄。

12. 黄精鸡煲

【原料】黄精 50g，党参 20g，怀山药 25g，干黄蘑 40g，鸡 1 只，生姜、葱及调味料适量，肉汤 1200mL。

【制作】黄蘑洗净泡温水备用；鸡用热水烫去毛，清除内脏，清洗干净后砍小块，焯水后备用；党参切段，山药洗净切片。锅置火上，入油，下葱、姜、胡椒煸出香味，放入鸡块、生抽翻炒后倒入砂锅中，加黄精、党参、黄蘑，注入肉汤、适量料酒、食盐，武火烧沸后转文火煲2小时，加鸡精调味即成。

【功效】补脾胃，安五脏。适用于脾胃虚弱之便溏、消瘦、纳少、带下等。

（杨波）

第四节　阳虚体质的食养调理

一、概述

阳虚体质是指由于阳气不足，阳气温煦、推动、蒸腾、气化功能减弱，以畏寒怕冷、手足不温等虚寒表现为主要特征的体质状态。随着社会的发展，越来越多的人有夜生活频繁、缺少户外运动、夏季依赖冷气、喜食生冷等不良生活方式，严重损伤身体阳气。现代研究表明，阳虚体质与肿瘤、老年高血压、糖尿病、支气管哮喘、骨质疏松、不孕等密切相关。近年流行病学调查发现，随着健康向亚健康、疾病的转化，偏颇体质的比例逐渐增大，阳虚体质排名第三，提示阳虚体质与亚健康状态和疾病的关系密切。

（一）体质特征

阳虚体质人群的特征为：①形体特征：肌肉松软不实。②心理特征：性格多沉静、内向。③常见表现：平素畏冷，手足不温，喜热饮食，精神不振，舌淡胖嫩，脉沉迟。④对外界环境适应能力：耐夏不耐冬；易感风、寒、湿邪。⑤发病倾向：易患痰饮、肿胀、泄泻等病；感邪易从寒化。

（二）形成原因

阳虚体质的形成有先天禀赋不足和后天阳气损伤两个方面。阳虚体质的形成与先天禀赋有着密切的关系，先天禀赋中阳气不足多由孕育时父母年老体弱，或母亲在孕育时过食寒凉药物或食物，或早产等原因引起，导致子代素体阳虚，形成先天阳虚体质。《景岳全书》载："禀赋素弱，多有阳衰阴盛者，此先天阳气不足。"《诸病源候论·难乳候》中也记载："儿在胎之时，母取冷过度，冷气入胞，令儿著冷，至儿生出则喜腹痛，不肯饮乳，此则胎寒，亦名难乳也。"均描述了阳虚体质形成的先天禀赋因素。

后天因素方面，饮食内伤是造成体质偏颇的常见诱因之一。饮食偏嗜可造成人体内营养成分的不均衡，发生脏腑气血阴阳的偏衡而形成偏颇体质。长期偏嗜寒凉食物，伤及脾胃阳气，脾胃为后天之本，可影响一身之阳所化生，形成阳虚阴盛体质。《景岳全书》指出："生冷内伤，以致脏腑多寒""素禀阳脏，每多恃强，好食生冷茶水而变阳为阴"。另外嗜酒更伤阳气，加重体质阳虚程度，如《景岳全书·杂证谟·虚损》说："若阳虚者纵饮之，则性不足以扶阳而滞留为水，故寒者愈寒。"南方人阳虚体质比例大于北方人，中医名家李可认为其中一个原因是南方人嗜食生冷。而阳虚体质者喜热饮食，可能与其阳气不足不耐寒凉有关。阳虚体质人群在阴冷的环境工作或学习的比例较非阳虚体质人群高，尤其是南方人使用空调较北方人频繁，使阴寒之气频频入体。再者从气候而言，南方较北方湿热，人体自然释放的阳气较北方人为多，且南方春季梅雨季节时间较长，湿困脾阳，易伤阳气。

阳虚体质人群平素恶寒喜暖、四肢倦怠不温，这是阳气不足的一种表现。久居寒冷之地，损伤人体阳气，日久也会形成阳虚体质。《素问·阴阳应象大论》中记载："东方生风，南方生热，西方生燥，北方生寒，中央生湿。"王燕昌云："四方风土各异，人之禀受亦殊。"指出不同地域的人群，体质也有差异。

此外，阳虚体质人群的熬夜现象比率较非阳虚体质人群高，熬夜使阳气过度消耗，易加快阳虚体质的形成和发展。房事过度也会使精气阴阳大伤，气不化阳，肾脏受损导致肾阳不足，势必影响其他脏腑生理功能和人体生命活动，出现早衰，从而形成阳虚体质。

疾病通过损伤人体的正气而改变人体的体质。慢性疾病的病机多为虚实夹杂，虚为气血津液、阴阳的偏衰，实为痰湿、水饮、瘀血等病理代谢产物积聚，两者互为因果。无论是虚是实，都会影响胃之受纳、脾之运化，从而使阳气生成乏源，若不能得到及时调养，久之就会形成阳虚体质。药物有寒热温凉之分、酸苦甘辛之别，若长期偏用苦寒药物，伐伤阳气，或不根据体质特点用药，长期误投误用，亦可形成阳虚之体。

随着年龄增长，阳虚体质所占比例逐渐升高，一定程度可以说明青壮年时"阳常有余，阴常不足"，而随着年龄增长阳气逐渐减弱，易形成阳虚体质。

（三）易患疾病

阳气是人体生命和功能活动的物质基础之一，如果阳气不足，则会出现生理活动减弱和衰退，严重的则可能发展为疾病，因此阳虚体质是形成许多疾病的体质基础。

1. 2型糖尿病　阳气是安身立命之根本，脾肾阳虚是阳虚的重要类型，亦是消渴病及其并发症的主要病机。张锡纯提出："消渴病，即西医之糖尿病"，现代医家亦多把消渴病等同于糖尿病。从中医学的整体观念与脏腑理论来说，饮食中营养物质的消化、吸收和利用，是一个全身多脏器共同参与的过程，而脾的"散精"功能在此过程中起着至关重要的作用，《素问》有云："饮入于胃，游溢精气，上输于脾，脾气散精……"。脾气（阳）虚，运化散精功能不良，则痰浊、水饮、湿毒、瘀血等有形之邪丛生，随气机升降出入，阻滞脏腑肢节脉络，影响脏腑功能，因而变证百出。可见，脾气（阳）虚是促发糖尿病及其并发症的主要病机之一。

2. 妇科疾病　妇女经、带、胎、产各方面的很多种疾病都与脾肾阳虚有关。阳气温煦人体，推动人体各项生理机能，包括生殖功能。阳气亏虚，无法温煦女子胞等脏腑，导致动力不足，各种妇科疾病就会接踵而至。阳虚型体质的女性容易患有月经不调、不孕等一些妇科疾病。而肾阳亏虚、温化不足所造成的宫寒不孕是功能性不孕症较常见的证型。多囊卵巢综合征的体质分析显示，阳虚质占46.02%，为所有体质类型中占比最高者。由于生活方式不健康、饮食结构不合理、生活环境被污染，如心理压力大、喜欢熬夜、长期待在空调房、长时间对着电脑、久坐、爱吃冷饮、缺乏运动、缺乏光照等，导致机体阴阳失衡，阳气不足，阳虚运化失常，最终导致脾肾阳虚与痰湿互结而发展为各种妇科疾病。

3. 肥胖　肥胖症是一种愈发常见的慢性代谢性疾病，也是多种慢性病的独立危险因素，如高血压病、2型糖尿病、冠心病、脑卒中等。肥胖患者除了体质量超重以外，往往还会伴有头晕乏力、体倦懒言、气短少动等正气虚的症状，《中医内科学》将脾肾阳虚证纳入肥胖症的主要证型之一。饮食失节、劳逸失度等因素可造成脏腑气血阴阳功能失调，脾运化水谷精微，肾蒸腾气化温养各脏腑生理机能，脾肾阳虚则运化、推动、温煦作用下降，水湿易停，痰浊易生，则易形成肥胖。陈士铎指出：

"虚则气不能运行，故痰生之，必补其气，兼补命门之火。盖火能生土，而土自生气，气足而痰自消"。所以肥胖症与脾肾阳虚具有密切关系。

4.骨质疏松 阳虚体质也易产生骨质疏松症。肾主骨，藏精生髓，髓居骨中，骨赖髓的充养而坚强有力。若肾阳虚衰，不能充骨生髓，骨髓空虚则骨疏不固，发为骨质疏松症。阳虚体质，尤其是肾阳不足，往往会出现腰膝酸软、骨骼关节疼痛，常在劳累或活动后加重，可出现身高缩短甚至骨脆易折等骨质疏松症的表现。

5.水肿 水肿是指因感受外邪、饮食失调或劳倦过度，使肺失通调、脾失健运、肾失开合、膀胱气化不利，导致体内水液潴留，泛溢肌肤，表现以头面、眼睑、四肢、腹背甚至全身浮肿为特征的一类病证。水肿可出现于许多疾病，如右心衰竭、心包炎、各型肾炎、肾病综合征、高血压肾病、肝硬化、肝癌、慢性消耗性疾病、贫血、黏液性水肿等。素体阳虚，或年高肾亏、久病伤阳，或房劳过度等损伤肾阳，导致肾阳不足，蒸化无力，气化失司，膀胱开阖不利，水液内停，津液不布，可形成水肿；阳失温煦故畏寒肢冷；清阳不升可导致嗜睡健忘。舌胖淡，苔白，脉沉细或沉迟无力，为肾阳亏虚、水液内停之象。

6.其他 阳气是人体动力的来源，是积极的、向上的。阳气不足之时，则可能会出现抑郁症的诸多表现，如情绪消极、表情淡漠、精神抑制。阳气不足，推动无力，精血无法上达脑髓，脑失所养，"脑为髓海"，故可出现认知迟钝、感觉异常等症状。其次，"阳化气"，阳虚则气虚，气虚则运行无力，气机易于郁滞，气机阻滞则易发郁病。另外，肾为肝之母，肾阳不足可导致肝气升发不足，肝失疏泄而致情志抑郁。阳气对人体的津液、精血均有固摄作用，可防止其无故流失。阳虚体质者阳气不摄津，则可出现遗尿、小便失禁；气不固精则可见遗精、早泄。而如果元气不足，肾失纳气，则出多入少，逆气上奔而喘，正所谓"虚喘者无邪，元气虚也"。

（四）判定方法（表4-4）

表4-4 中医体质分类与判定表：阳虚体质

请根据近一年的体验和感受，回答以下问题	没有（根本不）	很少（有一点）	有时（有些）	经常（相当）	总是（非常）
您手脚发凉吗？	1	2	3	4	5
您胃脘部、背部或腰膝部怕冷吗？	1	2	3	4	5
您感到怕冷，衣服比别人穿得多吗？	1	2	3	4	5
您比一般人耐受不了寒冷（冬天的寒冷，夏天的冷空调、电扇等）吗？	1	2	3	4	5
您比别人容易感冒吗？	1	2	3	4	5
您吃（喝）凉的东西会感到不舒服或者怕吃（喝）凉东西吗？	1	2	3	4	5
您受凉或吃（喝）凉的东西后，容易腹泻（拉肚子）吗？	1	2	3	4	5
判定结果： □是　□倾向是　□否					

（注：转化分≥40分为阳虚体质；转化分30～39分倾向是阳虚体质；转化分<30分不是阳虚体质）

（五）调理方法

阳虚体质者多元阳不足，调理法则为补肾温阳、益火之源。

1. 起居调护　阳虚体质者耐春夏不耐秋冬，秋冬季节要适当暖衣温食以养护阳气。夏季暑热多汗也易导致阳气外泄，要尽量避免强力劳作、大汗伤阳，也不可恣意贪凉饮冷。在阳光充足的情况下适当进行户外活动，不可在阴暗潮湿寒冷的环境中长期工作和生活。阳虚体质者应避免熬夜。

2. 运动健身　阳虚体质者应以振奋、提升阳气的锻炼方法为主。如五禽戏中的虎戏具有益肾阳、强腰脊作用；练习太极拳也有利于阳虚体质之人生发正气，固护阳气，改善体质。适当的短距离跑步和跳跃运动如跳绳等也可以振奋阳气，促进阳气的升发和流通。阳虚体质者运动量不能过大，尤其注意不可大量出汗，以防汗出伤阳。

3. 精神调摄　阳虚体质者性格多沉静、内向，常常情绪不佳，肝阳虚者善恐，心阳虚者善悲。应多与别人交谈沟通，主动调整自己的情绪；要善于自我排遣或向人倾诉，消除不良情绪。平时可多听一些激扬、高亢、豪迈的音乐，以调动情绪。

4. 经络穴位调理　经络调理重在温经散寒、调经理气，常取足少阴肾经及督脉的穴位。肾俞、关元、命门、足三里、气海、腰阳关、神阙、脾俞、百会、悬钟、涌泉等穴位可以补肾助阳，改善阳虚体质。

二、阳虚体质的饮食保健

阳虚体质者应采用温补扶阳的方法进行饮食调养，宜多食用甘温补脾阳、肾阳为主的食物，常用的有羊肉、牛肉、鹿肉、鸡肉、猪肚、带鱼、黄鳝、虾、生姜、韭菜、洋葱、南瓜、胡萝卜、香菜、黄豆芽、荔枝、榴莲、樱桃、杏、龙眼肉、板栗、大枣、核桃、腰果、松子等。常用药食同源物品有丁香、八角茴香、小茴香、肉豆蔻、肉桂、花椒、生姜、枸杞子、刀豆、砂仁、山奈、荜茇、益智仁、高良姜、黑胡椒、芫荽、薤白、覆盆子等。

寒性食品对阳虚体质的影响较大，饮品如冰镇饮料、冰镇果汁和新鲜椰子汁，蔬果如柚子、香蕉、西瓜、甜瓜、火龙果、马蹄、梨子、柿子、枇杷、甘蔗、苦瓜，其他还有绿豆、绿茶、海带、紫菜、田螺、螃蟹等寒性食物要少吃。如果要食用，一要量少；二是可以配温热性的食物；三是蔬菜尽量不要凉拌生吃，最好是在开水中热烫后吃或者采用炖、蒸、煮的烹调方式。阳虚体质多脾胃虚弱，故肥甘厚腻的食物也不宜多吃。

三、药膳食疗举例

1. 砂仁羊肉羹

【原料】羊肉250g，砂仁5g，萝卜200g，草果5g，陈皮5g，良姜5g，荜茇5g，胡椒5g，葱、姜少许。

【制作】羊肉洗净后放入沸水锅内氽去血水，凉水洗净，切丁。萝卜洗净，切片。草果、砂仁、陈皮、良姜、荜茇、胡椒用纱布袋装好，扎紧袋口。葱白切段，姜切片。将羊肉丁、调味料放入砂锅内，加清水、盐、葱、姜，用武火烧沸后撇去浮沫，转用文火煲2～3小时，至肉熟烂，捞出调料包、葱、姜，略调味即成。

【功效】补肾温阳。适合胃脘冷痛、大便溏泻者。

2. 白羊肾羹

【原料】白羊肾2个，肉苁蓉30g，羊脂120g，陈皮3g，荜茇6g，草果6g，面粉150g，食盐、葱、生姜适量。

【制作】面粉制成面片；羊肾洗净，去臊腺脂膜；羊脂洗净；香辛料入纱布袋。将羊肾、羊脂、香辛料、葱段、生姜入锅，加适量清水，武火煮沸后文火炖至羊肾熟透，放入面片及调味品，煮熟即成。

【功效】温肾阳，健筋骨，祛风湿。用于肾阳虚弱之阳痿不举、腰膝冷痛，或风湿日久累及肝肾，筋骨痿弱者。

3. 茴香炖猪腰

【原料】八角茴香15g，猪肾2个，生姜、葱、食盐、料酒各适量。

【制作】猪肾洗净，从凹处开一口，将八角茴香、食盐装入其中，用白线缝合。猪肾放入砂锅中，加生姜、葱、料酒及水适量，置武火上烧沸后移至文火上炖熟即成。

【功效】温阳，散寒，理气。适合肾虚腰痛、寒疝腹痛者。

4. 肉桂鸡肝

【原料】肉桂5g，鸡肝200g，生姜、葱、料酒、鸡精各适量。

【制作】肉桂洗净，切块；鸡肝洗净，切片，放入锅内，加入葱、生姜、食盐、料酒、清水各适量。隔水炖至鸡肝熟即成，食用时加鸡精少许。

【功效】温补肾阳。适合手足厥冷、脘腹冷痛者。

5. 人参苁蓉鹿尾汤

【原料】人参3g，肉苁蓉10g，陈皮3g，鹿尾1只，母鸡1只，猪瘦肉100g，骨头汤1000g，水发蘑菇50g，料酒、食盐、白糖适量，生姜、葱适量。

【制作】鹿尾洗净后入沸水锅烫10分钟，捞出后去毛。将母鸡宰杀洗净后去爪、内脏，切块后焯水捞出。瘦肉切块后略焯水捞起。人参洗净，上笼蒸软，切成薄片。将生姜、葱煸香后烹入料酒，加水适量，放入鹿尾、鸡块、瘦肉、陈皮、骨汤、人参、肉苁蓉、蘑菇，武火烧沸后捞去生姜、葱，再用文火煨至鹿尾、鸡块、瘦肉软烂。

【功效】温肾助阳。适合阳虚便秘者，亦可用于老年人肾精虚衰的辅助调养。

6. 当归生姜羊肉汤

【原料】当归 25g，生姜 40g，羊肉 500g。

【制作】当归、生姜清水浸软，洗净后切片。羊肉洗净切片后放入开水锅中略烫，除去血水后捞出。当归、生姜、羊肉放入砂锅中，加清水、料酒、食盐，武火烧沸后撇去浮沫，文火炖至羊肉熟烂即可。

【功效】温中补血，祛寒止痛。适用于妇女虚寒证痛经、月经不调者。

7. 枸杞羊肾粥

【原料】枸杞子 30g，羊肾 1 对，羊肉 50g，葱白 2 茎，粳米 100g，食盐适量。

【制作】羊肾去筋膜、洗净、切细；羊肉洗净切碎。枸杞洗净后与羊肾、羊肉、葱白和粳米煮粥，加食盐调味即成。空腹时食用。

【功效】补虚赢、温阳气、强筋骨。适用于肾虚劳损、阳气虚衰之腰脚疼痛、行动无力。

8. 苁蓉烧羊肉

【原料】肉苁蓉 15g，羊腿肉 150g，葱、姜、花椒、大料、料酒、盐、糖、油适量。

【制作】羊肉洗净后切小块，将油烧热，下葱、姜、花椒、大料，再下羊肉煸炒几下，锅内加水适量，肉苁蓉用纱布包好同下，与肉共煨，至肉熟汤尽，加盐、糖、料酒翻炒即成。

【功效】适用于阳虚畏寒、四肢乏温、性功能低下、阳虚便秘等症。

（袁茵）

第五节 阴虚体质的食养调理

一、概述

阴虚体质是指在先天遗传和后天获得的基础上，由于体内精血津液等阴液亏少所形成的以阴虚内热为主要特征的体质状态。在中国一般人群的中医体质流行病学调查中，阴虚体质居于偏颇体质的第 4 位。随着社会生活节奏的加快，越来越多的人有熬夜频繁、纵欲耗精、情绪易怒、喜食辛辣等不良生活方式，严重损伤体内阴液，使阴虚体质逐渐成为人们关注的重点。

（一）体质特征

阴虚体质人群的特征为：①形体特征：体形偏瘦。②心理特征：性情急躁，外向好动，活泼。③常见表现：手足心热、口燥咽干、鼻微干、喜冷饮、大便干燥、舌红少津、脉细数。④发病倾向：易患虚劳、失精、不寐等病；感邪易从热化。⑤对外界环境适应能力：耐冬不耐夏；不耐受暑、热、燥邪。

（二）形成原因

阴虚体质是个体在遗传的基础上，在内、外环境的影响下，在生长发育的过程中形成的。孕育时父母体弱，或年长受孕、早产等原因可引起先天禀赋偏阴不足，导致个体素体阴虚的出现。朱丹溪认为，小儿之体质禀受于先天，与乳母关系最为密切。《幼幼集成》中言："有察母之阴血不足者，多犯阴虚发热，患痘则多犯肾虚内溃之证，此皆先天不足所致。"

后天因素方面，人们长期的饮食习惯和相对固定的膳食结构均可通过脾胃运化影响脏腑气血阴阳的盛衰偏颇，形成稳定的功能趋向和体质特征。阴虚体质的形成与长期偏嗜温热、辛辣的食物，导致机体阴虚阳盛及阴虚火旺密切相关。

过度的劳累和安逸对人的体质有不良的影响。如长期劳作过度，积劳阴亏，易形成阴虚体质。房事是人的正常生理活动，但由于房事主要依赖于肾的功能活动，并要消耗一定量的肾中精气，故当有所节制，才能固肾惜精，保持体质强健；若性生活不节，房事过度，纵欲耗精，易形成阴虚体质。阴虚体质者由于体内津液精血等阴液亏少，阴不制阳，阳热之气相对偏旺而阳热内盛，故个性急躁、好动、外向。

调查结果发现，阴虚体质在西部地区（甘肃省、青海省）比例较高，这可能与西部地区海拔高、多风、气候干燥，加之日照强烈，容易耗伤阴液有关。由于现代年轻人喜欢吃煎炸烧烤类食物，经常熬夜，嗜好烟酒，长期如此易耗伤阴血，导致阴虚体质的形成。长期吸烟易致燥热内生而见口干咽燥，或咯痰咯血，《本草汇言》云："味苦辛，气热，有毒"。

疾病对于个体的体质改变有着重要的影响。如一些慢性消耗性疾病、出血性疾病，久病伤阴，易形成阴虚体质。另外，由于药物有寒热温凉之分，酸苦甘辛之别，若长期偏用过于温燥的药物，也易形成阴虚体质。

（三）易患疾病

阴虚体质者平素易患有阴亏燥热的病变，或病后易表现为阴亏症状，平素不耐热邪，耐冬不耐夏，不耐受燥邪，易患咳嗽、消渴、闭经、内伤发热等病。

1. 糖尿病　据流行病学调查显示，阴虚体质与2型糖尿病的发病显著相关，是其发病的高危体质类型。2型糖尿病患者的体质类型以阴虚质、痰湿质多见，病机为阴虚燥热，以阴虚为本，燥热为标，常属本虚标实。气化功能障碍是糖尿病发生发展的中医病理基础，气机运行失常，气郁化热，导致糖尿病患者阴虚燥热病理体质的形成。

2. 高血压　高血压病的临床表现多见头晕、头痛不定时发作，并伴有耳鸣和心悸等症状，其疾病常伴多种病情存在。在中医疾病中，高血压病多属"眩晕"范畴，其疾病的发生与先天素体阴亏、后天饮食不节、情志不畅、年迈肾亏等因素有关，其病变脏腑多与肝、脾、肾三脏相关。阴虚体质易患高血压病，其病机归根结底多属于肾阴亏虚、水不涵木、阴不制阳，导致肝阳上亢、气血上冲，故出现眩晕耳鸣、头目胀痛、面红目赤等症状，从而导致高血压病的发生。

3. 失眠　失眠的病机主要为阴阳不和、营卫失调、气血亏虚、脏腑功能紊乱等。现有研究表明失眠与体质是有一定联系的，阴虚体质是失眠患者常见体质之一。阴虚体质的人平素体内阴津相对不足，若操劳思虑过度或患有慢性消耗性疾病损及真阴，易引起阴亏于下，阴气不能收纳阳气，出现阴阳失交之失眠症。同时，阴虚质的人性格都是偏于急躁，易生内热，火热扰心也会引起失眠。

4. 脑卒中　脑血管病是中老年人的常见病、多发病、疑难病，以其高发病率、高致残率、高死亡率受到国内外重视，成为中西医治疗研究的热点领域。中风多见于中老年人，因年过四十而阴气自半，气血渐衰，阴气日亏，尤以肝肾阴虚为其发病基础。老人阴虚更甚，朱丹溪指出："人生至六十七十以后，精血俱耗，平居无事，已有热证""六七十后，阴不足以配阳，孤阳几欲飞越""老人内虚脾弱，阴亏性急"（《格致余论》），这充分说明了中老年人精血渐耗的发展趋势。叶天士也说："精血衰耗，水不涵木，木少滋荣，故肝阳偏亢而导致内风旋动"。临床上中风多见于50岁以上的中老年人，这与肾精亏虚等原因引起的阴虚体质存在着一定的内在联系，而且由阴虚体质发展形成的阴虚证在卒中的发生、发展、演变中起着至关重要的作用，在治疗中应以阴虚为本。

5. 其他　有研究发现卵巢储备功能下降的患者以阴虚质居多，可能是因为阴虚导致精血耗损而出现血闭津枯，且肝郁气滞、阴虚血稠进一步影响了卵巢功能。在阴虚体质与围绝经期综合征的关系方面，通过问卷调查，结果发现围绝经期综合征的发病与体质密切相关，其中以肝郁质、肝郁夹阴虚质、阴虚质多见，占发病人数的81.37%。另外，阴虚体质与口腔疾病及抑郁症等也有一定的相关性。

（四）判定方法（表4-5）

表4-5　中医体质分类与判定表：阴虚体质

请根据近一年的体验和感受，回答以下问题	没有（根本不）	很少（有一点）	有时（有些）	经常（相当）	总是（非常）
您感到手心、脚心发热吗？	1	2	3	4	5
您感觉身体、脸上发热吗？	1	2	3	4	5
您的皮肤或口唇干吗？	1	2	3	4	5

请根据近一年的体验和感受，回答以下问题	没有（根本不）	很少（有一点）	有时（有些）	经常（相当）	总是（非常）
您的口唇颜色比一般人红吗？	1	2	3	4	5
您容易便秘或者大便干燥吗？	1	2	3	4	5
您的面部两颧潮红或者偏红吗？	1	2	3	4	5
您的眼睛感到干涩吗？	1	2	3	4	5
您感到口干咽燥，总想喝水吗？	1	2	3	4	5
判定结果： □ 是 □ 倾向是 □ 否					

（注：转化分 ≥ 40 分为阴虚体质；转化分 30 ～ 39 分倾向是阴虚体质；转化分 < 30 分不是阴虚体质）

（五）调理方法

1. 起居调护 阴虚体质者因阴不制阳而阳气易亢，故应保证充足的睡眠时间，以藏养阴气；起居应有规律，居住环境宜安静，忌熬夜；避免工作紧张及高温酷暑的环境；同时要节制房事，惜阴保精；戒烟戒酒。

2. 运动健身 阴虚体质者体内津液精血等阴液亏少，运动时易出现口渴干燥、面色潮红、小便少等，应避免大强度、大运动量的锻炼形式，避免在炎热的夏天或闷热的环境中运动。只适合做中小强度的间断性身体练习，可选择太极拳、八段锦、太极剑、气功等动静结合的传统健身项目。锻炼时要控制出汗量，及时补充水分，不宜洗桑拿。

3. 精神调摄 阴虚体质者性情较急躁，外向好动，活泼，心烦易怒。若情志过极，或暗耗阴血，或助火生热，更加重阴虚质的偏倾。应遵循"恬淡虚无，精神内守"的原则，学会喜与忧、苦与乐、顺与逆的正确对待，保持稳定的心态。加强自我修养，养成冷静、沉着的习惯。也应少参加竞争胜负的文娱活动，可以用练书法、画画来怡情悦性，用旅游来寄情山水、陶冶情操。

4. 经络穴位调理 基于阴虚体质易感疾病，针灸调治宜用和法，和其阴阳。通常选取足三阴经和冲任二脉穴位。体针穴位有三阴交、足三里、太溪、合谷、阴郄、太冲、内关、肾俞等；耳针穴位有肝、肾、内分泌、内生殖器、交感。

5.音乐调摄　一般选用夜曲或小夜曲、摇篮曲及其他"柔美恬静"性质的乐曲。所选的乐曲一般具有以下特点：旋律轻柔甜美、委婉抒情或简洁流畅；节奏平稳柔慢，或似摇篮式旋律；速度徐缓；音色柔和舒展或略带深沉。

二、阴虚体质的饮食保健

阴虚体质是由于体内津、液、精、血等阴液亏少，以阴虚内热为主要体质状态，因此阴虚体质者宜多食滋阴潜阳食物。常见的食物有芝麻、糯米、绿豆、猪肉、鸭肉、兔肉、甲鱼、海参、鲍鱼、牡蛎、海蜇、乌贼、牛奶、豆腐、苦瓜、甘蔗、木耳、银耳、梨、葡萄等。烹饪时尽量选择焖、蒸、炖、煮，保持食物的原汁原味，少放调料。此外，蜂蜜滋阴养颜，平时可多喝蜂蜜水。火麻仁、玉竹、百合、沙棘、牡蛎、阿胶、罗汉果、郁李仁、青果、枳椇子、酸枣仁、乌梅、枸杞子、榧子、桑椹、黄精、黑芝麻、蜂蜜、酸枣仁等药食同源物品，阴虚体质者可适当多食用。

阴虚体质之人应注意温燥、辛辣、香浓的食物能伤阴耗液，以少吃或者不吃为宜，如花椒、茴香、桂皮、辣椒、姜、蒜、韭菜、虾仁、羊肉等。阴虚体质者应忌吃煎炸爆炒食物和脂肪含量过高食物。

三、药膳食疗举例

1.莲子百合煲瘦肉

【原料】莲子（去心）20g，猪瘦肉 100g。

【制作】莲子、猪瘦肉洗净后入砂锅，加水适量同煲，肉熟烂后用盐调味食用。

【功效】清心润肺，益气安神。适于阴虚质见干咳、失眠、心烦、心悸等症者食用。

2.蜂蜜蒸百合

【原料】百合 120g，蜂蜜 30g。

【制作】将百合、蜂蜜搅拌均匀后，入蒸锅蒸至熟软，放凉后含服或嚼食。

【功效】补肺，润燥，清热。适用于肺热烦闷或燥热咳嗽、咽喉干痛等症。

3. 三鲜饮

【原料】鲜茅根 120g，鲜藕 120g，鲜小蓟根 60g。

【制作】切碎，水煎取汁代茶饮。

【功效】滋阴清热，化瘀止血。适用于虚劳咳嗽、痰中带血，以及血热妄行之咳血、咯血、吐血和尿血等。

4. 桑椹蜜茶

【原料】桑椹 40g，蜂蜜 20g。

【制作】将桑椹捣碎后和蜂蜜一同置于杯中，温水适量冲泡即可饮用。

【功效】补肝益肾，息风滋液。主治阴虚内燥之贫血、大便干结、青年须发早白、神经衰弱等症。

5. 大枣乌梅汤

【原料】大枣、乌梅各 30g，糖适量。

【制作】将大枣、乌梅洗净后放入锅内，加适量水，文火煮 30 分钟，放凉后加适量糖服用。

【功效】补心滋阴。

6. 甘蔗粥

【原料】甘蔗汁 100mL，粳米 100g。

【制作】甘蔗汁兑水适量，同粳米煮粥，空腹食用。

【功效】清热生津，养阴润肺。适用于肺燥咳嗽及热病津伤之心烦口渴、大便燥结等症。

7. 百合玉竹瘦肉汤

【原料】百合、玉竹各 25g，猪瘦肉 300g。

【制作】百合、玉竹用清水洗净，稍浸泡；猪瘦肉清水洗净。将百合、玉竹、猪瘦肉放入砂锅内，加清水适量，武火煲沸后改为文火煲 2～3 小时，调入适量食盐和少许鸡精即可。

【功效】滋阴润燥，调和五脏。

8. 益寿鸽蛋汤

【原料】鸽蛋 5 枚，枸杞子 10g，制黄精 10g，龙眼肉 10g，冰糖

30g。

【制作】枸杞子洗净，黄精、龙眼肉分别洗净、切碎，冰糖打碎待用。锅中注入适量清水，加入黄精、龙眼肉、枸杞子同煮20分钟，将鸽蛋打入锅中，冰糖碎块同时下锅，至鸽蛋煮熟即成。

【功效】滋补肝肾，益阴养血。适用于肝肾阴虚的腰膝酸软、面黄羸瘦、头目眩晕、耳鸣眼花、燥咳少痰、虚热烦躁、心悸怔忡。

9. 淮药芝麻糊

【原料】淮山药15g，黑芝麻120g，粳米60g，鲜牛奶200g，冰糖120g，玫瑰糖6g。

【制作】粳米淘净后水泡1小时，捞出沥干，文火炒香；山药洗净，切成小颗粒；黑芝麻洗净沥干、炒香。粳米、山药、黑芝麻同入盆中，加入牛奶、清水调匀，磨细，滤去细茸，取浆液待用。另取锅加入清水、冰糖，烧沸溶化，用纱布滤净。糖汁放入锅内再次烧沸后，将粳米、山药、芝麻浆慢慢倒入锅内，不断搅动，加玫瑰糖搅拌成糊状，熟后起锅即成。

【功效】滋阴补肾。适用于病后体弱及肝肾阴虚之大便燥结、须发早白等。

10. 银耳洋参炖燕窝

【原料】西洋参片15g，银耳15g，燕窝30g。

【制作】将西洋参洗净；银耳浸开洗净，择成小朵；燕窝用清水泡浸，拣去羽毛杂质，洗净。把全部用料放入炖盅内，加开水适量，炖盅加盖，文火隔水炖2小时，调味即可。

【功效】补气润肺，滋阴润燥。适用于阴虚肺燥之咳喘少气，或咳痰带血、咽干口燥等。

（袁茵）

第六节　痰湿体质的食养调理

一、概述

痰湿体质是指由于体内津液运化失司，脾不散精，精微物质运行输布障碍与转化失调，痰湿凝聚、互蕴，迁延日久而逐渐形成的以黏滞重浊为主的偏颇体质状态。痰湿体质是一种长期存在的体质状态，是一种正常的生理状态，不属于病理状态，也不属于健康状态，痰湿体质人群是处于病态与非病态之间的亚健康状态。

（一）体质特征

痰湿体质人群的特征为：①形体特征：体形肥胖，腹部肥满松软。②心理特征：性格偏温和、稳重，多善于忍耐。③常见表现：面部皮肤油脂较多，多汗且黏，胸闷，痰多，口黏腻或甜，喜食肥甘甜黏，苔腻，脉滑。④发病倾向：易患消渴、中风、胸痹等病。⑤对外界环境适应能力：对梅雨季节及湿重环境适应能力差。

（二）形成原因

父母体内多痰易导致其子女体内多痰而形成痰湿体质，子女的体质形成与先天父母的遗传有关。《泰定养生主论》曰："余自思父母俱有痰疾，我禀此疾，则与生俱生也。"痰湿体质具有遗传性，而先天禀赋是痰湿体质形成的内在基础。《医学实在易·卷之四》中记载："素禀之盛，由于先天……大抵素禀之盛，从无所苦，唯是痰湿颇多。"认为若父母素有痰湿，则其痰湿体质的形成概率大为增加，或者与生俱来，故痰湿体质的形成与先天父母遗传有很大关系。

后天因素方面，自然环境会对痰湿体质的形成具有加重或者减轻的作用。《素问·异法方宜论》载："金玉之域，沙石之处，天地之所收引也，其民陵居而多风，水土刚强，其民不衣而褐荐，其民华食而脂肥……北方者，为天地所闭藏之域也，其地高陵居，风寒冰冽，其民乐野处而乳食，脏寒生满病"。由此可见，痰湿体质的形成存在着地域性差异。《丹溪治法心要·中湿》中也提道："东南地下，多阴雨地湿，凡受必从外入。"江南地区较为潮湿，久居湿地，湿邪阻于体内，脾恶湿，致使脾胃运化功能失常，水谷精微等物质则成为湿浊，内湿和外湿相结合，脏腑功能失调，聚湿生痰。

社会科学技术的日益发展，导致更多的人从传统的体力劳动中解脱出来，脑力劳动增多的同时，缺乏相应的锻炼，加之过度饮食摄取，缺乏锻炼消耗，同样会导致痰湿体质的形成。《素问·宣明五气》中明确指出了"久坐""久卧"等情况的弊端，尤以富贵闲散之人为最，养尊处优，易成脂浊痰湿而伤肉。与此同时，久坐而缺乏适当运动的人同样易致气机运行不利，痰湿渐成。如李东垣在《医学发明·诸胀腹大皆属于热》中也有提道："膏粱之人，或食已便卧，使湿热之气不得施化。"表明长久食用肥肉或甜食的人，如果在饭后久坐不运动，会使体内湿热之气得不到宣化，则会产生痰湿。

人有七情喜、怒、忧、思、悲、恐、惊，倘若七情太过或不及，可形成痰湿体质。当今社会竞争加剧，生活节奏加快，城市人群的精神压力和心理压力越来越大，经常会出现焦虑、喜怒无常等症状。一方面，长期抑郁超过正常幅度，会使人体气机不畅，新陈代谢能力减弱，导致人体脏腑功能紊乱，进而影响精微物质输布和代谢，也会导致痰湿体质；另一方面，很多人群把进食作为缓解压力和焦虑的首要选择，这在无形中增加了摄入量，使大量多余的脂膏堆积于体内，影响脾胃的运化和津液的输布，长此以往必然导致体内痰湿聚集，形成痰湿体质。

饮食失节或偏嗜会导致脾胃运化失调，津液不能四布而导致痰湿内聚，最终导致痰湿体质的形成，故后天的饮食失调是形成痰湿体质的关键外在因素。吴谦《医宗金鉴》云："痰者，水谷所化之津液不能四布，留于胸中而成者也。多因饮食无节，或乳食过食厚味，脾胃不能运化而生。"张子和《儒门事亲》载："膏粱之人，起居闲逸，奉养过度，酒食所伤，以致中脘留饮胀闷。"可见，饮食习惯嗜好肥甘厚味或含脂肪多的食物，膏粱厚味摄入过多影响了脾的运化功能，水谷精微物质不能转化成精血，膏脂痰浊蓄积体内，聚而为痰湿，塞于组织和皮下，则易导致痰湿体质。生活过于安逸，气血运行不畅，皆易形成痰湿体质。《素问·通评虚实论》提道："甘肥贵人，则高粱之疾也"。宋代林逋《省心录》载："口腹不节，致病之因。"民以食为天，倘若饮食不规律，则会损伤脾胃，聚湿生痰。张仲景曾在《伤寒论》中记载："凡膏粱酒醴，甜腻浓味，及嗜茶汤瓜果之类，皆致内湿。"也都说明过食肥甘，进食大量生冷瓜果类，食用不适当的滋补食品，均可促使痰湿内生，导致痰湿体质。

（三）易患疾病

痰湿体质者由于其体内素有痰湿内蕴，其发病趋势多为与痰湿相关病证。其病理特点是代谢紊乱，易引起痰浊内停，迁延不愈，导致痰瘀互结，容易造成诸如心脑血管疾病、代谢性疾病、肿瘤、不孕不育等相关疾病。

1.多囊卵巢综合征　是妇科常见的生殖内分泌疾病之一，临床表现为月经失调、多毛、肥胖、不孕；实验室检查以高雄激素血症和高胰岛素血症为主要改变。痰湿体质易造成女性痰浊壅盛，阻滞于胞宫，导致月经不调甚至不孕等。《丹溪心法》中记载："肥盛妇人，禀受甚厚，恣于酒食，经血不调，不能成胎，以躯脂满溢，闭塞子宫故也。"有学者研究多囊卵巢综合征在中医体质中的分布情况，痰湿体质患者占总患者的41.67%；另外，在痰湿体质患者中，肥胖发生率高达84%。

2.冠心病　是临床中最常见的心脑血管疾病，其发病率及复发率逐年上升。从现代医学角度分析，湿痰及膏脂的形成与积聚，同脂质、碳水化合物、能量的代谢及内分泌失调等因素密切相关，痰浊和瘀血容易形成动脉粥样硬化，是心脑血管疾病的主要病机，常见的疾病包括高血压病、冠心病、高脂血症、糖尿病等。从中医体质学角度解释，痰湿体质暗含了生理机制和发病倾向等内在本质，痰湿内停，气机受阻，血行不畅，导致血瘀；而瘀血阻滞，气机不畅，同样也会引起体内津液代谢障碍而形成痰湿。痰可致瘀，瘀亦可致痰，二者相互影响。而正因为痰湿、瘀血的存在，造成血流缓慢，杂物沉淀堆积，堵塞血管，容易诱发冠心病。

3.糖尿病　痰湿体质与糖尿病的发生、发展有密切联系，其形成过程均影响了胃、肺、肾的正常生理功能。糖尿病的发生主要在于阴津亏损、燥热偏胜，而以阴虚为本、燥热为标。痰湿体质者多脾虚失司，水谷精微运化障碍，以致痰湿留滞，痰湿为津液代谢失常停聚而成。由于中年之后大多阳气渐衰，温煦之力渐减，津液具有"喜温而恶寒"的生理特性，故津液失于阳气的温化而停滞体内，病理产物痰湿便由此而生。痰湿随气升降流行，内而脏腑，外而皮肉，则人体所需之正常水液相对不足，痰湿化热进一步损伤津液，日久肺、脾、肾等脏腑功能也受影响，进一步使人体之正常水液不足而呈相对阴虚之证，则可发展为糖尿病。

4.高脂血症　高脂血症属于中医"痰湿""脂浊"的范畴，《内经》中的"膏脂学说"是中医认识高脂血症的理论依据。膏脂源于水谷精微，由脾胃所化生，在肝、胆、脾、胃等脏腑的共同作用下，发挥其濡养、补益的作用；如生成、疏布异常，可导致疾病。《黄帝内经灵枢集注》指出："中焦之气，蒸津化液，其精微……溢于外则皮肉青肥，余于内则膏育丰满。"高脂血症的发生主要与脾胃肝胆失调、水谷精微生成及运化异常有关。先天禀赋、后天饮食、劳倦、情志失调均可影响脏腑功能，进而化生痰、湿、浊、脂。痰湿体质者因体内湿浊不化、代谢不畅、湿浊困脾，影响脾、胃、肝、胆的运化、疏泄功能，因此更易罹患高脂血症。

5.高尿酸血症　高尿酸血症属中医"痛风""痹证""白虎历节"的范畴，其病因包括外感、内伤两方面，内伤主要是由于饮食不节，嗜食肥甘，酿生痰湿，流注关节。《医学六要》曰："痛风……上古多外感，今人多内伤，气血亏损，湿痰阴火流滞经络，或在四肢，或客腰背，痛不可当"，《张氏医通》载："肥人肢节病，多是风湿痰饮流注……壮年人性躁亲嗜膏粱厚味"。高尿酸血症患者肥胖多痰，喜食膏粱厚味，好饮酒，时发关节炎症，与痰湿体质人群的表现特征相似。

（四）判定方法（表4-6）

表4-6　中医体质分类与判定表：痰湿体质

请根据近一年的体验和感受，回答以下问题	没有（根本不）	很少（有一点）	有时（有些）	经常（相当）	总是（非常）
您感到胸闷或腹部胀满吗？	1	2	3	4	5
您感到身体不轻松或不爽快吗？	1	2	3	4	5
您腹部肥满松软吗？	1	2	3	4	5
您有额部油脂分泌多的现象吗？	1	2	3	4	5

请根据近一年的体验和感受，回答以下问题	没有（根本不）	很少（有一点）	有时（有些）	经常（相当）	总是（非常）
您上眼睑比别人肿（有轻微隆起的现象）吗？	1	2	3	4	5
您嘴里有黏黏的感觉吗？	1	2	3	4	5
您平时痰多，特别是咽喉部总感到有痰堵着吗？	1	2	3	4	5
您舌苔厚腻或有舌苔厚厚的感觉吗？	1	2	3	4	5
判定结果：　□是　　□倾向是　　□否					

（注：转化分≥40分为痰湿体质；转化分30～39分倾向是痰湿体质；转化分<30分不是痰湿体质）

（五）调理方法

痰湿体质者多脾虚失司，水谷精微运化障碍，调理法则为健脾祛湿、化痰泄浊。

1.起居调护　痰湿体质之人以湿浊偏盛为特征。湿性重浊，易阻滞气机，遏伤阳气。平时应多进行户外活动，经常晒太阳或进行日光浴，以舒展阳气，通达气机；保持居室干燥；衣着应透湿散气；在湿冷的气候条件下要减少户外活动，避免受寒淋雨。

2.运动健身　痰湿体质者形体多肥胖，身重易倦，故应长期坚持运动锻炼，如散步、慢跑、乒乓球、羽毛球、网球、游泳，以及适合自己的各种舞蹈。痰湿体质者要加强机体物质代谢过程，应做较长时间的有氧运动，运动时间应在下午2～4点阳气极盛之时。对于体重超重、陆地运动能力极差之人，应当进行游泳锻炼。痰湿体质者一般体重较大，运动负荷强度较高时要注意节奏，循序渐进。

3.精神调摄　痰湿体质者性格温和，处事稳重，为人恭谦，多善于忍耐。遇事当保持心境平和，及时消除不良情绪，节制大喜大悲。平时多培养业余爱好。

4.经络穴位调理　痰湿体质者经络调理重在宣肺降气、除湿化痰，取手足太阴、足阳明经穴和相应背俞穴，常用腧穴有太渊、中府、尺泽、列缺、太白、三阴交、丰隆、足三里、肺俞、脾俞、阴陵泉等。

二、痰湿体质的饮食保健

痰湿体质是由于水液内停而痰湿凝聚，以黏滞重浊为主要体征的体质状态，与中医肺、脾、肾功能关系密切。脾胃具有运化水谷的功能，如果饮食超过了脾胃运化的负荷或食入较难运化的食物，水谷可形成痰湿。因此痰湿体质者在饮食上宜清淡，宜摄取能够宣肺、健脾、益肾、化湿、通利三焦的食物。温脾健脾可选用扁豆、蘑菇、鲫鱼、猪肚、荔枝、砂仁、干姜、桂枝、红糖、南瓜、胡萝卜、洋葱、银耳等；温肺食物可选择生姜、杏仁、韭菜、猪肺、胡桃仁等；温肾食物可选择羊肉、桑椹、栗子、猪肾、羊肾等。可以适当食用具有健脾祛湿功效的药食同源物品，如山药、山楂、木瓜、白果、草果、白扁豆、白扁豆花、白芷、香薷、橘红、松花粉、薏苡仁、杏仁、昆布、胖大海、黄芥子、茯苓、藿香、莱菔子、莲子、蒲公英、紫苏籽等。

痰湿体质者应当戒酒，减少肥甘、油腻、滋补、寒凉饮食的摄入，如猪肥肉、油炸食品、冰激凌及甜碳酸饮料等。

三、药膳食疗举例

1.菊花薏苡仁粥

【原料】枇杷叶10g，菊花5g，薏苡仁30g，粳米50g。

【制作】将枇杷叶、菊花洗净后水煎，去渣取汁，与淘净后的粳米和薏苡仁一同放入锅中，加适量水，煮制成粥。

【功效】清热解毒，化痰止咳，除湿软坚。

2.双仁粥

【原料】薏苡仁30g，火麻仁15g，粳米100g。

【制作】将火麻仁、薏苡仁捣碎后与粳米做粥，空腹食用。

【功效】祛风利湿，润肠通便。适用于中风四肢拘挛，不得屈伸，言语謇涩，大便秘结，筋骨疼痛等症。

3.参苓粥

【原料】人参10g，茯苓10g，生姜10g，粳米100g。

【制作】先煎人参、茯苓、生姜，去渣取汁，后下米煮作粥，临熟时加少许食盐，搅拌均匀。空腹食。

【功效】健脾益气补虚。适用于虚羸少气，亦可用以治疗胃气不和之不思饮食、日渐消瘦等症。

4. 人参核桃饮

【原料】人参 3g，核桃 3 个。

【制作】人参洗净切片后与核桃肉共水煮，用武火烧沸后转用文火煮 1 小时。每日睡前服用。

【功效】益气固肾。适用于气短喘息，自汗，不耐劳累，面色㿠白，形体羸瘦等症。

5. 山药冬瓜汤

【原料】山药 50g，冬瓜 150g。

【制作】山药、冬瓜置锅中慢火煲 30 分钟，调味后即可食用。

【功效】健脾，益气，利湿。适合痰湿体质者及单纯性肥胖者。

6. 冬瓜荷叶薏米排骨汤

【原料】冬瓜 1000g，鲜荷叶 1 片，薏米 30g，猪排骨 500g，生姜 20g。

【制作】冬瓜带皮洗净，切成块状；薏米、荷叶洗净，稍浸泡；猪排骨洗净斩为小块，然后与生姜一起放进砂锅内，加入清水适量。先用武火煲沸，再改为文火煲约 3 小时，加入适量食盐和鸡精调味即成。

【功效】清热祛湿，行水消肿。适合痰湿体质形体肥胖、常感口中黏腻者。

7. 昆布海藻排骨汤

【原料】昆布、海藻各 40g，猪排骨 500g，生姜 20g，调味料适量。

【制作】昆布、海藻洗净，稍浸泡；猪排骨洗净斩为小块，然后与生姜一起放进砂锅内，加入清水适量。先用武火煲沸，再改为文火煲约 2.5 小时，调入适量食盐和鸡精即成。

【功效】软坚消痰，兼能降压。

8. 鲜荷双菇汤

【原料】干冬菇 100g，鲜草菇 250g，鲜荷叶 1 片，莲子 100g，猪瘦肉 400g，生姜 3 片。

【制作】干冬菇清水浸软，去蒂，洗净；鲜草菇洗净，用刀在顶部切"十"字，放在沸水中稍滚后取出；莲子洗净，浸泡；猪瘦肉洗净。以上原料与生姜一起放入砂锅内，加清水适量，先武火煲沸，再改文火煲约 2.5 小时，放入适量食盐和鸡精即成。

【功效】健脾益气，降压祛脂。适合痰湿体质易发胸闷、痰多、口中黏腻者。

9. 赤小豆鲤鱼莲子汤

【原料】活鲤鱼 1 条（约 800g），赤小豆 50g，陈皮 10g，草果 6g，莲子 5g，生姜、葱段、料酒、胡椒、食盐少许。

【制作】将活鲤鱼去鳞、鳃、内脏，洗净后放入砂锅中，加适量清水，再将赤小豆、陈皮、草果、莲子加入，加适量料酒、生姜、葱段，武火烧沸后文火煲汤，用胡椒、食盐调味即成。

【功效】健脾除湿化痰。用于痰湿体质症见疲乏、食欲不振、腹胀腹泻、胸闷眩晕者。

10. 鹌鹑祛湿汤

【原料】鹌鹑 2 只，薏米、百合各 50g，葱、姜适量，食盐、鸡精少许。

【制作】鹌鹑热烫去毛，洗净除内脏后切大块，与薏米、百合、葱段、姜片一同放入砂锅中，加适量清水，文火煲 1.5 小时，加适量食盐、鸡精调味即成。

【功效】补中益气，清利湿热。适合浮肿、肥胖型高血压、贫血、胃病等多种疾病。

（袁茵）

第七节　湿热体质的食养调理

一、概述

湿热体质是指湿热之邪蕴结体内，湿与热合，熏蒸内外，阻遏气机，脏腑经络运行受阻，以湿热内蕴为主要特征的体质类型。随着全球气候变暖、社会的进步和人们生活水平提高，生活节奏不断加快，竞争压力不断升高，各种应酬，过食肥甘厚腻，嗜好烟酒等，人们的体质也随之发生变化，湿热体质成为常见的体质类型之一。有研究者对全国2万例流行病学调查结果研究发现，湿热体质者约占正常人群的9.88%。

（一）体质特征

湿热体质人群的特征为：①形体特征：形体中等或偏瘦。②心理特征：容易心烦急躁。③常见表现：面垢油光，易生痤疮，口苦口干，身重困倦，大便黏滞不畅或燥结，小便短黄，男性易阴囊潮湿，女性易带下增多，舌质偏红，苔黄腻，脉滑数。④发病倾向：易患疮疖、黄疸、热淋等病证。⑤对外界环境适应能力：对夏末秋初湿热气候、湿重或气温偏高环境较难适应。

（二）形成原因

遗传因素是决定体质形成和发展的根本原因。目前，由于人们生活水平的提高及生活方式的改变，湿热体质者越来越多，这类人群的后代受遗传因素的影响，一出生就容易形盛体丰，湿热内蕴。

后天生活环境对体质的形成与发展始终起着重要的制约作用。湿热体质的形成过程中，生活条件、饮食构成、地理环境、季节变化及社会文化因素等都可以产生一定的制约性影响。

我国幅员辽阔，地理环境多样，气候复杂多变。不同的环境因素对人体体质的形成也产生明显的影响，也是形成地域人群间体质差异、证候特点的重要因素。如岭南地区位于东亚季风气候区南部，为热带、亚热带季风海洋性气候，夏季较长而冬季短暂，全年气温偏高，太阳辐射量较多，日照时间较长，降水丰沛。这种特殊的多热多湿的气候特点是该地区人群易形成湿热体质最重要的外部因素。而当代出现温室效应，气温逐渐升高，若素体多湿，加之外界阳热，湿热交织，日久易导致湿热体质的形成。

当今社会，由于交通、通讯事业的高度发达，自动化程度的极大提高，人们为了生存而必须付出的体力消耗大大减少，习惯于久坐不动。因运动不足，日久加重气机不畅、痰湿积滞，久而化热，形成或加重湿热体质。张志聪曰："形乐志乐则过于安逸矣，过于安乐则神机不转。"《温热经纬·薛生白湿热病篇》曰："过逸则脾滞，脾气困滞而少健运，则饮停湿聚矣。"好逸少动、久坐之人脾气虚弱，气血运化无力，湿浊内生，日久化热，易形成湿热体质。夏季在空调的作用下易造成腠理闭塞，使该排泄的汗液反而化成痰湿，或长期处于湿热环境，日久脾胃受困，容易形成或加重湿热体质。

未成年人面临升学压力，中青年面临就业、成家的压力，而老年人则面临着医疗、养老等压力，各种压力使人们常常处于压抑、焦虑甚至抑郁的状态。"脾在志为思""思则气结"，张景岳曾指出："但苦思难释则伤脾"，过度思虑或情志不畅，脾胃气机升降失司，肝失疏泄，可造成人体气机郁滞，气滞日久化火而三焦水道不利，可导致津液输布障碍，聚而成湿，而脾失健运也生湿，湿郁久化热，湿热交织，日久形成湿热体质。

脾胃为后天之本，饮食因素是导致体质形成的重要原因。随着人们生活水平的提高，中国人的饮食习惯也有了很大的变化，主要是过食肥甘厚腻（高热量、高蛋白、高脂肪），喜食辛热香浓。长期过食肥甘厚味，酿湿生痰，蕴热蒸痰则越来越多，容易形成湿热体质。另外，恣食辛辣香浓易使人产生内热，内热瘀积，酿生湿热，日久可形成湿热体质。烟为辛热纯阳之品，易助阳生热，热邪客于脾胃，可导致脾升胃降失司而内生湿热；酒为熟谷之液，"气热而质湿"（《证治准绳·伤饮食》），所以饮酒无度将助生湿热。《素问·太阴阳明论》曰："脾者土也，治中央，常以四时长四脏"，表明四时之中皆有土气，而脾不主一时。生活作息不规律，熬夜甚至日夜颠倒，导致人体节律混乱，脾气受损。脾主运化，脾气虚则津液不运，聚而成湿，湿郁久化热，可形成湿热体质。

（三）易患疾病

中医体质学说认为"体病相关"，如痤疮、湿疹、便秘、脂肪肝、糖尿病、高血压和高脂血症等疾病较常发生于湿热体质人群，可见湿热之症状。

1.痤疮　痤疮是一种常见的毛囊皮脂腺慢性炎性皮肤病，好发于颜面或胸背等皮脂腺分泌较多的部位，中医称之为"粉刺"，《素问·生气通天论》曰："汗出见湿，乃生痤。"湿热体质者具有面垢油光及易生痤疮粉刺、口臭、酒齄鼻等特点，而痤疮的临床表现也符合湿热体质特征，认为湿热体质是痤疮发生的"土壤"，其发病机制与湿热体质有着密切的联系。从现有理论研究可知，湿热型痤疮的发病，或因脾失运化又嗜食辛辣、肥甘，水湿内生，郁而化热；或因外感风邪，内蕴湿热，久而成瘀；或因情志抑郁化火，湿热相结，日久蕴结成毒，体现了湿热型痤疮以湿热体质为本、毒瘀痰结为标的特点，更说明各种湿热证型痤疮演化的基础是湿热体质，痤疮的各种分型则与湿热体质具有从化关系。

2.糖尿病　糖尿病的中医病名为消渴，是以多饮、多食、多尿、乏力、消瘦、尿有甜味为主要临床表现的一种疾病。消渴的基本病机是阴虚为本，燥热偏盛，病变脏腑与肺、胃、肾有关。历代研究表明，痰湿、湿热亦是消渴的主要影响因素。《内经》中就有关于糖尿病的病因病机及治法的论述："脾瘅……肥美之所发也，此人必数食甘美而多肥也，肥者令人热，甘者令人中满，故其气上溢，转为消渴……治之以兰，除陈气也。"有学者认为，湿热体质是高脂血症、高血压病、糖尿病、冠心病等的危险因素中共有的体质因素。现代人生活方式、环境、饮食结构发生改变，生活水平提高，保健品层出不穷，湿热已经成为糖尿病的主要致病因素。湿热体质的糖尿病患者在患病初期可无明显的"三多一少"症状，很多都是因为体检时发现血糖升高。由于湿热困阻气机，脾胃运化失司，导致饮食水谷精微吸收障碍，日积月累，终致湿热证。湿热耗气伤阴，气机升降受阻，又可兼夹瘀血，最终形成虚实夹杂之证，导致糖尿病的一系列并发症。

3.肠炎　慢性结肠炎、慢性溃疡性结肠炎的患者以久泄为特点，多见脾胃气虚、脾胃湿热等证。脾胃湿热在肠炎的中医辨证分型中是常见的证型之一，湿热体质的患者易于表现为脾胃湿热证。研究显示，久泄脾胃湿热证有一定的炎症基础，脾胃湿热证患者临床常见腹痛、里急后重、便下脓血，结肠镜像可见受累肠黏膜弥漫性炎症，病变以中重度多见，黏膜充血水肿明显。

4. 肾炎　从很多医家的临床观察和实验报告可知，在肾脏病的各个阶段，如急、慢性肾炎和肾功能衰竭的早期、中期和终末期阶段，湿热证为贯穿始终的主要证型之一，湿热对肾病的发生、发展、变化及预后转归的影响越来越引起医家的普遍重视。中医认为慢性肾炎的形成与外邪侵犯人体，肺、脾、肾三脏的水液代谢功能紊乱有关，为内外合邪导致湿浊郁久化热。中医湿热理论在现代医学肾脏疾病的治疗上有着重要的指导意义，肾脏病的水肿、蛋白尿、血尿、高胆固醇症、氮质滞留等，都与湿热病理有直接或间接的关系。由于激素、免疫抑制剂在临床广泛使用而引起的库欣综合征、继发感染等，大多具有湿热证候的临床表现。慢性肾小球疾病的反复感染，也反映了湿热之邪缠绵难愈的特性。

5. 肝炎　湿热内蕴肝胆是多种类型肝炎及肝癌等肝胆疾病的重要病理环节，肝胆湿热证为肝胆疾病临床常见的证型之一。肝胆疾病急性期多为感受湿热之邪导致湿热证，亦有湿阻脾胃、肝郁气滞等证型。中医认为急性肝炎的发病是由于感受湿热之邪引起。慢性肝炎患者可出现湿热、气滞血瘀、脾虚、肝肾阴虚、血瘀化热等不同证型。慢性肝胆病湿热证型是由于病初感受湿热之邪，失治、误治而致余邪未尽，或病久伤脾，湿郁化热，或反复感受湿热之邪引起。湿热体质人群不仅易患肝胆疾病，而且患病后容易转为慢性疾病。中西医结合研究表明，肝病、胆囊炎、胆石症、胰腺炎等病的肝胆湿热证，患者体内炎性生化指标水平均有增高，提示不同疾病的肝胆湿热证有共同的病理生化基础。

6. 脂溢性皮炎　湿热体质者多表现为皮肤油腻，由于皮脂壅塞毛孔，可导致皮肤发生多种慢性炎症，如毛囊炎、脂溢性皮炎等，迁延难愈，还可逐步加重发展成痤疮、湿疹等严重疾病。由于湿热还会引发机体免疫功能紊乱，所以湿热体质者容易发生荨麻疹、风疹等疾病。湿热过盛，壅聚皮肤，还可促使痈、疽、疔、疖的形成。

（四）判定方法（表4-7）

表4-7　中医体质分类与判定表：湿热体质

请根据近一年的体验和感受，回答以下问题	没有（根本不）	很少（有一点）	有时（有些）	经常（相当）	总是（非常）
您面部或者鼻子有油腻感或者油光发亮吗？	1	2	3	4	5
您容易生痤疮或疮疖吗？	1	2	3	4	5
您感到口苦或者口里有异味吗？	1	2	3	4	5
您小便时尿道有发热感，尿色浓（深）吗？	1	2	3	4	5
您带下色黄（白带颜色发黄）吗？（限女性回答）	1	2	3	4	5
您的阴囊部位潮湿吗？（限男性回答）	1	2	3	4	5
您大便黏滞不爽、有解不尽的感觉吗？	1	2	3	4	5
判定结果：　□是　　□倾向是　　□否					

（注：转化分≥40分为湿热体质；转化分30～39分倾向是湿热体质；转化分<30分不是湿热体质）

（五）调理方法

湿热体质者多湿热蕴结不解，调理法则为分消湿浊、清泄伏火。

1. 起居调护　湿热体质以湿浊内蕴、阳热偏盛为主要特征。湿热体质者对潮湿环境或气温偏高，尤其夏末秋初湿热交蒸气候较难适应，应避免长期熬夜或过度疲劳。保持二便通畅，注意个人卫生，预防皮肤病变。烟草为辛热秽浊之物，易于生热助湿，久受烟毒可内生浊邪；酒性热而质湿，堪称湿热之最，必须力戒烟酒。

2. 运动健身　湿热体质者以湿浊内蕴、阳热偏盛为主要特征，适合做大强度、大运动量的锻炼，如中长跑、游泳、爬山、各种球类等，以消耗体内多余的热量，排泄多余的水分，达到清热除湿的目的。还可以将健身力量练习（如杠铃）和中长跑相结合。湿热体质者在运动时应避开暑热环境。

3.精神调摄　湿热体质者阳气偏盛，性情急躁易怒，平日要加强道德修养和意志锻炼。要多参加各种活动，多听轻松音乐，克制过激的情绪。合理安排自己的工作、学习和生活，培养广泛的兴趣爱好。

4.经络穴位调理　湿热体质者经络调理重在清热利湿，取足太阴、足厥阴经穴为主，取穴可选肺俞、膈俞、脾俞、肾俞、三阴交、太溪、阴陵泉、足三里、中脘。

二、湿热体质的饮食保健

湿热体质是以湿热内蕴为主要特征的体质状态，宜食用清利化湿的食物。食物宜清淡，易于消化，常食解毒、健脾、利湿、清火之品，如蚕豆、绿豆、大麦、荞麦、鸭肉、兔肉、鲤鱼、鲫鱼、海带、紫菜、冬瓜、苦瓜、黄瓜、白菜、芹菜、卷心菜、竹笋、莴笋、莲藕、萝卜、绿豆芽、荸荠、梨、西瓜等。常用药食同源物品有马齿苋、赤小豆、淡豆豉、淡竹叶、金银花、夏枯草、布渣叶、鱼腥草、枳椇子、栀子、藿香、荷叶、菊花、鲜白茅根、菊苣、桑叶、决明子、鲜芦根、槐花、槐米、薏苡仁、余甘子、甘草、当归、胖大海、蒲公英、茯苓等。

体质内热较甚者，应忌食辛辣燥烈、大热大补的食物，如辣椒、生姜、大蒜、大葱、胡椒、花椒、狗肉、鹿肉、羊肉、动物内脏、荔枝、芒果、菠萝等。少吃或不吃肥甘厚腻的食物及温热性食品和饮品，忌烟酒。膳食烹制少用烧烤、煎炸、辛辣火锅等方法。

三、药膳食疗举例

1.马齿苋粥

【原料】鲜马齿苋 60g，粳米 100g。

【制作】马齿苋洗净，切碎，与粳米煮粥。早晚餐温热食。

【功效】清热利湿，消积止痢。适用于湿热痢疾、热毒血痢、湿热泄泻及湿热脚气、头面水肿、心腹胀满、小便淋涩等症。

2.薏苡仁粥

【原料】薏苡仁 60g，粳米 60g，盐 5g，鸡精 2g。

【制作】将薏苡仁洗净捣碎，粳米淘洗，同入砂锅内，加水适量，共煮为粥。粥熟后调入盐、鸡精，温热食之。

【功效】健脾补中，渗湿消肿。适用于水肿，小便不利，脾虚泄泻，湿痹筋脉挛急，四肢屈伸不利，肺痈吐脓痰及扁平疣等。

3. 二鲜饮

【原料】鲜藕120g，鲜茅根120g。

【制作】鲜藕切成片，鲜茅根切碎。武火煮沸后文火煮30分钟，取汁饮用。

【功效】养阴清热，止血化瘀。适用于虚劳咳嗽、痰中带血及血淋而见小便灼热、艰涩刺痛、尿血等症。

4. 甘蔗白藕汁

【原料】甘蔗100g，莲藕100g，冰糖适量。

【制作】洗净甘蔗，去皮、切碎、榨汁。洗净莲藕，去节、切碎、绞汁。每次取甘蔗汁、莲藕汁各一半饮用。

【功效】清热利湿，凉血润燥。用于口渴心烦，肺燥咳嗽，热病大便秘结，出现尿频、尿短、尿痛的急性膀胱炎、尿道炎及老年人便秘等，均有疗效。

5. 扁豆白果猪肚汤

【原料】白果15颗，扁豆、薏米各30g，胡椒10颗，猪肚1个，猪瘦肉50g，生姜20g。

【制作】猪瘦肉洗净；白果去壳，洗净；扁豆、薏米洗净，稍浸泡；胡椒稍破碎；将猪肚内部处理干净，切为条状，焯水。然后各原料与生姜片一起放入砂锅中，加清水适量，先用武火煲沸，再改用文火煲2～3小时，调入适量食盐即成。

【功效】健脾祛湿。适合湿热体质或兼痰湿体质者。

6. 老黄瓜赤小豆煲猪脚汤

【原料】老黄瓜500g，赤小豆80g，猪脚1只，蜜枣4个，陈皮10g，生姜20g。

【制作】赤小豆、蜜枣、陈皮洗净后浸泡；老黄瓜洗净、切片；猪脚洗净后分为4块。先放陈皮于砂锅内，加入清水适量，武火煲沸后再加入赤小豆、猪脚、蜜枣、姜片，煮沸后改为文火煲约2小时，加入老黄瓜片后煲 20 分钟，调入适量食盐、鸡精即成。

【功效】清热利湿。适合湿热体质常有小便短黄症状者。

7. 薏仁鲫鱼汤

【原料】薏苡仁 50g，鲫鱼 2 条，芫荽 20g，荜茇 10g，姜、葱适量，料酒 25g，盐、鸡精适量。

【制作】鲫鱼去鳞、鳃及内脏，洗净后切成中等方块。葱、姜洗净切片。鲫鱼、薏苡仁、葱、姜、荜茇放入砂锅中，加清水适量，用武火烧沸后转用文火煲约 40 分钟，再加芫荽、料酒、鸡精、食盐调味即成。

【功效】利水消肿，下气通乳。

8. 荠菜鸡蛋汤

【原料】荠菜 250g，鸡蛋 1 个，食用油、盐、鸡精适量。

【制作】将荠菜洗净、切段，鸡蛋去壳打匀，用清水煮成汤，温热服食。

【功效】清肝泄热，祛湿利尿。适用于老年人尿频、尿急、尿血、急性膀胱炎、肾结石、肾结核等。

（袁茵）

第八节　气郁体质的食养调理

一、概述

气郁体质指因长期情志不畅，气机郁滞，不能外达而形成的以性格内向不稳定、忧郁寡欢、敏感多疑为主要特征的体质状态。气郁体质早在《黄帝内经》时代就已经出现，被称为"易伤而忧"。"气郁"一词源于《丹溪心法》中所描述的"六郁"之一，戴思恭为之注云："气郁者，胸胁痛，脉沉涩。"揭示气郁的主要症状是胸胁痛，肝位于胁下，其经布胸胁，可见"气郁"与肝脏有密切关系。近年来由于现代社会节奏快、生存竞争压力大、饮食结构改变等原因，造成气郁体质的群体数量逐年上升，严重影响生活质量和工作。

（一）体质特征

气郁体质人群的特征为：①形体特征：形体瘦者为多。②心理特征：性格内向不稳定，敏感多疑。③常见表现：神情抑郁，情感脆弱，烦闷不乐，舌淡红，苔薄白，脉弦。④发病倾向：易患郁证、脏躁、百合病、梅核气等病。⑤对外界环境适应能力：对精神刺激适应能力较差，不适应阴雨天气。

（二）形成原因

气郁体质是机体生命活动在多种因素综合影响下形成的个性特征，多与先天禀赋、精神刺激、忧愁思虑等因素有关。

中医学认为，先天禀赋源于父母遗传之精及受胎后母体对胎儿的影响，是构成体质的第一块基石，是个体体质差异形成发展的内在因素。正如《灵枢·天年》言"以母为基，以父为楯"，先天禀赋充足，气血充盛，则体质无偏；若父母为气郁体质，或母体妊娠时郁怒不畅，调养不当，其子女则因先天禀赋而易表现为"气郁"这种偏颇体质。

清·吴谦《医宗金鉴》载："七情在节，七气在病，郁滞生痰。"在阐述百合病时，他提出"常思无止境，情志不遂。"表明气郁主要是由情绪引起的。《素问·阴阳应象大论》云："人有五脏化五气，以生喜怒悲忧恐"，以五脏为主体的脏腑功能是情志产生的内在基础。现代社会生活工作压力大，人们更容易过度兴奋或受不良事件刺激，若长期情绪不稳定，起伏较大，超出人体耐受和调节的限度，则可导致精神情志变化。肝为情志之官，情志不遂直接影响肝之疏泄，人体气机运行失衡，脏腑生理功能异常，可逐渐形成气郁体质。另外，长期思虑过度，所欲不遂，亦可致气机郁滞，脾失健运，肝失疏泄，久则形成气郁体质。

合理的膳食可增强体质。若长期饮食不节，饥饱无常，可影响脏腑气血津液平衡，形成偏颇体质。现代社会人们喜嗜肥甘厚腻、辛辣寒凉酸收之品，易损伤脾胃，使脾失健运，土壅木郁，进而肝失疏泄，气机郁滞不畅，可渐成气郁体质。

《素问·上古天真论》载："是志闲而少欲，心安而不惧，形劳而不倦，气从以顺。"适宜劳作则气机通畅，精力充沛。随着社会经济发展，现代社会人们多追求安逸，奉养过度，部分人亦安于现状，懒于思考，情绪低落消极，久则使脏腑气机失于协调，壅滞不畅，引起体质偏颇，在多种因素影响下可形成气郁体质。

相对于男性，女性更容易形成气郁体质。女子以血为本，以肝为先天，女性有经、带、胎、产的生理特点，同时女性情感较丰富，敏感细腻，兼顾工作与家庭，面临的压力较大，易受不良情绪影响而出现焦虑、抑郁等情绪障碍，而情志失调易致肝气郁结，气机郁滞。

四季的变化，社会环境的改变，以及人体对环境的适应能力，对人体之气均有影响。由于现代社会生活和工作节奏加快，人们承受的社会压力较大，加之劳神劳心，易引起脏腑阴阳气血失衡，肝失疏泄，气机郁滞，久则形成气郁体质。

（三）易患疾病

气郁体质之人情志久郁，易发生多系统的疾病；长期患病之人多情志不乐，久之也易向气郁体质发生转化。此即张景岳所论之"因郁而病"与"因病而郁"。因气郁体质自身特征，必然对某种致病因子或某些疾病有易感性和倾向性，临床多涉及精神类和肝、胆、胃肠等脏器疾患，与抑郁症、失眠、功能性消化不良、男性不育、乳腺增生、月经不调等疾病的发生有密切联系。

1.抑郁症　抑郁症是一种常见的心理障碍，以心情低落、主动性降低、思维迟缓及兴趣降低等精神运动性迟缓症状为主要临床表现。抑郁症不仅对患者的身心健康造成严重的损害，也给其家庭及社会带来沉重的负担。根据抑郁症的临床表现，中医学多将其归属于"郁证""百合病""脏躁"等范畴。抑郁症的发生与体质有关，在关于抑郁症九种体质的流行病学调查中发现，气郁质为抑郁症常见偏颇体质之一。

气郁质是以气机郁滞为主要特征的一种偏颇体质，此类患者长期处于气郁偏颇状态，虽也属于正常状态，但当处于疾病状态时，体质的倾向性会使患者在病理上多出现肝气郁结、痰郁化热、气滞血瘀、气滞痰蕴、肝郁脾虚等。研究表明，抑郁症原发在肝。《素问·灵兰秘典论》曰："肝者，将军之官，谋略出焉。"肝喜条达而恶抑郁，性主动主散。若气郁质患者处于病理状态时，易肝失疏泄，无以发挥其调畅全身气机之效，从而肝气郁结。肝气郁结，气机失调，一则使肝调畅精神情志功能紊乱，从而发生抑郁。二则不能促进机体津血运行输布，从而产生痰、瘀等病理产物，气郁日久则易化热。三则肝气郁结，肝木乘土，脾土主运化，其功能受损则易气血生化乏源，从而易致气虚；且脾藏意主思，若脾土受损或思虑过度，亦会影响气的运行，导致气滞，进而使脾藏意失常，导致抑郁。气郁质与抑郁症紧密相关，且气郁质抑郁症患者初起多为气机郁滞，其病机多与肝气郁结相关。

2.失眠 失眠属中医学"不寐""不得眠""目不瞑""郁证"疾病范畴。《素问·天元纪大论》云："人有五脏化五气，以生喜怒忧思恐"，既往调查研究说明，气郁质与失眠关系密切，气郁质的形成可因先天禀赋不足、精神刺激、暴受惊恐、所欲不遂、忧郁思虑等诱发。情志为病，无不伤肝，肝郁气滞，化火生痰成瘀，魂不安藏，扰乱神明。元代朱丹溪有言："气血冲和，百病不生。一有怫郁，诸病生焉"，皆论述到不寐与气机升降是否调达的联系性，故其病机主要为肝失疏泄、脾失健运、心失所养及脏腑气血失调，致使阴阳失交，营卫不和。气郁体质的形成虽与各脏腑相关，却尤以肝脏关系最为密切。气郁体质之人多因情志因素影响易于肝郁，形成肝失疏泄的病理变化，出现气血失和，营卫失调，久则阴阳失调，阳不入阴，导致失眠；加之"肝体阴而用阳"，肝藏血是疏泄功能正常发挥的物质基础，当疏泄失常，不能正常贮藏调节血量以化神养神，使神魂失于濡养，亦可致失眠发生。

3.乳腺增生 乳腺增生病约占全部乳腺疾病的70%以上，是育龄妇女最常见的乳腺病，以乳房胀痛、包块、溢液为主要症状，主要集中在35～55岁育龄期妇女，其发病与内分泌失调、年龄、生殖、社会心理因素等有关。目前乳腺增生病的体质类型调查分析显示，气郁体质是乳腺增生病的主要体质类型。乳腺增生患者通常对外部刺激反应敏感而强烈，疾病在压力和愤怒的条件下恶化，也与气郁体质有关。中医学认为乳腺增生属于"乳癖"的范围，认为乳腺增生病的主要病因病机为肝郁气滞，痰湿瘀血阻滞，冲任失调。

气郁质是长期情志不畅、气机郁滞而形成的以性格内向、情绪不稳定、忧郁脆弱、敏感多疑为主要表现的体质状态。《外科正宗》云："忧虑伤肝，思虑伤脾，积想在心，所愿不得者，致经络痞涩，聚结成核"。女性常因情绪不稳定等原因致使脾气暴躁、易怒，郁怒伤肝，肝气疏泄不利，气机阻滞，日久则无以促进津血运行，致水液停聚；产育或月经后瘀血阻滞于脉络，造成气机逆乱，血行不畅；气郁痰凝血瘀聚于乳络，乳络不通，发为乳癖。

4. 男性不育　中医对男性不育的认识已经有 2000 多年的历史，"不育"一词早在《周易》中就有记载，明清时期形成了男性不育的中医诊疗体系。清朝陈士铎《石室秘录·子嗣论》载："凡男子不生养有六病。六病何谓？一精寒，二气衰，三痰多，四相火盛，五精稀少，六气郁。"其中气郁指肝气郁滞，说明前人已经认识到气郁是男性不育的原因之一。随着疾病的发展，由于各种内外因素的影响，一系列的发展与进化以多种方式影响了男性正常的生殖功能。通过探讨体质与男性不育之间的联系，将气郁体质确定为男性不育患者的危险体质。

5. 功能性消化不良　功能性消化不良是目前最常见的胃肠道疾病，无胃肠道器质性病变，无明显特征性，以上腹部胀痛、早饱、嗳气、食欲不振、恶心、呕吐等一种或多种症状同时出现为主要临床表现，具有持续性、反复发作性、病程长等特点。中医学并无确切病名，属胃痛、痞满、纳呆等范畴。金元医家李东垣创立脾胃内伤理论，认为饮食不节、寒温不适、劳逸过度、精神刺激、攻下药物使用不当等均可内伤脾胃，致使升降失常，气机不畅而生痞满之病。功能性消化不良发病与体质类型有着密切关系。气郁体质之人易受情志抑郁或忧思恼怒等不良精神状态因素影响，常致气机不畅，肝失疏泄，因肝、脾在生理功能上密切相关，在病理变化上相互影响，肝气郁结最易横逆犯胃，影响脾胃气机升降，导致胃脘胀满、胃脘疼痛、嗳气、反酸、呃逆等一系列的功能性消化不良症状出现。

（四）判定方法（表 4-8）

表 4-8　中医体质分类与判定表：气郁体质

请根据近一年的体验和感受，回答以下问题	没有（根本不）	很少（有一点）	有时（有些）	经常（相当）	总是（非常）
您感到闷闷不乐、情绪低落吗？	1	2	3	4	5
您容易精神紧张、焦虑不安吗？	1	2	3	4	5
您多愁善感、感情脆弱吗？	1	2	3	4	5
您容易感到害怕或受到惊吓吗？	1	2	3	4	5
您乳胁部或乳房胀痛吗？	1	2	3	4	5

请根据近一年的体验和感受，回答以下问题	没有（根本不）	很少（有一点）	有时（有些）	经常（相当）	总是（非常）
您无缘无故叹气吗？	1	2	3	4	5
您咽喉部有异物感，且吐之不出，咽之不下吗？	1	2	3	4	5
判定结果：　□ 是　　□ 倾向是　　□ 否					

（注：转化分 ≥ 40 分为气郁体质；转化分 30 ～ 39 分倾向是气郁体质；转化分 < 30 分不是气郁体质）

（五）调理方法

气郁体质者多气机郁滞，调理法则为疏肝行气、开其郁结。

1.起居调护　气郁体质者有气机郁结倾向。生活起居要有节律，一日三餐定时定量，营养合理搭配，保持不熬夜的良好作息规律，既可以预防胃病、胆囊炎、失眠等相关疾病发生，又可以使人保持工作生活精力充沛、心情愉悦，缓解气机郁滞的不适症状。其次，要做到劳逸结合，劳作不过度。高强度的生活工作节奏可使精神长期高度紧张，会加重气郁体质者的情绪抑郁。要适当地放慢节奏，可培养打球、下棋、游泳等兴趣爱好，释放减轻压力。

2.运动健身　气郁体质是由于长期情志不畅、气机郁滞而形成，体育锻炼的目的是调理气机，舒畅情志。应尽量增加户外活动，可坚持较大量的运动锻炼。锻炼方法主要有大强度大负荷练习法、专项兴趣爱好锻炼法和体娱游戏法。体育锻炼既可以增强体质，又可以转移注意力，分散工作、生活甚至疾病所带来的不良影响，放松身心。老年人可适当地进行下棋、气功、太极拳、五禽戏等放松锻炼以调息养神，通过锻炼活动调理气机郁滞，调畅情志。

3.精神调摄　气郁体质者性格内向不稳定，忧郁脆弱，敏感多疑，对精神刺激适应能力差，不适应阴雨天，易出现精神抑郁、闷闷不乐的不良情绪。"喜则胜忧"，要尽量保持心态平和，控制情绪过度波动，常听轻松的音乐和相声，多参加有益的社会活动，培养开朗、豁达的性格。

4.经络穴位调理　气郁体质者经络调理重在理气解郁、畅通气血，只针不灸，用泻法。常用腧穴可选膻中、期门、太冲、肝俞、合谷、三阴交等。

二、气郁体质的饮食保健

气郁体质是气机郁滞不畅的体质状态，易出现精神抑郁、食欲不振等状态，要多食有行气解郁作用的食物，如荞麦、小麦、大麦、糯米、绿豆、高粱、香菜、茴香、葱、白萝卜、洋葱、苦瓜、丝瓜、黄花菜、海带、海藻、柑橘、柚子、山楂、槟榔、蘑菇、豆豉、菊花、茉莉花、猪肝、瘦肉、蛋类、银耳等。常用的药食同源物品有八角茴香、刀豆、小茴香、代代花、肉豆蔻、佛手、麦芽、郁李仁、砂仁、香橼、莱菔子、紫苏、紫苏籽、橘红、橘皮、杏仁、薤白、玫瑰花、甘草、夏枯草、当归、薄荷等。

气郁体质之人应忌食辛辣助热之食物，以防诱使气郁化火或痰结。不宜多用烟、酒、浓茶、咖啡等兴奋之品。应少食收敛酸涩的食物，如石榴、乌梅、青梅、草莓、杨桃、酸枣、柠檬、南瓜等，以免阻滞气机，因气滞而血凝。亦不可多食冰冷食物，如冰激凌、冰冻饮料等。

三、药膳食疗举例

1. 橘皮粥

【原料】橘皮 40g，粳米 100g。

【制作】橘皮研细末备用；粳米淘洗干净，放入锅内，加清水。武火烧沸后转文火，煮至粥将成时加入橘皮粉搅拌均匀，再煮 10 分钟即成。

【功效】理气运脾。

2. 玫瑰鸡肝汤

【原料】银耳 15g，玫瑰花 10g，茉莉花 10g，鸡肝 100g，葱、姜、调味料适量。

【制作】玫瑰花、茉莉花清水洗净；银耳洗净后破成小片，清水浸泡待用；鸡肝洗净切片后在沸水中略烫。将水烧沸，加入少量料酒、姜片、葱白、食盐，放入银耳和鸡肝，待鸡肝熟后调味，最后放入玫瑰花和茉莉花煮沸即成。

【功效】疏肝解郁，健脾宁心。

3. 糖渍金橘

【原料】金橘 500g，白糖 500g。

【制作】将金橘洗净，放入锅中，用勺将金橘压扁，去核。加白糖 250g 腌渍 1 日，待金橘浸透糖，以文火煨熬至汁液耗干，停火待冷，再拌入白糖 250g，放盘中风干数日，装瓶备用。

【功效】理气解郁，化痰醒酒。适用于胸脘痞满，食欲不振，消化不良，及饮酒过量等症。

4. 葛粉羹

【原料】葛粉 250g，荆芥穗 50g，豆豉 150g。

【制作】葛粉做面条，荆芥穗和豆豉共煮沸，去渣留汁，葛粉面条放药汁中煮熟。空腹食。

【功效】平肝熄风，开窍。适用于中风神昏、手足不遂。

5. 百合莲子汤

【原料】百合 60g，干莲子 50g，冰糖适量。

【制作】将百合、莲子浸泡 2 小时，冲洗干净，置于锅中，武火烧沸，加入冰糖，文火继续煮 40 分钟即成。

【功效】养心安神，健脾和胃。适用于气郁日久、化火扰神而心烦失眠、不思饮食、胸胁脘腹胀闷等。

6. 佛手玫瑰茶

【原料】佛手 10g，玫瑰花 5g。

【制作】将佛手、玫瑰花洗净，用沸水浸泡后饮用。

【功效】疏肝解郁。适用于肝郁气滞之胸胁胀痛、饮食减少。

7. 香橼米醋浸海带

【原料】鲜海带 150g，香橼 10g，米醋 1000g。

【制作】将香橼、海带洗净后在米醋中浸泡 7 日。

【功效】疏肝理气，软坚散结。适用于肝郁气滞型单纯性甲状腺肿。

8. 代代花乌鸡汤

【原料】乌骨鸡 1 只，枸杞子 30g，鲜代代花 20g，竹笋 50g，火腿 20g，黄酒、生姜、盐、胡椒粉、鸡精适量。

【制作】乌骨鸡去内脏、洗净；枸杞子、代代花洗净；竹笋、火腿切薄片。将乌骨鸡、火腿、枸杞子、竹笋放入砂锅内，加入黄酒、生姜、胡椒粉、盐和水共煲，最后加入鸡精和代代花，略煮即可。

【功效】健脾益气，祛风通络。

9. 茉莉花鸡片汤

【原料】鸡里脊肉 150g，茉莉花 20 朵，鸡清汤 1500mL，鸡蛋 2 个，精盐、鸡精、料酒、葱、姜、胡椒粉、干淀粉各适量。

【制作】将鸡里脊肉、茉莉花洗净，鸡肉切丁，茉莉花去梗；葱洗净、切段，姜拍碎取汁。先将鸡肉用精盐、料酒、鸡精、葱、姜汁、鸡蛋清调拌均匀，再放入淀粉内。汤锅放水烧沸后离火，将鸡片放入沸水中余透，捞出后用凉水浸泡。将鸡清汤烧沸，放入料酒、精盐、鸡精、胡椒粉调好味，再放入凉好的鸡片。待烫熟后捞出，放入装有茉莉花的碗内，再将鸡汤盛入汤碗内即成。

【功效】疏肝理气，补虚强身。适用于体虚气滞之人。

（袁茵）

第九节　血瘀体质的食养调理

一、概述

血瘀体质，也称瘀血体质，是指体内有血液运行不畅的潜在倾向或瘀血内阻的病理基础，并表现出一系列外在征象的体质状态。对于"血瘀"的描述，《黄帝内经》中有"脉凝泣""留血""恶血""脉不通""血浊"的记载，《灵枢·根结》曰："逆顺五体者，言人骨节之大小，肉之坚脆，皮之厚薄，血之清浊，气之滑涩……"，其中血浊便指血瘀。

（一）体质特征

血瘀体质人群的特征为：①形体特征：胖瘦均见。②心理特征：易烦，健忘。③常见表现：肤色晦暗，色素沉着，容易出现瘀斑，口唇暗淡，舌暗或有瘀点，舌下络脉紫暗或增粗，脉涩。④发病倾向：易患癥痕、痛证和血证等病。（5）对外界环境适应能力：不耐受寒邪。

（二）形成原因

血瘀质的形成与多种因素相关。先天禀赋方面主要受遗传因素的影响。后天因素方面，长期对食物的嗜好会引起脏腑属性的偏颇，从而导致脏腑功能失调。酸味具有收敛固涩之功，过多食酸容易引起血液凝滞，气血运行不畅；甘味能够缓急，质地滋腻，过食甘味容易滋生痰湿，导致痰凝血瘀；咸味具有泻下之功，过食咸味容易丢失津液，血脉凝滞，《素问》中提道："盐者胜血""多食咸，则脉凝泣"，过量的食盐摄入可以引起血脉滞涩不通。长期饮食膏粱厚味可导致气血流通壅滞，促进血瘀体质的形成。《景岳全书》曰："凡富贵之家，过于安逸者，每多气血壅滞。"周学海在《读医随笔》中明确提出："甘肥贵人，尊荣肥盛"者为气虚血滞之质，其谓："盖尊荣肥盛，是素本气虚血滞之质矣。"并指出其机制为：富贵之人平时安居厚奉，气血流通不畅，故发病易"属气血之郁滞"。

饮食失节、偏嗜或过饥，均可引起脏腑功能的失调，气机失常而使血行失常，导致瘀血的形成。饮食不足，气血生化乏源，气虚无以推动血行，久可致瘀；饮食过饱，食物阻滞于体内，气机失常可导致气郁血瘀。饮食偏于辛温燥热，燥热伤津可导致津亏血瘀。饮食寒凉生冷，寒为阴邪，易耗伤脾胃之阳，多食可导致气血运行失畅，寒性凝滞可导致血行迟缓而致瘀。现代人的饮食结构中脂肪的含量明显增加，尤其以西餐、快餐、零食等为甚，长期高脂饮食可致使血液黏稠度增高，影响血液流通，瘀阻脉络，从而引起血瘀体质的发生。

自然条件的不同，可形成不同的体质特征。有调查研究表明，血瘀体质的形成与所处环境的气候具有相关性，青海地区属于高寒地区，气候寒冷，空气稀薄，容易导致瘀血体质的形成。肺主气，司呼吸，肺部吸入自然界的清气进入体内，与后天之本所形成的水谷之气结合生成宗气，宗气生成不足，导致血液的推动力不足，停滞在局部而形成瘀血。除此之外，高寒地区气候湿冷，寒主收引，血液凝滞运行不畅，亦可导致血瘀体质的形成。

中医五志对应五脏，肝为刚脏，体阴而用阳，其主疏泄；若情志不遂，肝气疏泄不利，气机郁结，则气不行血，导致血液运行不畅。另者气郁容易化火，火热煎熬体内津液，血液质地稠厚，亦可形成血瘀体质。又如长期思虑过度，损耗气血，气血不足，气血运行受限，亦可形成血液瘀滞状态。现代社会由于竞争激烈、工作繁忙、生活压力大等原因，容易造成人的精神长时间紧张、压抑、烦躁等，从而形成情志不遂、肝郁气滞的状态，引起血瘀体质。

天气寒冷可以导致人体气血运行迟缓，甚至血液凝滞不通，即所谓"寒则血凝"。若长期、反复地受到寒邪刺激，超出人体自我调节的范围，会形成血瘀体质。外感热邪或感寒入里化热，均可煎熬血液，使血液浓缩而黏稠，进而运行不畅或凝结成块，亦可导致血瘀体质的形成。

跌仆损伤引起的离经之血，《黄帝内经》中称之为恶血，若不及时医治或医治不当，导致恶血停留于体内，阻碍新血的形成，成为潜在的致病因素，在外因的诱发作用下，具有形成瘀血证的倾向性。如《医述》引罗赤城语："亦有跌仆闪挫，当时不觉，至于气衰之际，不时举发。"人体血液流失，气随血脱，导致气血两亏，气虚无以推动血行，血亏动力不足，离经之血阻滞于局部形成瘀血，可诱发血瘀体质的形成。

疾病迁延日久不愈，影响脏腑气机功能，久则影响血运，或脏腑功能衰弱，血运无力，皆可致血脉阻滞，使阴阳相对平衡的体质状态发生改变，形成血瘀体质。《普济方》提出："久病当调血。"疾病日久不愈，必影响一身之气血。清代医家叶天士提出"久病入络""初病在经，久病在络"，强调"久"字，认为疾病缠绵难愈，日久可影响人之血脉，气血推行不利成瘀，指出了久病易致血瘀体质形成。

体质可随着年龄的增长缓慢变化，使得不同的年龄阶段呈现出不同的体质特点。《望诊遵经》载："气质之变，亦有老少之势……及其老也，气血衰，肌肉枯，气道涩，营卫之行迟。"人体壮年之后，随着年龄的增长，各部分生理机能开始下降，脏腑机能逐渐衰退，代谢速度减缓，气血运行速度减慢，加之老年人喜静少动，行动迟缓，故有"老人气血多瘀滞"之说，因此老年人体质多为生理性血瘀体质。

由于女性特殊的生理特性，血瘀体质为女性产后常见的体质之一。女子以肝为先天，以血为用，女性的生理特征经、带、胎、产、乳均与血液有关，因此血液的正常运行与女性的生理病理密切相关。妇女产后元气亏虚，血液亏少，造成气血两亏，气虚或气滞无以推动血行，血液留滞于局部，难免导致瘀血的产生，形成血瘀体质。

（三）易患疾病

血瘀体质者存在血液运行不畅的潜在倾向或瘀血内阻的病理基础，长期血液运行异常可导致瘀血内结、气机郁滞、痰湿阻滞、脏腑失养、筋骨不荣、血瘀出血等病理改变，进而发展、演变为相关疾病，表现为相应的临床症状。

1.冠心病　血瘀体质者体内素有瘀血，气血不通，脉络瘀阻，易发胸痹。《素问·痹论》指出："心痹者，脉不通。"清代龚信《古今医鉴》指出："心痹痛者……素有顽痰瘀血。"血瘀体质的患者亦有患冠心病的内在病理基础。研究表明，在冠心病患者病理体质中，血瘀质出现频率最高，其次是气虚质和痰湿质，且心梗患者的体质类型以血瘀质最多见。从中医体质学角度和现代研究角度来看，血瘀体质是冠心病的重要体质基础。

2.中风　体内血液运行不畅，或凝聚于局部，或以离经之血为病因，引发动摇、震颤、眩晕等症状，兼有瘀血证的临床表现，称为"瘀血生风"，即瘀血所导致的内风。"内风"是中医学特有的概念，以内风症状为主要临床表现的疾病称为内风病证，包括临床常见的脑血管意外、脑动脉硬化症、高血压脑病、癫痫病、帕金森病等，均属于中医内风证的范畴，中医称之为中风、眩晕、痫证、颤证等，其中最多见的是中风病。通过对内风发病机制的研究，许多学者在临床实践的基础上，结合现代医学理论和实验研究，认为血瘀是导致多种内风病的病理基础。中风病主要由气血亏虚导致脏腑功能失调，气血运行受阻，经脉失于濡养；或阴阳失调，气逆上行，蒙蔽心神所致。总的来说，风、火、痰、瘀为其病因，气血上逆为其病机，表现为突然昏倒、不省人事，伴有半身不遂、口眼歪斜等主要症状。

3.痛经　中医又称"经行腹痛"，可因先天遗传因素，如子宫位置异常或子宫发育不良，也可因情志不畅、外感邪气等因素而形成痛经。朱丹溪云："临行时腰痛滞，有瘀血"。朱南孙也认为，痛经发生的病机主要体现为有所"不通"，不论是气滞、血瘀、寒凝，还是气血虚弱、肝肾亏损，均可产生气血运行不畅，瘀阻冲任，导致"不通则痛"，其中"瘀"是本病病机之关键。妇女以血为本，月经、胎孕、产育、哺乳均以血为用，故易致气虚无力运血或气滞影响血行，形成血瘀体质。血瘀质的妇女本身气血运行受阻，有痛经的病理基础，再加之感受寒湿、饮食不节等外因刺激，易罹患痛经。

4.子宫肌瘤　为子宫平滑肌内生成的良性肿瘤，属于中医"崩漏""癥瘕"的范畴。该病的形成多与气血瘀滞、痰凝血瘀有关，如肝气郁结、气机失调导致血行不畅，瘀阻于胞宫，久而发为本病；或因产后、经期正气亏虚，感受寒邪，血与邪气搏结而成瘀血，新血不能归经则发为崩漏；或因先天不足、后天各种因素导致脾肾不足，水湿气化不利，凝聚成痰，与血搏结，气虚无以推动血行，或脾失统血，离经之血成瘀。表现为经血骤多，经期延长，小腹胀痛，舌质紫暗伴有瘀斑瘀点，脉涩或弦紧。研究发现，子宫肌瘤患者约29.2%的体质类型为血瘀质，可见血瘀体质对其有易感性。

5.其他疾病　黄褐斑是瘀血体质的一个常见特征。瘀血体质者"素有恶血在内"，可致颜面肌肤失养，色素沉着，积为暗斑。感受外邪，内袭胃腑，或饮食失节、情志失调，导致气机不利，络脉瘀阻，体内血液运行迟缓或停滞于胃络，容易影响消化系统功能，导致相关疾病的产生，如慢性胃炎、消化性溃疡病、消化道出血等。情志不畅，肝失疏泄，导致痰凝血瘀，可引起甲状腺功能亢进。

（四）判定方法（表4-9）

表4-9　中医体质分类与判定表：血瘀体质

请根据近一年的体验和感受，回答以下问题	没有（根本不）	很少（有一点）	有时（有些）	经常（相当）	总是（非常）
您的皮肤在不知不觉中会出现青紫瘀斑（皮下出血）吗？	1	2	3	4	5
您两颧部有细微红丝吗？	1	2	3	4	5
您身体上有哪里疼痛吗？	1	2	3	4	5
您面色晦暗或容易出现黄褐斑吗？	1	2	3	4	5
您容易有黑眼圈吗？	1	2	3	4	5
您容易忘事（健忘）吗？	1	2	3	4	5

请根据近一年的体验和感受，回答以下问题	没有（根本不）	很少（有一点）	有时（有些）	经常（相当）	总是（非常）
您口唇颜色偏暗吗？	1	2	3	4	5
判定结果：　□是　　□倾向是　　□否					

（注：转化分≥40分为血瘀体质；转化分30～39分倾向是血瘀体质；转化分<30分不是血瘀体质）

（五）调理方法

血瘀体质者多血脉瘀滞不畅，调理法则为活血祛瘀、疏利通络。

1. 起居调护　血瘀体质者具有血行不畅的倾向。血得温则行，得寒则凝。血瘀体质者要避免寒冷刺激；日常生活中应注意动静结合，不可贪图安逸而加重气血瘀滞。注重顺时调养，春季应避免外邪入侵，适当运动，以适应春天生发之性；夏季应注意防暑，多饮温水，以免血液黏稠，血管运行不畅；长夏须防湿热淋雨，居处宜干燥，因湿性黏滞易使血液运行不畅；秋季宜适当保暖，多饮开水，增加身体锻炼，活动筋骨，以促进血液循环，缓解血瘀体质状态；冬季应注意保暖，避免寒邪侵袭，因寒则气收，容易导致血管收缩，血液凝滞。

2. 运动健身　血气贵在流通，通过运动可使全身经络气血通畅，五脏六腑调和。应选择一些有益于促进气血运行的运动项目，坚持经常性锻炼，如易筋经、保健功、导引、太极拳、太极剑、五禽戏、步行健身法、徒手健身操及各种舞蹈等。血瘀体质者心血管机能较弱，不宜进行大强度、大负荷的体育锻炼，而应该采取中小负荷、多次数的锻炼，步行健身法值得提倡。锻炼时间宜选择在早晨，因血瘀体质者体内已有血行不畅的基础，经过一夜卧床，血液势必更加凝滞，故早晨宜进行身体锻炼，以使血行通畅。

3. 精神调摄　人的情绪影响肝脏的疏泄功能，亦可影响气血的正常运行。通过心理疏导、情绪宣泄等方式，保持心情舒畅、豁达开朗的精神状态，有助于通调营卫，使气机和畅；相反，抑郁烦闷的情绪可阻碍气机，影响血液的运行。血瘀体质者常心烦、急躁、健忘，或忧郁、苦闷、多疑，苦闷忧郁会加重血瘀，因此应保持心情愉快、乐观，及时消除不良情绪，防止郁闷不乐而致气机不畅、血行受阻，可多听一些抒情柔缓的音乐来调节情绪。另外应该处事随和，待人宽厚，以积极向上的心态面对生活，克服偏执的态度。

4.经络穴位调理　血瘀体质者初期只针不灸，用泻法，或以三棱针点刺出血，并施行刺血拔罐术。后期针灸并用，平补平泻，促使瘀血消散。选足厥阴肝经及背俞穴，取穴可选择血海、膈俞、心俞、气海、膻中、肝俞、合谷、太冲、阿是穴。还可选择刮痧，自下往上刮脊柱两侧的膀胱经，以活血化瘀。

二、血瘀体质的饮食保健

血瘀体质者具有血行不畅或瘀血内阻之虞，因此在饮食上应选择具有活血化瘀功效的食物，如油菜、番木瓜、芒果、桃子、黑豆、黄豆、花生、栗子、香菇、茄子、西红柿、黑木耳、红糖等。低度酒可少量常饮，如葡萄酒、黄酒、米酒等，既可活血化瘀，又不容易对肝脏构成危害，同时有益于促进血液循环，但高血压和冠心病等患者不宜饮用。适宜的肉类以性甘温或性平者为主，如牛肉、猪肉、鸡肉等。药食同源物品可选用山楂、桃仁、当归、玫瑰花、姜黄、西红花、小蓟等。

血瘀体质者不宜吃收涩、寒凉、冰冻之物，如乌梅、柿子、石榴、苦瓜、花生米等。不可多吃高脂肪、高胆固醇、油腻食物，如蛋黄、虾、猪头肉、猪脑、奶酪等。女性月经期间慎用活血类食物。

三、药膳食疗举例

1.当归酒

【原料】当归 30g，酒 1000mL。

【制作】当归研碎后与酒共煎取 600mL，随个人饮酒量服用。

【功效】活血化瘀。适用于血虚夹瘀所致的头痛等症。

2.桃仁粥

【原料】桃仁 10g，粳米 100g。

【制作】桃仁捣烂如泥，加水研汁去渣，同粳米煮为稀粥，空腹服食。

【功效】活血通经，祛瘀止痛。适用于妇女瘀血停滞而引起的闭经和痛经，以及产后瘀血腹痛、跌打损伤、瘀血停积诸症。

3. 鸡内金山楂粥

【原料】鸡内金2个，山楂片25g，粳米100g。

【制作】山楂片置于炒锅中用小火炒至焦黄备用；鸡内金用温水洗净，烘干研成细末备用；粳米淘净，与焦山楂、鸡内金末共入砂锅中，小火煮粥40分钟即成。

【功效】化瘀血，行气结。

4. 山楂红糖汤

【原料】生山楂10枚，红糖30g。

【制作】生山楂冲洗干净，去核打碎，放入锅中，加清水煮约20分钟，调以红糖服用。

【功效】活血散瘀。适合血瘀体质兼消化不良者。

5. 墨鱼桃仁汤

【原料】鲜乌贼肉250g，桃仁15g，韭菜花10g，料酒、白糖、盐各适量。

【制作】乌贼肉冲洗干净，切条备用；桃仁洗净，去皮备用。锅内倒清水适量，先入桃仁，用中火煮沸，后入乌贼肉，加料酒、盐、白糖调味，临出锅前加入韭菜花即成。

【功效】养血调经。

6. 粉葛黑豆乌鸡汤

【原料】粉葛15g，黑豆20g，胡萝卜半根，乌鸡1只，红枣10颗，葱、姜、盐适量。

【制作】乌鸡去内脏洗净后切大块，焯水后备用；红枣去核洗净；将黑豆洗净后干炒至豆衣裂开，备用。砂锅中加适量清水，武火烧沸，放入所有食材及姜片、葱段，再次煮沸后文火煲至乌鸡肉软烂，加盐调味即成。

【功效】补中，清火，散瘀。适合血瘀质人群食用，并具补虚功效。

7. 菊花山楂茶

【原料】菊花10g，山楂15g，红茶15g。

【制作】将菊花、山楂放入锅中，加适量水，小火煮10分钟后再加入红茶包，待红茶入味后用滤网将茶渣滤出。再根据个人口味，加糖调

药食同源与治未病

味即成。

【功效】芳香行气，活血化瘀。

8. 玫瑰露酒

【原料】鲜玫瑰花350g，白酒1500mL，冰糖200g。

【制作】当玫瑰花花蕾将开放时采摘，将花与冰糖浸入酒中，用玻璃瓶储存，密封30天即成。

【功效】和血散瘀，理气解郁。适用于血瘀气滞之月经不调、肝胃气痛、新久风痹、乳痈肿毒等。

（赵金龙　刘旭　吴明娟　汪云　张树权　张喜武　董坤）

第十节　特禀体质的食养调理

一、概述

特禀体质是由于先天禀赋不足和遗传等因素造成的一种特殊体质，包括先天性、遗传性的生理缺陷与疾病、过敏反应等。

（一）体质特征

特禀体质人群的特征为：①形体特征：过敏体质者一般无特殊；先天禀赋异常者或有畸形，或有先天生理缺陷。②心理特征：随禀赋不同而情况各异。③常见表现：过敏体质者常见哮喘、风团、咽痒、鼻塞、喷嚏等；患遗传性疾病者有垂直遗传、先天性、家族性特征；患胎传性疾病者具有母体影响胎儿个体生长发育及相关疾病特征。④发病倾向：过敏体质者易患哮喘、荨麻疹、花粉症及药物过敏等；遗传疾病如血友病、先天愚型等；胎传疾病如五迟（立迟、行迟、发迟、齿迟、语迟）、五软（头软、项软、手足软、肌肉软、口软）、解颅、胎惊、胎痫等。⑤对外界环境适应能力：适应能力差，如过敏体质者对易致敏季节适应能力差，易引发宿疾。

（二）形成原因

特禀体质的形成和发展主要由遗传因素决定。子女具有的特禀体质有 70% 的概率是从均为特禀体质的父母那里遗传得到的。单纯母亲或父亲是特禀体质，子女获得特禀体质的概率分别为 50% 和 30%。有研究表明，一级亲属中有过敏史的例数越多，其婴儿过敏的发生率越高。

除先天遗传因素外，后天因素在特禀体质的形成和发展中所起的制约作用也不容忽视。在特定的气候、地理环境中，自然因素长期影响着饮食结构、居住条件、生活方式和社会民俗的改变，从而制约着不同的人群在形态结构、生理功能及心理行为等方面产生相协调的自我调节机制和适应性变化。

饮食方面，特禀体质者须明确过敏原，减少发作机会。如对鱼、虾等海产品过敏的特禀体质人群食用此类食品后很快会出现口唇、眼睑周围及面部肿胀，或全身皮肤瘙痒、起皮疹，或表现为腹痛、腹泻、恶心、呕吐，更有甚者则出现口、咽、喉部黏膜水肿而导致呼吸困难、窒息或出现过敏性休克，甚至危及生命。古代文献认为饮食过敏可致哮喘，因而有"食哮""鱼腥哮"等名。因此，要注意饮食发物。

情志因素是导致人体疾病的主要因素之一。若长期强烈的精神刺激，超过人体的生理和心理调节能力，损伤脏腑精气，可致机体免疫功能低下或紊乱，容易诱发过敏性疾病；若女子受孕期间情志不调，将会直接影响子代的体质情况，导致畸胎。

特禀体质人群对外界环境的耐受程度差，季节气候等的变化即可诱发宿疾。人类在生产、生活中产生的有害物质，如化学及放射线物质、病原体、废水、废气、废渣、噪声、酸雨、雾霾等，引起环境质量下降的同时，也会影响人的体质。环境污染既可导致禀赋体质人群宿疾的复发，又可以通过影响先天禀赋而起作用，主要体现在以下方面：①不良环境因素如新居室内甲醛等化学物质的挥发气味、室内尘螨、花粉等，可导致过敏性疾病的发生，致使个体形成敏感体质。②使体质类型的相对稳定性发生改变，如致突变、致畸、致癌等。③致使疾病产生，如女性在孕期经常接触铅尘、油漆、杀虫剂等有害物质，可引起智力障碍等先天特禀体质新生儿的出生。

药物因素可以影响胎儿的发育，从而导致新生儿的体质特征发生改变，如先天畸形、胎儿先天性耳聋。药物使用不当或药物的副作用可以导致体质的损害，且小儿脏腑娇嫩、易虚易实，用药不当更易引起小儿体质的变化。清代吴鞠通《温病条辨·解儿难》载："其用药也，稍呆则滞，稍重则伤，稍不对证，则莫知其乡，捉风捕影，转救转剧，转去转远。"说明了小儿用药不当会产生的后果。如孕妇怀孕前 3 个月使用抗癫痫药物，生下畸形儿的机会也会随之上升，其中尤以唇腭裂及脊柱裂的出现概率最高。

疾病是体质形成过程中的一个重要影响因素。许多疾病都会对母亲和胎儿产生严重的后果，如怀孕早期感染风疹病毒，婴儿先天畸形的发生率高达 72%，巨细胞病毒、流感病毒、腮腺炎病毒等也可导致胎儿畸形。

（三）易患疾病

特禀体质是由于先天因素或遗传因素所形成的一种特殊体质类型。体质特征常有先天缺陷，或有和遗传相关疾病的表现，如先天性、遗传性的生理缺陷，先天性、遗传性疾病，过敏性疾病，原发性免疫缺陷等。其中，过敏体质是在禀赋遗传基础上形成的一种特异体质，故主要讨论过敏体质与疾病的相关性。

1.过敏性鼻炎 过敏性鼻炎相当于中医学的"鼻鼽"，病名出自《素问·脉解》，又名鼽嚏。本病以突然和反复发生鼻痒、鼻塞、喷嚏、流清涕、鼻腔黏膜苍白肿胀为特征，相当于西医学的变态反应性鼻炎。多因肺脾肾虚损，感受风寒或异气，以及异物外袭而诱发。鼻鼽多为其父母特有的体质因素或受孕的环境状况等因素遗传所致，据目前统计，变态反应性鼻炎患者具有家族聚集倾向。

2.荨麻疹 中医古代文献中将其称为"瘾疹""风团"等。清代吴谦《医宗金鉴》称："此证俗名鬼饭疙瘩，由汗出受风，或露卧乘凉，风邪多中表虚之人。初起皮肤作痒，次发扁疙瘩，形如豆瓣，堆累成片。"阐明禀赋不耐是本病较为重要的病因。

3.过敏性哮喘 过敏性哮喘是常见的气道高反应性疾病，容易受到天气和季节变化、粉尘和花粉等多种环境因素的影响而发病，产生喘息、气急、胸闷或咳嗽等症状，严重时可发生气道痉挛，甚至危及生命。中医认为"宿痰内伏，遇感而发"是过敏性哮喘的主要致病因素。当机体遭受外邪侵袭，或饮食不当，或病后体虚，元气不足，可致体内津液不归正化而凝聚成痰，伏藏于肺，成为哮喘发病的潜在"夙根"，后因各种诱因而诱发。

4.接触性皮炎　接触性皮炎是因为皮肤或黏膜接触某些外界致病物质所引起的皮肤急性或慢性炎症反应。中医认为其主要由于患者禀赋不耐，皮肤腠理不密，接触某些物质，如漆、药物、花粉等，继而邪毒侵入皮肤，郁而化热，邪热与气血相搏而发病。《诸病源候论》对"漆"过敏的病源、证候与体质的相关性问题有明确的阐述，认为有一类人是"禀性畏漆"者，而另有许多人终日烧煮漆，却反而不为之所害。对此，巢元方认为这种接触"漆"而发生的病症，是由于先天禀赋的差异造成的，"人无论男女大小，皆有耐漆不耐漆者"，说明了过敏性疾病的发生有过敏体质存在的前提基础。

5.过敏性紫癜　"过敏性紫癜"这一病名在古医籍中并没有出现过，其归于中医"血证"范畴，因其临床证候特点不同而归于"发斑""肌衄""葡萄疫""紫斑""斑毒"等。其病机为人体正气不足，六淫之邪、热毒之气侵袭人体，潜在血分，郁而化热，热迫血行，或热伤血络而发病。明代王肯堂认为本病的发生"皆风湿邪气客于腠理，与气血相搏，致荣卫否涩，风冷在于肌肉之间，故令色紫也。"清代吴谦认为葡萄疫的发病"多因婴儿感受疠疫之气，郁于皮肤，凝结而成"。南宋《小儿卫生总微论方》认为："小儿诸血溢者，由热乘于血气也。血得热则流溢，随气而上……又有血从耳目牙缝龈舌诸窍等出者，是血随经络虚处著溢，自皮孔中出也。"其中"自皮孔中出"的血溢即是指"紫癜"。

（四）判定方法（表4-10）

表4-10　中医体质分类与判定表：特禀体质

请根据近一年的体验和感受，回答以下问题	没有（根本不）	很少（有一点）	有时（有些）	经常（相当）	总是（非常）
您没有感冒时也会打喷嚏吗?	1	2	3	4	5
您没有感冒也会鼻塞、流鼻涕吗?	1	2	3	4	5
您有因季节变化、温度变化或异味而咳喘现象吗?	1	2	3	4	5

药食同源与治未病

请根据近一年的体验和感受，回答以下问题	没有（根本不）	很少（有一点）	有时（有些）	经常（相当）	总是（非常）
您容易过敏（药物、食物、气味、花粉）吗？	1	2	3	4	5
您的皮肤因过敏出现紫癜（紫红色瘀点、瘀斑）吗？	1	2	3	4	5
您的皮肤容易起麻疹（风团、风疹块、风疙瘩）吗？	1	2	3	4	5
您的皮肤一抓就红，并出现抓痕吗？	1	2	3	4	5
判定结果：　□是　　□倾向是　　□否					

（注：转化分≥40分为特禀体质；转化分30～39分倾向是特禀体质；转化分<30分不是特禀体质）

（五）调理方法

特禀体质多是由于先天性或遗传因素所形成的一种特殊体质类型。对于先天性、遗传性疾病或生理缺陷，一般无特殊调治方法；或从亲代调治，防止疾病遗传。过敏体质是特禀体质的一种特殊类型，主要因肺气不足、卫表不固、津亏血热而成，调理之法或益气固表，或凉血消风，总以纠正过敏体质为法。

1. 起居调护　特禀体质者应根据个体情况调护起居。其中过敏体质者由于容易出现水土不服，在陌生的环境中要注意减少户外活动，避免接触各种致敏的动植物，适当服用预防性药物，以减少发病机会。顺应四时变化，以适寒温。在季节更替之时要及时增减衣被，增强机体对环境的适应能力。居室宜通风良好，保持室内清洁，被褥、床单要经常洗晒，可防止尘螨过敏。避免接触过敏原，如尘螨、花粉、棉絮、油漆、冷空气等，不要在空气不洁或寒冷的环境久留，平时注意防寒保暖。

2. 运动健身　特禀体质的形成与先天禀赋有关，可选择有针对性的运动锻炼项目，逐渐改善体质。但过敏体质者要避免春天或季节交替时长时间在野外锻炼，以防止过敏性疾病发作。不宜做过度激烈的运动，可选择气功、太极拳、八段锦、慢跑、登山、游泳等。

3. 精神调摄　特禀体质者应合理安排作息时间，正确处理工作、学习和生活的关系，避免情绪紧张。调节压力，保持心情舒畅。

4. 经络穴位调理　特禀体质主要是因先天禀赋不足或禀赋遗传因素造成的，经络调理宜从手太阴肺经和手阳明大肠经入手，常选腧穴为太渊、肺俞、迎香、印堂、孔最、鱼际、足三里、上巨虚、血海等。

二、特禀体质的饮食保健

特禀体质者宜食性质平和、清淡而性偏温的食物，多吃补养肺气的食品，可降低过敏的发生。饮食宜均衡，粗细搭配适当，荤素配伍合理。可根据个体的实际情况制定不同的保健食谱。可多食益气固表的食物，忌生冷、辛辣、肥甘油腻、腥膻发物及含致敏物质的食物，如荞麦、蚕豆、白扁豆、牛肉、鹅肉、鲤鱼、虾、蟹、辣椒、酒、浓茶、咖啡等。

三、药膳食疗举例

1. 芝芪瘦肉煲

【原料】灵芝 10g，黄芪 15g，猪瘦肉 100g，食盐、葱、生姜、料酒、鸡精适量。

【制作】灵芝、黄芪洗净，切片备用；猪瘦肉洗净，切小块，放入砂锅内，加灵芝、黄芪、调味料、水适量。武火烧沸后改用文火炖至猪瘦肉熟烂即可。

【功效】补脾益肺。适合过敏体质者。

2. 葱白红枣鸡肉粥

【原料】粳米 100g，红枣 10 枚，鸡肉 100g，葱白、香菜各少许。

【制作】粳米、红枣（去核）、连骨鸡肉分别洗净；姜切片；香菜、葱切末。锅内加水适量，放入鸡肉、姜片大火煮开，然后放入粳米、红枣熬 45 分钟左右，最后加入葱白、香菜，调味服用。

【功效】养血祛风。适合过敏体质易发过敏性鼻炎者。

3. 固表粥

【原料】乌梅 15g，黄芪 20g，当归 12g，粳米 100g。

【制作】乌梅、黄芪、当归放入砂锅中加水煮开，再用小火慢熬成浓汁。取出药渣后再加水煮粳米成粥，加冰糖趁热食用。

【功效】养血消风，扶正固表。适合过敏体质易发皮肤过敏者。

4. 补虚正气粥

【原料】黄芪 30g，人参 10g，粳米 100g。

【制作】黄芪、人参切成薄片，同煎取汁，去渣，下米煮粥后服食。

【功效】益气健脾补虚。适用于久痢羸弱，神疲气短，或慢性泄泻，脾虚久痢等症。

5. 莲薏粥

【原料】莲子（去皮）30g，薏苡仁 30g，粳米 50g。

【制作】加水煮作粥，分数次温服。

【功效】健脾祛湿，除烦清热。适用于脾虚泄泻，大便清稀，津液亏耗而口渴欲饮者。

6. 肉豆蔻乌鸡汤

【原料】乌鸡 1 只，草果 10g，肉豆蔻 10g，食盐适量。

【制作】乌鸡除内脏洗净后切大块，焯水备用；肉豆蔻和草果洗净后装入纱布袋。然后把所有材料放入锅中，武火烧沸后转文火炖 1 小时至乌鸡肉熟烂，食盐调味即成。

【功效】益气健脾，温中止泻，消食燥湿。适合脾胃阳虚、寒湿内阻的过敏体质人群食用。

参考文献

[1] 张新普，温友禄，龚农花，等 . 以人为本的中医体质调理 [J]. 河南中医，2018，38（03）：342-345.

[2] 刘向哲，王新志，王永炎 . 试论禀赋与体质的关系 [J]. 北京中医药大学学报，2011，34（07）：441-443.

[3] 周少林，戴小丽 . 中医体质学说在"治未病"中的应用探讨 [J]. 辽宁中医杂志，2012，39（03）：448-451.

[4] 方旖旎，王琦，张国辉，等 . 中医体质学在"治未病"中的应用研究 [J]. 中医杂志，2020，61（07）：581-585.

[5] 周妍妍，康倩倩，于淼，等 .《黄帝内经》体质分类解析 [J]. 中国中医基础医学杂志，2020，26（07）：866-868.

[6] 刘亚平 . 中医体质分类的文献比较研究 [D]. 山西中医药大学，

2018.

[7] 刘亚平，田松.明清医家体质分型的探析 [J].中医药信息，2017，34（06）：50-51.

[8] 程盼，乔康哲，李林森.中医体质学分类研究进展概述 [J].世界最新医学信息文摘，2016，16（64）：42-43.

[9] 陈果，翟毓红，宗琳芳.中医体质辨识研究进展 [J].云南中医中药杂志，2020，41（07）：87-88.

[10] 张彩.中医体质辨识现代研究进展 [J].中国中医药信息杂志，2020，27（09）：141-144.

[11] 吕凯峰，张伟，陈宏.小儿体质的中医研究进展 [J].安徽中医药大学学报，2020，39（03）：84-87.

[12] 李耀兵，温奕超.中医体质学说的临床研究进展 [J].中西医结合心血管病电子杂志，2020，8（05）：17-18+26.

[13] 史穆然.久坐、运动与中医体质的关系研究 [D].北京中医药大学，2019.

[14] 吴娜娜.不同体质与慢性代谢性疾病相关性研究进展 [J].中医药临床杂志，2018，30（09）：1771-1775.

[15] 郝晓晓，朱方石，王小宁，等.从"治未病"思想论中医药膳养生 [J].中医杂志，2012，53（24）：2075-2077.

[16] 钟少晖，刘绮.膳食调理对中医体质影响的研究现状及展望 [J].海南医学，2015，26（23）：3517-3519.

[17] 杨佳萍.药食保健结合体质辨识在治未病中的作用 [J].长春中医药大学学报，2009，25（05）：775.

[18] 吴玉冰，张水寒，谢梦洲，等.药食同源类药膳茶的文献研究 [J].湖南中医药大学学报，2015，35（12）：31-33.

[19] 蔡外娇，赖仁福，曾一元，等.药食同源配方食品干预中医偏颇体质人群的纵向研究 [J].时珍国医国药，2018，29（10）：2428-2430.

[20] 赵振军，江祖德，姚志广.药食同源与传统中药食品化探究 [J].食品安全导刊，2015（06）：77-78.

[21] 荣瑞芬.中医食疗营养学及保健食品研发探究 [J].亚太传统医药，2007（03）：22-27+30.

[22] 王琦，朱燕波.中国一般人群中医体质流行病学调查——基于全国 9 省市 21948 例流行病学调查数据 [J]. 中华中医药杂志，2009，24（1）：7-12.

[23] 周灵运，刘佳，张佳琪，等.平和体质及其辨识方法的思考 [J].中国医药导报，2016，13（10）：62-65.

[24] 黄灿玲，韩双双，赵晓山，等.中医气虚体质相关影响因素的探讨 [J].世界科学技术 - 中医药现代化，2020，22（06）：2013-2018.

[25] 吴昊，王响，倪磊，等.气虚体质与相关疾病研究 [J].吉林中医药，2020，40（05）：625-627.

[26] 李晓文，韩双双，罗仁，等.阳虚体质影响因素的研究进展 [J].中国中医基础医学杂志，2020，26（10）：1574-1577.

[27] 李雅楠，王均衡，殷雨晴，等.阳虚体质理论与科学实证 [J].北京中医药大学学报，2017，40（11）：894-897.

[28] 王响，倪磊，潘雨，等.阳虚型体质与相关疾病的研究进展 [J].吉林中医药，2020，40（03）：417-420.

[29] 孙健翔，王琦，李玲孺.阴虚体质理论与科学实证 [J].天津中医药，2020，37（09）：968-971.

[30] 钟鸣书，章莹，王飞.阴虚体质研究进展 [J].中医学报，2017，32（04）：567-569.

[31] 潘雨，邢天野，倪磊，等.阴虚体质与相关疾病的探究 [J].吉林中医药，2020，40（04）：451-453.

[32] 章莹，王飞，骆文斌，等.阴虚体质养生保健研究 [J].中国临床研究，2016，29（02）：260-261+265.

[33] 王飞，谢宜静，章莹.高血压与阴虚体质的相关性研究进展 [J].中医药通报，2020，19（02）：70-72.

[34] 李竹青，秦静波，孟翔鹤，等.辨痰湿体质论治体病相关疾病的临床思路 [J].天津中医药，2020，37（10）：1142-1146.

[35] 倪磊，潘雨，任嘉彦，等.痰湿体质相关疾病的分析研究 [J].吉林中医药，2020，40（08）：1011-1013.

[36] 吴鑫鑫，战丽彬.饮食偏嗜与痰湿体质关系的历史沿革 [J].中华中医药杂志，2020，35（07）：3338-3340.

[37] 姚璠，王泽玉，赵为民.基于治未病辨识方法制定养生药膳干预痰湿质人群的临床研究 [J].吉林中医药，2020，40（03）：306-308.

[38] 钟少晖.膳食调理对痰湿、阴虚人群体质改变的影响 [J].世界最新医学信息文摘，2019，19（55）：150+152.

[39] 钟叙春.湿热体质研究进展 [J].时珍国医国药，2018，29（12）：3004-3006.

[40] 沈永乐，许志刚，徐厚平.湿热体质干预研究进展 [J].内蒙古中医药，2020，39（11）：144-145.

[41] 吴佩珊，陈洁瑜，李斐，等.湿热体质与生活方式的相关性探讨 [J].世界科学技术 – 中医药现代化，2020，22（07）：2460-2465.

[42] 倪磊，尚晓玲.湿热体质与相关疾病、体质的关系研究 [J].吉林中医药，2020，40（11）：1442-1444.

[43] 鹿佳，朱燕波，史会梅，等.睡眠时间与中医体质类型的关联性分析 [J].中医杂志，2016，57（24）：2089-2093.

[44] 孙鹏程，胡艳，方旖旎，等.国医大师王琦辨气郁体质论治疾病的临床思路 [J].中华中医药杂志，2020，35（11）：5633-5635.

[45] 吴立芬，王飞，章文春，等.中医气郁体质研究进展 [J].中医临床研究，2020，12（29）：143-146.

[46] 宁莉，农泽宁，李秀芳，等.近年来气郁体质及相关疾病调治的研究进展 [J].内蒙古中医药，2020，39（06）：158-160.

[47] 童海涛，陈常莲，艾志福.气，郁质抑郁症的养生防治思想探讨 [J].江西中医药，2020，51（06）：12-14.

[48] 陈禹，李玲孺，姚海强，等.王琦教授辨血瘀体质论治疾病的临床思路 [J].中华中医药学刊，2016，34（01）：60-62.

[49] 刘阳.中医瘀血体质的养生研究 [D].湖南中医药大学，2018.

[50] 康陆佼，张亚军.特禀体质与过敏性疾病相关性研究进展 [J].世界最新医学信息文摘，2016，16（98）：45-47.

[51] 苏俊.特禀体质流行病学初步研究 [D].北京中医药大学，2007.

[52] 谢婷婷，魏岩，姜丽红.冠心病中医体质研究进展 [J].中国中医基础医学杂志，2020，26（10）：1570-1573.

[53] 段凌燕，童丽.消渴病的辨质论治和证治规律的探讨 [J].中医临

床研究，2020，12（26）：15–17.

[54] 廖进，潘宁平，康毅，等．胃病与中医体质类型相关性的研究进展 [J].广西中医药，2020，43（04）：60–62.

[55] 童双，吴克瑾，沈红艺．血脂异常与中医体质相关性研究进展 [J].世界科学技术－中医药现代化，2020，22（07）：2454–2459.

[56] 周春瑜，陈艳林，付庭娜，等．中医体质与类风湿关节炎的研究进展 [J].风湿病与关节炎，2020，9（07）：67–70.

[57] 汤红丽，李世钊，刘夏，等．中医体质辨识在慢性病防治中的应用进展 [J].临床合理用药杂志，2020，13（21）：177–178.

[58] 李竹青，张维，孟翔鹤等．婴幼儿中医体质的研究进展 [J].天津中医药，2020，37（07）：747–752.

[59] 张海艇，黄伟旋，张彦卿，等．代谢综合征患者中医体质类型分析 [J].中医临床研究，2020，12（10）：51–53.

[60] 沈盛晖，徐长福，叶翔．《神农本草经》24 味中药在药膳中的应用 [J].中医药管理杂志，2019，27（11）：92–94.

[61] 王琦，靳琦．亚健康中医体质辨识与调理 [M].北京：中国中医药出版社，2012.

[62] 王琦．中医体质学 [M].北京：人民卫生出版社，2005.

[63] 邱晓棠，屈凯，程亚伟．中医体质辨识与调治 [M].上海：上海科学技术出版社，2019.

[64] 王琦．中医体质学研究与应用 [M].北京：中国中医药出版社，2012.

[65] 盛增秀，庄爱文．中医体质学说十论 [M].北京：中国中医药出版社，2015.

[66] 杨思进，王益平．中医体质养生手册 [M].北京：科学出版社，2020.

[67] 倪诚．中医体质养生学 [M].北京：人民卫生出版社，2019.

[68] 张艺宏，何仲涛，徐峻华．国民体质监测与评价 [M].北京：科学出版社，2019.

[69] 洪巧瑜，樊长征，卜训生．药食同源与健康 [M].北京：中国中医药出版社，2016.

[70] 匡调元 . 调元：体质食养 [M]. 上海：上海科学技术文献出版社，2004.

[71] 彭锦 . 中医"治未病"与亚健康调理 [M]. 北京：中医古籍出版社，2010.

[72] 高立超，李清记 . 药食同源本草素食方阵 [M]. 上海：上海科学技术文献出版社，2016.

[73] 王亨达，李清记 . 中医食方食品概述 [M]. 上海：上海科学技术文献出版社，2016.

[74] 匡调元 . 调元·体质·食养 [M]. 上海：上海世界图书出版社，2017.

[75] 健康中国名家论坛编委会 . 黄帝内经体质食疗养生经 [M]. 长春：吉林出版集团有限责任公司，2020.

[76] 尤虎 . 九种体质养生膏方 [M]. 北京：中国中医药出版社，2020.

[77] 谭兴贵 . 中医药膳学 [M]. 北京：中国中医药出版社，2003.

（严妍　王永华　胡莹莹　钟迎春　曹巍）

附录一 《药食同源药膳标准通则》

（中华中医药学会标准 T/CACM 007–2016）

中华中医药学会发布

前　言

本标准按照 GB/T1.1–2009 给出的规则起草。

本标准由中华中医药学会提出并归口。

本标准起草单位：湖南中医药大学、湖南省中医药研究院。

本部分主要起草人：黄惠勇、张水寒、谢梦洲、谭电波、肖作为、梁雪娟、吴玉冰、向茗、万丹。

本部分参与论证专家：黄璐琦、林升清、严卫星、白鸿、张小霞、侯震、胡余明、谭兴贵、袁振仪、杨光。

药食同源药膳标准通则

1 范围

本标准适用于药食同源药膳食品。

2 规范性引用文件

下列文件对于本文件的应用是必不可少的。凡是注日期的引用文件，仅所注日期的版本适用于本文件。凡是不注日期的引用文件，其最新版

341

本（包括所有的修改单）适用于本文件。

GB 2760 食品安全国家标准：食品添加剂使用标准

GB2761 食品安全国家标准：食品中真菌毒素限量

GB2762 食品安全国家标准：食品中污染物限量

GB2763 食品安全国家标准：食品中农药最大残留限量

GB7718 食品安全国家标准：预包装食品标签通则

GB13432 食品安全国家标准：预包装特殊膳食用食品标签

GB 14880 食品安全国家标准：食品营养强化剂使用标准（含 5 个增补公告）

GB/T27306 食品安全管理体系：餐饮业要求

GB28050 食品安全国家标准：预包装食品营养标签通则

GB 29921 食品安全国家标准：食品中致病菌限量

ZYYXH/T157–2009 中医体质分类与判定

卫生部关于进一步规范保健食品原料管理的通知（卫法监发【2002】51 号）

《中华人民共和国药典》一部、四部

3 术语和定义

3.1 药食同源

药食同源是指按照传统既是食品又是中药材的物质，是指具有传统食用习惯，且列入国家中药材标准（包括《中华人民共和国药典》及相关中药材标准）中的动物和植物可使用部分（包括食品原料、香辛料和调味品）。

3.2 药食同源药膳

药食同源药膳是在中医理论指导下，运用药食同源的基本思想，将药食同源中药与食物相配伍，经传统或现代技术加工而成的，具有调养、康复、保健作用的一类膳食。

4 技术要求

4.1 一般要求

4.1.1 遵循中医药理论

遵循中医药膳学理论，选择安全可靠的配方，对有记载的药膳配伍禁忌应予以重视和参考。

4.1.2 遵循药食同源药膳调理总原则

药食同源药膳的调理总原则为平衡阴阳、扶正祛邪。具体表现在寒者热之、热者寒之、虚则补之、实则泻之。寒者热之，是指对体质偏寒的亚健康人群或寒证患者用温热性质的药食同源药膳进行调理；热者寒之，是指对体质偏热的亚健康人群或热证患者用寒凉性质的药食同源药膳进行调理；虚则补之，是指对体质偏虚的亚健康人群或虚证患者用补益扶正的药食同源药膳进行调理；实则泻之，是指对有实邪的亚健康人群或实证患者用攻逐祛邪的药食同源药膳进行调理。

4.1.3 遵循三因制宜的调理原则

一是因时制宜：根据时令气候节律的特点来选用药食同源药膳进行调理，如春季多以升阳疏肝为主，夏季多以清心解暑为原则，长夏多以健脾化湿为主，秋季多以甘润养肺为主，冬季多以温补肾气为主。

二是因地制宜：根据不同地区的地理环境特点来选用药食同源药膳进行调理，如我国西北地区地势高而寒冷，多选用辛温药膳；东南地区地势低而温热，多选用寒凉药膳。

三是因人制宜：根据每个人的年龄、性别、体质等不同特点来选用药食同源药膳进行调理，如老年人多以补益为主，气虚体质多以益气为主，阳虚体质多以温阳为主，血虚体质多以补血为主，阴虚体质多以滋阴为主，痰湿体质多以化痰祛湿为主，湿热体质多以清热祛湿为主，气郁体质多以行气解郁为主，血瘀体质多以活血祛瘀为主，寒湿体质多以散寒祛湿为主。

4.1.4 遵循"君、臣、佐、使"的配伍原则

遵循中医药膳学的理论中"君臣佐使"的组方原则。"君"是针对人体的主要状态而设，为主要原料；"臣"是针对人体的主要状态的相关表现或加强"君"作用的辅助原料，其性味功效与"君"相似；"佐"是针对人体的次要状态，或限制"君""臣"的过偏之性；"使"是具有引经或调和作用的原料。

4.1.5 遵循的配伍禁忌

遵循传统中医药膳学的配伍禁忌，包括药食同源中药与食物的配伍禁忌；食物与食物的配伍禁忌；孕妇、产妇的配伍禁忌；疾病忌口等。

4.1.6 适用范围

药食同源药膳可应用于亚健康人群和疾病患者（尤其是疾病康复阶段患者或慢性病患者）。亚健康人群可遵循上述原则使用药食同源药膳；疾病患者（尤其是疾病康复阶段患者或慢性病患者）可在就医治疗的基础上配合药食同源药膳进行辨证施膳。

4.1.7 常见药食同源药膳的类别

参照本标准附录 A（规范性附录）。

4.1.8 药食同源中药的药性、功效及使用推荐

详见本标准附录 B（规范性附录）。

4.1.9 药食同源药膳的加工

应符合 GB/T 27306 的规定。

4.2 原料要求

原料（包括药食同源中药和食物）应符合相应的食品标准和有关规定。

4.3 食品添加剂和营养强化剂要求

4.3.1 食品添加剂的使用应符合 GB 2760 的规定。

4.3.2 营养强化剂的使用量应符合 GB 14880 和（或）有关规定。

4.4 其他

符合相应的食品标准和有关规定。

附录 A（规范性附录） 常见药食同源药膳的类别

常见类别	使用的人群的体质类别	体质表现
补气类	气虚体质	总体特征：元气不足，以疲乏、气短、自汗等气虚表现为主要特征 形体特征：肌肉松软不实 常见表现：平素语音低弱，气短懒言，容易疲乏，精神不振，易出汗，舌淡红，舌边有齿痕，脉弱 心理特征：性格内向，不喜冒险 发病倾向：易患感冒、内脏下垂等病证；病后康复缓慢 对外界环境适应能力：不耐受风、寒、暑、湿邪

常见类别	使用的人群的体质类别	体质表现
滋阴类	阴虚体质	总体特征：阴液亏少，以口燥咽干、手足心热等虚热表现为主要特征 形体特征：体形偏瘦 常见表现：手足心热，口燥咽干，鼻微干，喜冷饮，大便干燥，舌红少津，脉细数 心理特征：性情急躁，外向好动，活泼 发病倾向：易里虚劳、失精、不寐等病证；感邪易从热化 对外界环境适应能力：耐冬不耐夏；不耐受暑、热、燥邪
温阳类	阳虚体质	总体特征：阳气不足，以畏寒怕冷、手足不温等虚寒表现为主要特征 形体特征：肌肉松软不实 常见表现：平素畏冷，手足不温，喜热饮食，精神不振，舌淡胖嫩，脉沉迟 心理特征：性格多沉静、内向 发病倾向：易患痰饮、肿胀、泄泻等病证；感邪易从寒化 对外界环境适应能力：耐夏不耐冬；易感风、寒、湿邪
理气类	气郁体质	总体特征：气机郁滞，以神情抑郁、忧虑脆弱等气郁表现为主要特征 形体特征：形体瘦者为多 常见表现：神情抑郁，情感脆弱，烦闷不乐，舌淡红，苔薄白，脉弦 心理特征：性格内向不稳定，敏感多虑 发病倾向：易患脏躁、梅核气、百合病及郁证等病证 对外界环境适应能力：对精神刺激适应能力较差；不适应阴雨天气

常见类别	使用的人群的体质类别	体质表现
活血化瘀类	血瘀体质	**总体特征**：血行不畅，以肤色晦黯、舌质紫黯等血瘀表现为主要特征 **形体特征**：胖瘦均见 **常见表现**：肤色晦黯，色素沉着，容易出现瘀斑，口唇黯淡，舌黯或有瘀点，舌下络脉紫黯或增粗，脉涩 **心理特征**：易烦，健忘 **发病倾向**：易患癥瘕及痛证、血证等病证 **对外界环境适应能力**：不耐受寒邪
化痰祛湿类	痰湿体质	**总体特征**：痰湿凝聚，以形体肥胖、腹部肥满、口黏苔腻等痰湿表现为主要特征 **形体特征**：体形肥胖，腹部肥满松软 **常见表现**：面部皮肤油脂较多，多汗且黏，胸闷，痰多，口黏腻或甜，喜食肥甘甜黏，苔腻，脉滑 **心理特征**：性格偏温和、稳重，多善于忍耐 **发病倾向**：易患消渴、中风、胸痹等病证 **对外界环境适应能力**：对梅雨季节及湿重环境适应能力差
清热化湿类	湿热体质	**总体特征**：湿热内蕴，以面垢油光、口苦、苔黄腻等湿热表现为主要特征 **形体特征**：形体中等或偏瘦 **常见表现**：面垢油光，易生痤疮，口苦口干，身重困倦，大便黏滞不畅或燥结，小便短黄，男性易阴囊潮湿，女性易带下增多，舌质偏红，苔黄腻，脉滑数 **心理特征**：容易心烦急躁 **发病倾向**：易患疮疖、黄疸、热淋等病证 **对外界环境适应能力**：对夏末秋初湿热气候，湿重或气温偏高环境较难适应

常见类别	使用的人群的体质类别	体质表现
补血类	血虚体质	总体特征：人体血液质和量不足的状态，女性多于男性，老年人亦多见血虚质者，其不适表现为血虚症状，以心肝血虚为主 形体特征：胖瘦均见，消瘦偏多 常见表现：面色苍白或萎黄，头发枯黄，唇色及指甲淡白变软、易裂；或起床或起立过快时，易出现头昏眼花，劳累易头痛；或心慌、健忘、失眠多梦；或手足发麻，冬季皮肤干燥瘙痒；或怕冷不怕热；女性月经减少或延迟；舌质淡，脉细无力等 心理特征：性格内向、胆怯 发病倾向：贫血、痔疮、习惯性便秘；女性则容易患不孕、功能性子宫出血、容貌过早衰老等病证 对外界环境适应能力：适应能力差，免疫力较低
散寒祛湿类	寒湿体质	总体特征：伤于寒湿，气血运行受阻的状态，女性多于男性，分外感寒湿和内伤寒湿，其中内伤寒湿以寒湿困脾、脾肾阳虚为主 形体特征：形体偏胖者多见 常见表现：面色发白，严重者可见青黑；畏寒肢冷；或四肢关节疼痛、筋骨挛痛；或腹痛泄泻；或肢体浮肿；女性经期见痛经或经期延迟；苔白，脉迟 心理特征：性格多沉静、温和 发病倾向：易患感冒、泄泻、水肿、痹证等；女性则易患经带病、不孕等病证 对外界环境适应能力：不耐风寒湿，耐夏不耐冬

附录 B（规范性附录）　药食同源中药的药性、功效及使用推荐

序号	物质名称	性味归经	功效	体质推荐
1	丁香	辛，温。归脾、胃、肺、肾经	温中降逆，补肾助阳	阳虚体质
2	八角茴香	辛，温。归肝、肾、脾、胃经	温阳散寒，理气止痛	阳虚体质、气郁体质

序号	物质名称	性味归经	功效	体质推荐
3	刀豆	甘，温。归胃、肾经	温中，下气，止呃	气郁体质
4	小茴香	辛，温。归肝、肾、脾、胃经	散寒止痛，理气和胃	阳虚体质、气郁体质
5	小蓟	甘、苦，凉。归心、肝经	凉血止血，散瘀解毒消痈	
6	山药	甘，平。归脾、肺、肾经	补脾养胃，生津益肺，补肾涩精	气虚体质、痰湿体质
7	山楂	酸、甘，微温。归脾、胃、肝经	消食健胃，行气散瘀，化浊降脂	血瘀体质、痰湿体质
8	马齿苋	酸，寒。归肝、大肠经	清热解毒，凉血止血，止痢	湿热体质
9	乌梢蛇	甘，平。归肝经	祛风，通络，止痉	
10	乌梅	酸、涩，平。归肝、脾、肺、大肠经	敛肺，涩肠，生津，安蛔	
11	木瓜	酸，温。归肝、脾经	舒筋活络，和胃化湿	痰湿体质
12	火麻仁	甘，平。归脾、胃、大肠经	润肠通便	阴虚体质
13	代代花	苦、甘，寒。归肝、胃、心包经	理气宽胸，开胃止呕	气郁体质
14	玉竹	甘，微寒。归肺、胃经	养阴润燥，生津止渴	阴虚体质
15	甘草	甘，平。归心、肺、脾、胃经	补脾益气，清热解毒，祛痰止咳，缓急止痛，调和诸药	气虚体质
16	白芷	辛，温。归胃、大肠、肺经	解表散寒，祛风止痛，宣通鼻窍，燥湿止带，消肿排脓	
17	白果	甘、苦、涩，平；有毒。归肺、肾经	敛肺定喘，止带缩尿	痰湿体质

药食同源与治未病

序号	物质名称	性味归经	功效	体质推荐
18	白扁豆	甘，微温。归脾、胃经	健脾化湿，和中消暑	痰湿体质
19	白扁豆花	性平，味甘淡	健脾和胃，消暑化湿	
20	龙眼肉（桂圆）	甘，温。归心、脾经	补益心脾，养血安神	气虚体质
21	决明子	甘、苦、咸，微寒。归肝、大肠经	清热明目，润肠通便	
22	百合	甘，寒。归心、肺经	养阴润肺，清心安神	阴虚体质
23	肉豆蔻	辛，温。归脾、胃、大肠经	温中行气，涩肠止泻	阳虚体质、气郁体质
24	肉桂	辛、甘，大热。归肾、脾、心、肝经	补火助阳，引火归原，散寒止痛，温通经脉	阳虚体质
25	余甘子	甘、酸、涩，凉。归肺、胃经	清热凉血，消食健胃，生津止咳	
26	佛手	辛、苦、酸，温。归肝、脾、胃、肺经	疏肝理气，和胃止痛，燥湿化痰	气郁体质
27	杏仁（苦杏仁、甜杏仁）	苦杏仁：苦，微温；有小毒。归肺、大肠经 甜杏仁：甘，平。归肺、大肠经	苦杏仁：降气止咳平喘，润肠通便 甜杏仁：润肺，平喘，宽肠通便	痰湿体质
28	沙棘	酸、涩，温。归脾、胃、肺、心经	健脾消食，止咳祛痰，活血散瘀	气虚体质、阴虚体质
29	牡蛎	咸，微寒。归肝、胆、肾经	重镇安神，潜阳补阴，软坚散结	阴虚体质
30	芡实	甘、涩，平。归脾、肾经	益肾固精，补脾止泻，除湿止带	
31	花椒	辛，温。归脾、胃、肾经	温中止痛，杀虫止痒	阳虚体质

附录一 《药食同源药膳标准通则》

序号	物质名称	性味归经	功效	体质推荐
32	赤小豆	甘、酸，平。归心、小肠经	利水消肿，解毒排脓	湿热体质
33	阿胶	甘，平。归肺、肝、肾经	补血滋阴，润燥，止血	阴虚体质
34	鸡内金	甘，平。归脾、胃、小肠、膀胱经	健胃消食，涩精止遗，通淋化石	
35	麦芽	甘，平。归脾、胃经	行气消食，健脾开胃，回乳消胀	气郁体质
36	昆布	咸，寒。归肝、胃、肾经	消痰软坚散结，利水消肿	痰湿体质
37	枣（大枣、黑枣、酸枣）	大枣：甘，温。归脾、胃、心经 酸枣：甘、酸，平。归肝、胆、心经 黑枣：甘，温，归脾、胃经	大枣：补中益气，养血安神 酸枣：养心补肝，宁心安神，敛汗生津 黑枣：补脾胃，调和诸药	气虚体质
38	罗汉果	甘，凉。归肺、大肠经	清热润肺，利咽开音，滑肠通便	阴虚体质
39	郁李仁	辛、苦、甘，平。归脾、大肠、小肠经	润肠通便，下气利水	气郁体质
40	金银花	甘，寒。归肺、心、胃经	清热解毒，疏散风热	湿热体质
41	青果	甘、酸，平。归肺、胃经	清热解毒，利咽生津	
42	鱼腥草	辛，微寒。归肺经	清热解毒，消痈排脓，利尿通淋	湿热体质
43	姜（生姜、干姜）	生姜：辛，微温。归肺、脾、胃经 干姜：辛，热。归脾、胃、肾、心、肺经	生姜：解表散寒，温中止呕，化痰止咳，解鱼蟹毒 干姜：温中散寒，回阳通脉，温肺化饮	阳虚体质

序号	物质名称	性味归经	功效	体质推荐
44	枳椇子	甘，平	清热利尿，止咳除烦，解酒毒	阴虚体质、湿热体质
45	枸杞子	甘，平。归肝、肾经	滋补肝肾，益精明目	阳虚体质、阴虚体质、气虚体质
46	栀子	苦，寒。归心、肺、三焦经	泻火除烦，清热利湿，凉血解毒；外用消肿止痛	湿热体质
47	砂仁	辛，温。归脾、胃、肾经	化湿开胃，温脾止泻，理气安胎	阳虚体质、气郁体质
48	胖大海	甘，寒。归肺、大肠经	清热润肺，利咽开音，润肠通便	痰湿体质
49	茯苓	甘、淡，平。归心、肺、脾、肾经	利水渗湿，健脾宁心	痰湿体质
50	香橼	辛、苦、酸，温。归肝、脾、肺经	疏肝理气，宽中化痰	气郁体质
51	香薷	辛，微温。归肺、胃经	发汗解表，化湿和中	
52	桃仁	苦、甘，平。归心、肝、大肠经	活血祛瘀，润肠通便，止咳平喘	血瘀体质
53	桑叶	甘、苦，寒。归肺、肝经	疏散风热，清肺润燥，清肝明目	
54	桑椹	甘、酸，寒。归心、肝、肾经	滋阴补血，生津润燥	阴虚体质
55	橘红	辛、苦，温。归肺、脾经	消痰，利气，宽中，散结	气郁体质
56	桔梗	苦、辛，平。归肺经	宣肺，利咽，祛痰，排脓	
57	益智仁	辛，温。归脾、肾经	暖肾固精缩尿，温脾止泻摄唾	阳虚体质

附录一 《药食同源药膳标准通则》

351

序号	物质名称	性味归经	功效	体质推荐
58	荷叶	苦，平。归肝、脾、胃经	清暑化湿，升发清阳，凉血止血	湿热体质
59	莱菔子	辛、甘，平。归肺、脾、胃经	消食除胀，降气化痰	气郁体质、痰湿体质
60	莲子	甘、涩，平。归脾、肾、心经	补脾止泻，止带，益肾涩精，养心安神	痰湿体质
61	高良姜	辛，热。归脾、胃经	温胃止呕，散寒止痛	阳虚体质
62	淡竹叶	甘、淡，寒。归心、胃、小肠经	清热泻火，除烦止渴，利尿通淋	
63	淡豆豉	苦、辛，凉。归肺、胃经	解表，除烦，宣发郁热	
64	菊花	甘、苦，微寒。归肺、肝经	散风清热，平肝明目，清热解毒	湿热体质
65	菊苣	微苦、咸，凉。归肝、胆、胃经	清肝利胆，健胃消食，利尿消肿	
66	黄芥子	辛，温。归肺经	温肺豁痰利气，散结通络止痛	
67	黄精	甘，平。归脾、肺、肾经	补气养阴，健脾，润肺，益肾	气虚体质、阴虚体质
68	紫苏	辛，温。归肺、脾经	解表散寒，行气和胃	
69	紫苏籽	辛，温。归肺经	降气化痰，止咳平喘，润肠通便	气郁体质
70	葛根	甘、辛，凉。归脾、胃、肺经	解肌退热，生津止渴，透疹，升阳止泻，通经活络，解酒毒	
71	黑芝麻	甘，平。归肝、肾、大肠经	补肝肾，益精血，润肠燥	阴虚体质
72	黑胡椒	辛，热。归胃、大肠经	温中散寒，下气，消痰	阳虚体质

序号	物质名称	性味归经	功效	体质推荐
73	槐米	苦，微寒。归肝、大肠经	凉血止血，清肝泻火	
74	槐花	苦，微寒。归肝、大肠经	凉血止血，清肝泻火	
75	蒲公英	苦、甘，寒。归肝、胃经	清热解毒，消肿散结，利尿通淋	痰湿体质
76	蜂蜜	甘，平。归肺、脾、大肠经	补中，润燥，止痛，解毒；外用生肌敛疮	气虚体质、阴虚体质
77	榧子	甘，平。归肺、胃、大肠经	杀虫消积，润肺止咳，润燥通便	
78	酸枣仁	甘、酸，平。归肝、胆、心经	养心补肝，宁心安神，敛汗生津	阴虚体质
79	鲜白茅根	甘，寒。归肺、胃、膀胱经	凉血止血，清热利尿	湿热体质
80	鲜芦根	甘，寒。归肺、胃经	清热泻火，生津止渴，除烦，止呕，利尿	湿热体质
81	蝮蛇	苦，性寒，有毒	祛风、解毒、下乳、通络	
82	橘皮	辛、苦，温。归肺、脾经	理气宽中，燥湿化痰	气郁体质
83	薄荷	辛，凉。归肺、肝经	疏散风热，清利头目，利咽，透疹，疏肝行气	
84	薏苡仁	甘、淡，凉。归脾、胃、肺经	利水渗湿，健脾止泻，除痹，排脓，解毒散结	湿热体质
85	薤白	辛、苦，温。归心、肺、胃、大肠经	通阳散结，行气导滞	气郁体质
86	覆盆子	甘、酸，温。归肝、肾、膀胱经	益肾固精缩尿，养肝明目	阳虚体质

序号	物质名称	性味归经	功效	体质推荐
87	藿香	辛，微温。归脾、胃、肺经	芳香化浊，和中止呕，发表解暑	

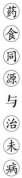

药食同源与治未病

附录二 《适老药食同源药膳配方食品通用要求》

（中国老年医学学会团体标准 T/CGSS 009–2019）

中国老年医学学会发布

前 言

本标准按照 GB/T1.1–2009 给出的规则起草。

本标准由中国老年医学学会科技成果转化工作委员会、辽宁中医药大学提出。

本标准由中国老年医学学会归口。

本标准起草单位：中国老年医学学会科技成果转化工作委员会、辽宁中医药大学、中国农业大学、内蒙古农业大学、天津科技大学、解放军总医院国家老年疾病临床研究中心、四川大学华西医院、北京协和医院、北京中医医院、江苏省中医院、中润利华（北京）营养科技有限公司、四川新绿色药业科技有限公司、杭州纽曲星生物科技有限公司。

本标准主要起草人：关雪峰、程志、刘清泉、方祝元、江正强、张和平、路福平、胡雯、于康、丁志平、刘春源、裴耀东、李可大、张哲、徐黎明、全战旗、于振宣、胡庆祥、孙静、陈庆岭、张如富、王莹、饶志勇、景小凡、李晶晶、母东煜、于凤梅、王艳、柳园、石磊、程懿、程改平、羊长青、李丹梅、晏宜、黄智慧、吴琦、田文、林根、陈水超。

引 言

"中医体质是指人体生命过程中，在先天禀赋和后天获得的基础上所形成的形态结构、生理功能和心理状态方面综合的、相对稳定的固有特质。是人类在生长、发育过程中所形成的与自然、社会环境相适应的人体个性特征"（ZYYXH /T157- 2009）。依据中医体质理论和相对应的适用范围将适老药食同源药膳配方食品进行分类，在遵循传统中医药学理论的基础上，赋予适老药食同源药膳配方食品营养、调养、康复、保健的属性，使适老药食同源药膳配方食品回归到日常生活当中，让适老药食同源药膳配方食品的应用范围更加广阔，更多地参与到老年人健康养生和营养干预及支持中，更好地发挥中医养生预防为主且性价比高的优势，从而更好地为老年人群健康服务。

老年人体质辨识是通过分析其气血阴阳的本质，判断为某种体质，是决定适老药食同源药膳的前提和依据，其配方食品是手段和方法。老年人气血阴阳渐趋衰弱，身体机能也日趋低下，故宜选用具有补益作用的食物，不宜或慎用过于寒凉或温热及难以消化的食物。

制定适老药膳配方食品通则，就是以提高老年人的健康指标和生活质量为目的，以老年人及其家属的需求为导向，充分考虑他们对适老药膳配方食品的安全性、功能性和经济性等方面的要求，为老年人提供科学合理、经济适用的适老药食同源药膳配方食品。同时，也能科学有序地支撑我国新型健康产业的大力发展。

适老药食同源药膳配方食品通用要求

1 范围

本标准规定了适老药食同源药膳配方食品的分类、技术要求、安全性要求、食品添加剂和营养强化剂及标签。

本标准适用于老年人群的药食同源药膳配方食品。

2 规范性引用文件

下列文件对于本文件的应用是必不可少的。凡是注日期的引用文件，仅注日期的版本适用于本文件。凡是不注日期的引用文件，其最新版本（包括所有的修改单）适用于本文件。

药食同源与治未病

GB 2760 食品安全国家标准 食品添加剂使用标准

GB 2761 食品安全国家标准 食品中真菌毒素限量

GB 2762 食品安全国家标准 食品中污染物限量

GB 4789.1 食品安全国家标准 食品微生物学检验总则

GB 4789.2 食品安全国家标准 食品微生物学检验 菌落总数测定

GB 4789.3 食品安全国家标准 食品微生物学检验 大肠菌群计数

GB 4789.4 食品安全国家标准 食品安全国家标准 食品微生物学检验 沙门菌检验

GB 4789.10 食品安全国家标准 食品微生物学检验 金黄色葡萄球菌检验

GB 5009.5 食品安全国家标准 食品中蛋白质的测定

GB 5009.11 食品国家安全标准 食品中总砷的测定

GB 5009.12 食品安全国家标准 食品中铅的测定

GB 5009.22 食品安全国家标准 食品中黄曲霉毒素 B 族和 G 族的测定

GB 5009.24 食品安全国家标准 食品中黄曲霉毒素 M 族的测定

GB 5009.33 食品安全国家标准 食品中亚硝酸盐与硝酸盐的测定

GB 5009.88 食品安全国家标准 食品中膳食纤维的测定

GB 5009.168 食品安全国家标准 食品中脂肪酸的测定

GB 7718 食品安全国家标准 预包装食品标签通则

GB 13432 食品安全国家标准 预包装特殊膳食用食品标签

GB 14880 食品安全国家标准 食品营养强化剂使用标准

GB/Z 21922 食品营养成分基本术语

GB/T 22492 大豆肽粉

GB 28050 食品安全国家标准 预包装食品营养标签通则

GB 29921 食品安全国家标准 食品中致病菌限量

GB 31645 食品安全国家标准 胶原蛋白肽

T/CACM 007 –2016 药食同源药膳标准通则

T/CGSS 004 –2019 适老营养配方食品通则

ZGYS/T 001 –2010 中国药膳制作及从业资质基本要求

ZYYXH/T 157 中医体质分类与判定

《中华人民共和国药典》（2015 版）

《药食同源目录》（2002 版）

3 术语和定义

GB/Z 21922、T/CACM 007–2016、ZGYS/T 001–2010 和《中华人民共和国药典》界定的以及下列术语和定义适用于本文件。

3.1 药膳 Chinese Materia Medica medicated diets

在中医药理论指导下利用食材本身或者在食材中加入特定的中药材，使之具有调整人体脏腑阴阳气血生理机能以及色、香、味、型特点，适用于特定人群的食品，包括菜肴、汤品、面食、米食、粥、茶、酒、饮品、果脯等。

[ZGYS/T 001–2010，定义 3.1]

3.2 药食同源材料 edible Chinese Materia Medica medicated materials

按照中医药理论和传统饮食习惯，既是食品又是中药材的物质。

注：列入国家中药材标准【包括《中华人民共和国药典》（2015 版）及相关中药材标准】中的动物和植物可使用部分（包括食品原料、香辛料和调味品）。

3.3 药食同源药膳 edible Chinese Materia Medica medicated diets

在中医理论指导下，运用药食同源的基本思想，将药食同源中药与食物相配伍，经传统或现代技术加工而成的，具有调养、康复、保健作用的一类膳食。

[T/CACM 007–2016，定义 3.2]

3.4 适老药食同源药膳配方食品 edible Chinese Materia Medica medicated formula food for elder

根据老年人的生理特点和药食同源药膳特性，调整某一种或多种药食同源材料含量及比例，改善食物质地配制加工而成的特殊膳食预包装食品。

4 总则

4.1 分类原则

遵循传统中医药学理论，将适老药食同源药膳配方食品科学分类，既可更好地和现有食品工业标准体系对接，又可科学化组织适老药食同源药膳配方食品的生产。同时，在保证适老药食同源药膳配方食品安全性的基础上，体现适老药食同源药膳配方食品营养、调养、康复和保健的属性。

4.2 技术要求

适老药食同源药膳配方应以老年医学或中医药理论为依据，遵循药食同源药膳调理总原则，针对老年人因各种体质原因而引起身体健康状态不良的现象，选择安全可靠的配方，进行药食同源药膳滋养调整。

4.3 安全要求

4.3.1 适老药食同源药膳配方食品应保证其符合相关法律法规对食品安全的要求，固化适老药食同源药膳配方食品的"特殊膳食食品"属性。应以营养、调养、康复、保健为主要功能，不应宣称其治疗功能。

4.3.2 适老药食同源药膳配方食品应保证其符合传统中医药学理论和现代食品工业标准化生产的技术条件。

5 分类

5.1 概述

药食同源药膳配方食品可按照 ZYYXH/T 157 对传统中医药学的体质类别和适用范围分类；也可按照按质地和食用方法分类。

5.2 体质分类和适用范围

体质分类和适用范围见表 1。

表 1　体质分类和适用范围

序号	体质分类	适用范围	技术要求
1	平和体质	平补类	表3序号1
2	气虚体质	补气类	表3序号2
3	阳虚体质	温阳类	表3序号3
4	阴虚体质	滋阴类	表3序号4
5	痰湿体质	化痰祛湿类	表3序号5
6	湿热体质	清热化湿类	表3序号6
7	气郁体质	理气类	表3序号7
8	血瘀体质	活血化瘀类	表3序号8

5.3 质地和食用方法分类

质地和食用方法分类见表 2。

表 2　质地和食用方法分类

序号	质地分类	食用方法	备注
1	饮料型	开包即饮	
2	冲饮型	饮片、袋泡茶	
3	冲调型	粉末或其他固态可溶解物	食用要求参见 6.1.1
4	汤羹型	传统饮食口味，加热或不加热即食	
5	粥、膏型	传统饮食口味，加热或不加热即食	
6	固态型	开包即食或加热即食	

6 技术要求

6.1 基本要求

6.1.1 适老药食同源药膳配方食品应首先满足老年人群味觉、消化功能退化和吞咽障碍等特定需求。

6.1.2 适老药食同源药膳配方食品应重视和参考有记载的药食同源药膳配伍禁忌。

6.1.3 适老药食同源药膳配方食品药食同源材料的添加量和检测方法，应符合《中华人民共和国食品安全法》和《中华人民共和国药典》（2015 版）的相关规定。

6.2 原料要求

适老药食同源药膳配方食品的原料应符合《药食同源目录》（2002版）等相关国家标准及相关规定，不应使用可能危害老年人群健康的物质。

6.3 感官指标

适老药食同源药膳配方食品的外观、色泽、味道、气味、质地和口感应符合相应产品的性能要求，不应有肉眼可见的外来异物。

6.4 技术特征及指标

6.4.1 药食同源药膳配方要求

药食同源药膳配方要求见表 3。宜参考 ZYYXH/T 157 中体质表现相关内容，对药食同源药膳配方进行细化。

表3 药食同源药膳配方要求

序号	常见类别	适用人群的体质类别	药食同源药膳配方要求
1	平补类	平和体质	平和体质的人具有阴阳和调、血脉畅通、五脏匀平的生理特点，对应的滋补类适老药食同源药膳配方食品重在保健养生，配方核心以调养为主，以营养均衡为总则，以甘、平、温为药食同源药膳配方设计要点，平补平调。常用补益功效的药食两用种类为主，如莲子、芡实、茯苓、山药、枸杞、人参、当归、枣等
2	补气类	气虚体质	补气重在补脾、肺之气。常用益气类药食包括人参、山药、大枣、蜂蜜、沙棘等
3	温阳类	阳虚体质	常用温阳类药食包括肉桂、枸杞子、砂仁、生姜等
4	滋阴类	阴虚体质	常用滋阴类药食包括阿胶、百合、枸杞子、黑芝麻、罗汉果等
5	化痰祛湿类	痰湿体质	常用化痰祛湿类药食包括白果、茯苓、昆布、莲子、木瓜、杏仁等
6	清热化湿类	湿热体质	常用清热化湿类药食包括金银花、荷叶、菊花、赤小豆、鲜芦根、鱼腥草、薏苡仁等
7	理气类	气郁体质	多由疏肝理气、解郁散结、行气调中之品组成。常用理气类药食包括橘皮、小茴香、砂仁、薤白等
8	活血化瘀类	血瘀体质	药食同源药膳方配伍应以活血化瘀类药食为主，可适当配以补气、理气之品。常用活血化瘀类药食包括红花、玫瑰花、当归、桃仁、山楂等

6.4.2 药食同源药膳营养指标

6.4.2.1 基于 T/CGSS 004 –2019，根据老年人的生理特点和营养需求，适老药食同源药膳配方食品宜添加必要的营养素。添加必要的营养素种类及指标见表4。

表 4 必要的营养素种类及指标

营养素分类	营养素名称	指标（100g固态物，液态物以所含100g固态物计算）	检验方法
蛋白质类	蛋白质水解物	≥ 30%[a]	GB5009.5 GB/T 22492 GB 31645
	优质蛋白质	≥ 50%[a]	—
	谷氨酰胺	10% ~ 20%[a]	—
脂肪类	n-3 脂肪酸[b]	供能比：0.5% ~ 2%	GB 5009.168
	n-6 脂肪酸[c]	供能比：2.5% ~ 9%	GB 5009.168
	反式脂肪酸	0	GB 5009.168
碳水化合物类	碳水化合物	供能比 ≥ 50%	GB/Z 21922
	膳食纤维（g）	5 ~ 10.8	GB 5009.88
维生素类		见 T/CGSS 004-2019 表 4	
矿物质类		见 T/CGSS 004-2019 表 4	

注：上述营养素可根据需要添加一种或多种。

[a] 占总蛋白质的含量比例。

[b] 其中 α– 亚麻酸供能比 ≥ 0.5%。

[c] 其中亚油酸供能比 ≥ 2%。

6.4.2.2 根据老年人的生理特点和健康需求，不同的药食同源药膳配方应添加必要的药食同源材料。添加必要的药食同源中药材种类见表5。

表 5 药食同源中药材种类[a] 和使用原则[c]

名称[b]	性味归经	功效	体质推荐
阿胶	甘，平；归肺、肝、肾经	补血滋阴，润燥，止血	阴虚体质
八角茴香	辛，温；归肝、肾、脾、胃经	温阳散寒，理气止痛	阳虚体质
白扁豆	甘，微温；归脾、胃经	健脾化湿，和中消暑	痰湿体质
白扁豆花	性平，味甘淡	健脾和胃，消暑化湿	痰湿体质

名称[b]	性味归经	功效	体质推荐
白果	甘、苦、涩，平；有毒。归肺、肾经	敛肺定喘，止带缩尿	气虚体质
白芷	辛，温；归胃、大肠、肺经	解表散寒，祛风止痛，宣通鼻窍，燥湿止带，消肿排脓	痰湿体质
百合	甘，寒；归心、肺经	养阴润肺，清心安神	阴虚体质
荜茇	辛，热；归胃、大肠经	温中散寒，下气止痛	阳虚体质
薄荷	辛，凉；归肺、肝经	疏散风热，清利头目，利咽，透疹，疏肝行气	气郁体质
布渣叶	酸，凉；归脾、胃经	消食化滞，清热利湿	湿热体质
草果	辛，温；归脾、胃经	燥湿，温中，截疟	痰湿体质
赤小豆	甘、酸，平；归心、小肠经	利水消肿，解毒排脓	湿热体质
代代花	苦、甘，寒；归肝、胃、心包经	理气宽胸，开胃止呕	气郁体质
淡豆豉	苦、辛，凉；归肺、胃经	解表，除烦，宣发郁热	湿热体质
淡竹叶	甘、淡，寒；归心、胃、小肠经	清热泻火，除烦止渴，利尿通淋	湿热体质
当归	甘、辛，温；归肝、心、脾经	活血止痛，补血调经，润肠通便	血虚体质
刀豆	甘，温；归胃、肾经	温中，下气，止呃	阳虚体质
丁香	辛，温；归脾、胃、肺、肾经	温中降逆，补肾助阳	阳虚体质
粉葛	归脾、胃经	解肌退热，生津，透疹，升阳止泻	气虚体质
蜂蜜	甘，平；归肺、脾、大肠经	补中，润燥，止痛，解毒；外用生肌敛疮	阴虚体质
佛手	辛、苦、酸，温；归肝、脾、胃、肺经	疏肝理气，和胃止痛，燥湿化痰	气郁体质

名称[b]	性味归经	功效	体质推荐
茯苓	甘、淡，平；归心、肺、脾、肾经	利水渗湿，健脾宁心	痰湿体质
覆盆子	甘、酸，温；归肝、肾、膀胱经	益肾固精缩尿，养肝明目	阳虚体质
榧子	甘，平；归肺、胃、大肠经	杀虫消积，润肺止咳，润燥通便	阴虚体质
甘草	甘，平；归心、肺、脾、胃经	补脾益气，清热解毒，祛痰止咳，缓急止痛，调和诸药	气虚体质
高良姜	辛，热；归脾、胃经	温胃止呕，散寒止痛	阳虚体质
葛根	甘、辛，凉；归脾、胃、肺经	解肌退热，生津止渴，透疹，升阳止泻，通经活络，解酒毒	气虚体质
枸杞子	甘，平；归肝、肾经	滋补肝肾，益精明目	阴虚体质
荷叶	苦，平；归肝、脾、胃经	清暑化湿，升发清阳，凉血止血	湿热体质
黑胡椒	辛，热；归胃、大肠经	温中散寒，下气，消痰	阳虚体质
黑芝麻	甘，平；归肝、肾、大肠经	补肝肾，益精血，润肠燥	阴虚体质
花椒	辛，温；归脾、胃、肾经	温中止痛，杀虫止痒	阳虚体质
槐花、槐米	苦，微寒；归肝、大肠经	凉血止血，清肝泻火	湿热体质
黄芥子	辛，温；归肺经	温肺豁痰利气，散结通络止痛	痰湿体质
黄精	甘，平；归脾、肺、肾经	补气养阴，健脾，润肺，益肾	阴虚体质
火麻仁	甘，平；归脾、胃、大肠经	润肠通便	阴虚体质
藿香	辛，微温；归脾、胃、肺经	芳香化浊，和中止呕，发表解暑	痰湿体质

药食同源与治未病

名称[b]	性味归经	功效	体质推荐
鸡内金	甘，平；归脾、胃、小肠、膀胱经	健胃消食，涩精止遗，通淋化石	平和体质
姜（生姜、干姜）	生姜：辛，微温；归肺、脾、胃经 干姜：辛，热；归脾、胃、肾、心、肺经	生姜：解表散寒，温中止呕，化痰止咳，解鱼蟹毒 干姜：温中散寒，回阳通脉，温肺化饮	阳虚体质
姜黄	辛、苦，温；归肝、脾经	破血行气，通经止痛	血瘀体质
金银花	甘，寒；归肺、心、胃经	清热解毒，疏散风热	湿热体质
桔梗	苦、辛，平；归肺经	宣肺，利咽，祛痰，排脓	平和体质
菊花	甘、苦，微寒；归肺、肝经	散风清热，平肝明目，清热解毒	湿热体质
菊苣	微苦、咸，凉	清肝利胆，健胃消食，利尿消肿	湿热体质
橘红	辛、苦，温；归肺、脾经	消痰，利气，宽中，散结	痰湿体质、气郁体质
橘皮（陈皮）	辛、苦，温；归肺、脾经	理气宽中，燥湿化痰	气郁体质
决明子	甘、苦、咸，微寒；归肝、大肠经	清热明目，润肠通便	湿热体质
昆布	咸，寒；归肝、胃、肾经	消痰软坚散结，利水消肿	痰湿体质
莱菔子	辛、甘，平；归肺、脾、胃经	消食除胀，降气化痰	气郁体质
莲子	甘、涩，平；归脾、肾、心经	补脾止泻，止带，益肾涩精，养心安神	气虚体质、痰湿体质
龙眼肉（桂圆）	甘，温；归心、脾经	补益心脾，养血安神	气虚体质
罗汉果	甘，凉；归肺、大肠经	清热润肺，利咽开音，滑肠通便	阴虚体质
马齿苋	酸，寒；归肝、大肠经	清热解毒，凉血止血，止痢	湿热体质

附录二 《适老药食同源药膳配方食品通用要求》

名称[b]	性味归经	功效	体质推荐
麦芽	甘，平；归脾、胃经	行气消食，健脾开胃，回乳消胀	气郁体质
玫瑰花	甘、微苦，微温；归肝、脾、胃经	疏肝解郁，和血调经	气郁体质
牡蛎	咸，微寒；归肝、胆、肾经	重镇安神，潜阳补阴，软坚散结	阴虚体质
木瓜	酸，温；归肝、脾经	舒筋活络，和胃化湿	痰湿体质
胖大海	甘，寒；归肺、大肠经	清热润肺，利咽开音，润肠通便	湿热体质
蒲公英	苦、甘，寒；归肝、胃经	清热解毒，消肿散结，利尿通淋	湿热体质
芡实	甘、涩，平；归脾、肾经	益肾固精，补脾止泻，除湿止带	气虚体质
青果	甘、酸，平；归肺、胃经	清热解毒，利咽生津	阴虚体质
人参	甘、微苦，平；归脾、肺、心经	大补元气，复脉固脱，补脾益肺，生津，安神	气虚体质
肉豆蔻	辛，温；归脾、胃、大肠经	温中行气，涩肠止泻	阳虚体质
肉桂	辛、甘，大热；归肾、脾、心、肝经	补火助阳，引火归原，散寒止痛，温通经脉	阳虚体质
桑椹	甘、酸，寒；归心、肝、肾经	滋阴补血，生津润燥	阴虚体质
桑叶	甘、苦，寒；归肺、肝经	疏散风热，清肺润燥，清肝明目	湿热体质
沙棘	酸、涩，温；归脾、胃、肺、心经	健脾消食，止咳祛痰，活血散瘀	气虚体质、阴虚体质
砂仁	辛，温；归脾、胃、肾经	化湿开胃，温脾止泻，理气安胎	气郁体质
山柰	温，辛；归胃经	温中，消食，止痛	阳虚体质

药食同源与治未病

名称[b]	性味归经	功效	体质推荐
山药	甘，平；归脾、肺、肾经	补脾养胃，生津益肺，补肾涩精	气虚体质
山楂	酸、甘，微温；归脾、胃、肝经	消食健胃，行气散瘀，化浊降脂	血瘀体质
松花粉	甘、温，归肝、脾经	祛风益气，收湿，止血	痰湿体质
酸枣仁	甘、酸，平；归肝、胆、心经	养心补肝，宁心安神，敛汗生津	阴虚体质
桃仁	苦、甘，平；归心、肝、大肠经	活血祛瘀，润肠通便，止咳平喘	血瘀体质
乌梅	酸、涩，平；归肝、脾、肺、大肠经	敛肺，涩肠，生津，安蛔	阴虚体质
西红花	甘，平，归心、肝经	活血化瘀通经，凉血解毒	血瘀体质
夏枯草	辛、苦，寒；归肝、胆经	清肝火，散郁结，平肝阳	湿热体质、气郁体质
鲜白茅根	甘，寒；归肺、胃、膀胱经	凉血止血，清热利尿	湿热体质
鲜芦根	甘，寒；归肺、胃经	清热泻火，生津止渴，除烦，止呕，利尿	湿热体质
香橼	辛、苦、酸，温；归肝、脾、肺经	疏肝理气，宽中化痰	气郁体质
香薷	辛，微温；归肺、胃经	发汗解表，化湿和中	痰湿体质
小茴香	辛，温；归肝、肾、脾、胃经	散寒止痛，理气和胃	阳虚体质
小蓟	甘、苦，凉；归心、肝经	凉血止血，散瘀解毒消痈	血瘀体质
薤白	辛、苦，温；归心、肺、胃、大肠经	通阳散结，行气导滞	阳虚体质、气郁体质
杏仁（苦杏仁、甜杏仁）	苦杏仁：苦，微温；有小毒；归肺、大肠经 甜杏仁：甘，平；归肺、大肠经	苦杏仁：降气止咳平喘，润肠通便 甜杏仁：润肺，平喘，宽肠通便	气郁体质

名称[b]	性味归经	功效	体质推荐
芫荽	辛，温；归肺、胃经	发汗透疹，消食下气，醒脾和中	阳虚体质
益智仁	辛，温；归脾、肾经	暖肾固精缩尿，温脾止泻摄唾	阳虚体质
薏苡仁	甘、淡，凉；归脾、胃、肺经	利水渗湿，健脾止泻，除痹，排脓，解毒散结	痰湿体质、湿热体质
余甘子	甘、酸、涩，凉；归肺、胃经	清热凉血，消食健胃，生津止咳	湿热体质
鱼腥草	辛，微寒；归肺经	清热解毒，消痈排脓，利尿通淋	湿热体质
玉竹	甘，微寒；归肺、胃经	养阴润燥，生津止渴	阴虚体质
郁李仁	辛、苦、甘，平；归脾、大肠、小肠经	润肠通便，下气利水	阴虚体质
枣（大枣、黑枣、酸枣）	大枣：甘，温；归脾、胃、心经 酸枣：甘、酸，平；归肝、胆、心经 黑枣：甘，温；归脾、胃经	大枣：补中益气，养心安神 酸枣：养心补肝，宁心安神，敛汗生津 黑枣：补脾胃，调和诸药	气虚体质
栀子	苦，寒；归心、肺、三焦经	泻火除烦，清热利湿，凉血解毒。外用消肿止痛	湿热体质
枳椇子	甘，平；归胃经	清热利尿，止咳除烦，解酒毒	湿热体质
紫苏	辛，温；归肺、脾经	解表散寒，行气和胃	气郁体质
紫苏籽	辛，温；归肺经	降气化痰，止咳平喘，润肠通便	痰湿体质、气郁体质

注：[a] 药食同源中药材种类以国家卫健委公布的可用于普通食品的药食同源中药材名单（截止到 2019 年 1 月 1 日）为选用依据。

　　[b] 名称排序以汉语拼音首字母顺序排序。

　　[c] 使用原则中没有限量的种类，依据传统中医药使用原则为依据。

药食同源与治未病

7 安全性要求

7.1 污染物限量

适老药食同源药膳配方食品中污染物限量应符合 GB 2762 中相同或相近产品类别的要求，无相应类属食品的应符合表 6 的要求。

表 6　适老药食同源药膳配方食品污染物限量

项目	指标	检验方法
铅（mg/kg）	≤ 0.5	GB 5009.12
总砷（As）（mg/kg）[a]	≤ 1.0	GB 5009.11
硝酸盐（以 NaNO$_3$ 计）（mg/kg）[b]	≤ 100	GB 5009.33
亚硝酸盐（以 NaNO$_2$ 计）（mg/kg）[c]	≤ 2	

注：[a] 液态产品的总砷 ≤ 0.2mg/L。

　　[b] 不适用于添加蔬菜和水果的产品。

　　[c] 仅适用于乳基产品（不含豆类成分）。

7.2 真菌毒素限量

适老药食同源药膳配方食品真菌毒素限量应符合 GB2761 的要求，具体见表 7。

表 7　适老药食同源药膳配方食品真菌毒素限量

项目	指标	检验方法
黄曲霉毒素 B1（μg/kg）[a]	≤ 0.5	GB 5009.22
黄曲霉毒素 M1（μg/kg）[b]	≤ 0.5	GB 5009.24

注：[a] 仅适用于以豆类及大豆蛋白制品为主要原料的产品

　　[b] 仅适用于以乳类及乳蛋白制品为主要原料的产品

7.3 微生物限量

适老药食同源药膳配方食品微生物限量应符合 GB 29921 中相应类属食品的要求。无相应类属食品规定的应符合表 8 的要求。

表 8　适老药食同源药膳配方食品微生物限量

项目	采用方案 [a] 及限量（若非指定，均以 CFU/g 表示）				检验方法
	n	c	m	M	
菌落总数	5	2	1000	10000	GB 4789.2
大肠菌群	5	2	10	100	GB 4789.3 平板计数法
沙门菌	5	0	0/25g	—	GB 4789.4
金黄色葡萄球菌	5	2	10	100	GB 4789.10 平板计数法

注：[a] 样品的分析及处理按 GB 4789.1 执行

8 食品添加剂和营养强化剂

8.1 适老药食同源药膳配方食品添加剂的使用应符合 GB 2760 的要求。

8.2 适老药食同源药膳配方食品营养强化剂的使用应符合 GB 14880 的规定。

9 标签

9.1 适老药食同源药膳配方食品标签应符合 GB 7718、GB 13432、GB 28050 的规定。

9.2 宜标注与"适老药食同源药膳配方食品"相关的标签，并按照表 1 和表 2 的要求标明类别。

9.3 有关适老药食同源药膳配方食品食用、配制指导说明及图解、贮存条件等应在标签上明确说明。

9.4 标签应提示"对配料表中成分有过敏的人谨慎使用"或类似警示用语。

9.5 标签应对使用不当可能引起的健康危害给予警示说明。

（邢海军　周萍萍　唐秀华　霍金海）